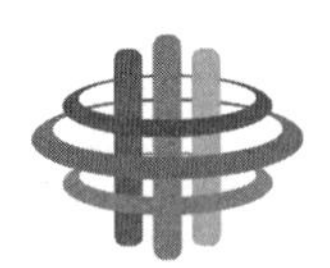

全国高等职业教育康复治疗技术专业“十三五”规划教材

康复辅助器具技术

（供康复治疗技术专业使用）

主　　编　方　新　沈爱明

副 主 编　刘海霞　高凤梅　张效玮　于洪柱

编　　者　（以姓氏笔画为序）

于洪柱（辽宁特殊教育师范高等专科学校）

卫　燕（江苏省南通卫生高等职业技术学校）

方　新[北京社会管理职业学院（民政部培训中心）]

刘海霞（山东省青岛卫生学校）

沈爱明（江苏省南通卫生高等职业技术学校）

张效玮（广州卫生职业技术学院）

高凤梅（重庆电子工程职业学院）

梁力仁（长沙民政职业技术学院）

赖　卿[北京社会管理职业学院（民政部培训中心）]

编写秘书　彭　博[北京社会管理职业学院（民政部培训中心）]

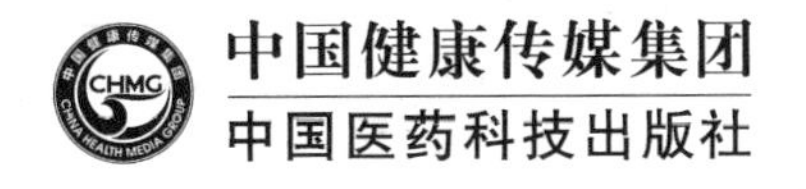
中国健康传媒集团
中国医药科技出版社

内容提要

本教材是“全国高等职业教育康复治疗技术专业‘十三五’规划教材”之一，根据康复治疗技术专业教学大纲的基本要求和课程特点编写而成，内容涵盖绪论、矫形器技术、假肢技术、轮椅与坐姿技术、自助具与助行器、信息沟通辅助技术、康复工程新技术、实训指导等内容。本教材为书网融合教材，即纸质教材有机融合电子教材、教学配套资源（PPT、微课、视频、图片等）、题库系统、数字化教学服务（在线教学、在线作业、在线考试）,使教学资源更加多样化、立体化。

本教材供高职高专康复治疗技术专业师生以及康复治疗师等相关从业人员使用。

图书在版编目（CIP）数据

康复辅助器具技术 / 方新，沈爱明主编. —北京：中国医药科技出版社，2019.12（2025.1重印）
全国高等职业教育康复治疗技术专业“十三五”规划教材
ISBN 978-7-5214-1436-3

Ⅰ. ①康… Ⅱ. ①方…②沈… Ⅲ. ①康复训练–医疗器械–高等职业教育–教材 Ⅳ. ①R496

中国版本图书馆 CIP 数据核字（2019）第 266920 号

美术编辑 陈君杞
版式设计 易维鑫

出版 **中国健康传媒集团** | 中国医药科技出版社
地址 北京市海淀区文慧园北路甲 22 号
邮编 100082
电话 发行：010-62227427 邮购：010-62236938
网址 www.cmstp.com
规格 889×1194mm 1/16
印张 14 1/2
字数 322 千字
版次 2019 年 12 月第 1 版
印次 2025 年 1 月第 3 次印刷
印刷 三河市万龙印装有限公司
经销 全国各地新华书店
书号 ISBN 978-7-5214-1436-3
定价 45.00 元

获取新书信息、投稿、为图书纠错，请扫码联系我们。

数字化教材编委会

主　编　方　新　沈爱明

副主编　刘海霞　高凤梅　张效玮　于洪柱　赖　卿　卫　燕

编　者　（以姓氏笔画为序）

于洪柱（辽宁特殊教育师范高等专科学校）

卫　燕（江苏省南通卫生高等职业技术学校）

方　新［北京社会管理职业学院（民政部培训中心）］

刘海霞（山东省青岛卫生学校）

李　艳（连云港中医药高等职业技术学校）

吴　攀（重庆电子工程职业学院）

沈爱明（江苏省南通卫生高等职业技术学校）

张效玮（广州卫生职业技术学院）

陈启邱（南通市第六人民医院）

宫阳阳（青岛大学附属医院）

高凤梅（重庆电子工程职业学院）

梁力仁（长沙民政职业技术学院）

赖　卿［北京社会管理职业学院（民政部培训中心）］

全国高等职业教育康复治疗技术专业“十三五”规划教材

出版说明

为深入贯彻《现代职业教育体系建设规划（2014－2020年）》以及《医药卫生中长期人才发展规划（2011－2020 年）》文件的精神，满足高职高专康复治疗技术专业培养目标和其主要职业能力的要求，不断提升人才培养水平和教育教学质量，在教育部、国家卫生健康委员会及国家药品监督管理局的领导和指导下，在全国卫生职业教育教学指导委员会康复治疗技术专业委员会有关专家的大力支持和组织下，在本套教材建设指导委员会主任委员江苏医药职业学院陈国忠教授等专家的指导和顶层设计下，中国医药科技出版社有限公司组织全国 80 余所高职高专院校及其附属医疗机构近 150 名专家、教师历时 1 年精心编撰了“全国高等职业教育康复治疗技术专业‘十三五’规划教材”，该套教材即将付梓出版。

本套教材包括高等职业教育康复治疗技术专业理论课程主干教材共计 13 门，主要供全国高等职业教育康复治疗技术专业教学使用。

本套教材定位清晰、特色鲜明，主要体现在以下方面。

一、紧扣培养目标，满足职业标准和岗位要求

本套教材的编写，始终坚持“去学科、从目标”的指导思想，淡化学科意识，遵从高等职业教育康复治疗技术专业培养目标要求，对接职业标准和岗位要求，培养能胜任基层医疗与康复机构的康复治疗或相关岗位，具备康复治疗基本理论、基本知识，掌握康复评定和康复治疗的基本技术及其应用能力，以及人际沟通、团队合作和利用社会康复资源能力的高端技能型康复治疗技术专门人才，教材内容从理论知识的深度、广度和技术操作、技能训练等方面充分体现了上述要求，特色鲜明。

二、体现专业特色，整体优化，紧跟学科发展步伐

本套教材的编写特色体现在专业思想、专业知识、专业工作方法和技能上。同时，基础课、专业基础课教材的内容与专业课教材内容对接，专业课教材内容与岗位对接，教材内容着重强调符合基层岗位需求。教材内容真正体现康复治疗工作实际，紧跟学科和临床发展步伐，具有科学性和先进性。强调全套教材内容的整体优化，并注重不同教材内容的联系与衔接，避免了遗漏和不必要的交叉重复。

三、对接考纲，满足康复（士）资格考试要求

本套教材中，涉及康复医学治疗技术初级（士）资格考试相关课程教材的内容紧密对接《康复医学治疗技术初级（士）资格考试大纲》，并在教材中插入康复医学治疗技术初级（士）资格考试“考点提示”，有助于学生复习考试，提升考试通过率。

四、书网融合，使教与学更便捷更轻松

全套教材为书网融合教材，即纸质教材与数字教材、配套教学资源、题库系统、数字化教学服务有机融合。通过“一书一码”的强关联，为读者提供全免费增值服务。按教材封底的提示激活教材后，读者可通过 PC、手机阅读电子教材和配套课程资源（PPT、微课、视频等），并可在线进行同步练习，实时反馈答案和解析。同时，读者也可以直接扫描书中二维码，阅读与教材内容关联的课程资源，从而丰富学习体验，使学习更便捷。教师可通过PC在线创建课程，与学生互动，开展在线课程内容定制、布置和批改作业、在线组织考试、讨论与答疑等教学活动，学生通过PC、手机均可实现在线作业、在线考试，提升学习效率，使教与学更轻松。此外，平台尚有数据分析、教学诊断等功能，可为教学研究与管理提供技术和数据支撑。

编写出版本套高质量教材，得到了全国知名专家的精心指导和各有关院校领导与编者的大力支持，在此一并表示衷心感谢。出版发行本套教材，希望受到广大师生欢迎，并在教学中积极使用本套教材和提出宝贵意见，以便修订完善，共同打造精品教材，为促进我国高等职业教育康复治疗技术专业教育教学改革和人才培养做出积极贡献。

中国医药科技出版社

2019年11月

全国高等职业教育康复治疗技术专业“十三五”规划教材

建设指导委员会

前 言

Foreword

康复辅助器具技术是康复工程的应用领域之一，是现代科学技术与人体康复需求相结合的产物。康复辅助器具包括个人医疗康复辅具、技能训练康复辅具、假肢矫形器、信息沟通康复辅具、就业和职业训练康复辅具等十二大类数万种产品，应用于运动治疗、作业治疗、物理治疗、心理康复等技术领域，适用于老年人康复、残疾人康复、伤残病人康复。康复辅助器具技术应用工程技术原理、方法、产品等为老年人、残疾人、伤病人的全面康复提供了新的手段，是现代康复治疗的支柱之一，在康复医学中具有不可替代的作用。

我国高度重视康复辅助器具产业发展。2016 年 10 月国务院印发的《关于加快发展康复辅助器具产业的若干意见》指出，要重点推进康复科、骨科、眼科、耳科等医疗服务与康复辅助器具配置服务衔接融合，提高康复辅助器具服务能力。鼓励将康复辅助器具知识纳入医生、康护专业人员、特教老师等专业人员继续教育范围。世界卫生组织对我国康复辅助器具的应用与服务给予了高度关注与评价。

康复辅助器具以残障人士个人长期使用为主。使用不当，不仅不能促进康复，反而会对使用者造成新的损害。因此，做好康复辅助器具使用中的评估、适配、训练、用户教育工作非常重要。在康复医学发展水平高、康复辅助器具应用广的国家，普遍建立了较为成熟的以治疗师为核心的康复辅助器具评估体系，保障康复辅助器具合理有效的应用，构建无障碍环境，改善和消除功能障碍人士在教育、就业、移动、信息交流、生活、娱乐等方面的障碍，提高其健康水平。在现代康复医学发展理念下，不了解康复辅助器具的作用与应用，就不能成为一名好的康复治疗师。

在教材编委会的指导下，本教材编写人员进一步明确了康复治疗技术专业学习康复辅助器具技术的目标定位。通过学习本课程，培养学生树立应用康复辅助器具技术提高康复质量的理念；让学生掌握康复治疗中常用的矫形器、假肢、轮椅、助行器、助听器、助视器等康复辅助器具的应用特点；了解新技术的发展及其对康复治疗技术带来的变革与创新；掌握患者评估和康复辅助器具功能评价的基本原理和方法；能够基于患者评估为患者选用合适产品，并指导患者正确使用；能够站在“人—机—环境”的高度对患者使用康复辅助器具所取得的效果进行评估。

康复辅助器具技术内容广泛。我们本着“有用、适用、能用”原则精心编选教材内容，组织长期从事康复工程教育和实践的专家学者承担编写工作，邀请康复机构、残疾人服务机构等康复一线的专家学者对教材编写工作进行指导。在此对大家的大力支持、无私奉献和辛苦劳动表示衷心的感谢！

由于编者水平有限，教材中难免有不当之处，敬请读者批评指正。

编　者

2019 年 7 月

目　录

Contents

第一章　绪论 …… 1
一、康复工程 …… 1
二、康复辅助器具技术 …… 2
三、康复治疗师在康复辅助器具服务中的作用 …… 6

第二章　矫形器技术 …… 9
第一节　概述 …… 9
一、基本概念与术语 …… 9
二、分类与名称 …… 10
三、生物力学原理与作用 …… 12
四、患者评估与处方 …… 15
五、矫形器装配 …… 16
六、典型生产工艺技术 …… 20
七、矫形器材料 …… 22
八、现代矫形器的发展趋势 …… 23
九、康复治疗师的职责与患者教育 …… 24
第二节　下肢矫形器 …… 25
一、类型结构 …… 25
二、力学原理 …… 29
三、评估 …… 34
四、临床应用 …… 37
第三节　上肢矫形器 …… 43
一、类型结构与功能作用 …… 43
二、临床应用 …… 47
第四节　脊柱矫形器 …… 54
一、脊柱矫形器的生物力学基础 …… 54
二、类型结构与功能作用 …… 56
三、临床应用 …… 59

第三章　假肢技术 …… 67
第一节　基本概念 …… 67
一、术语、分类与名称 …… 67

二、假肢装配……69
三、患者评估与假肢处方……71
四、假肢材料……72
五、截肢康复协作组……72
第二节 下肢假肢……73
一、结构……73
二、处方……75
三、使用训练……83
四、功能评估……85
第三节 上肢假肢……89
一、类型与结构……89
二、处方……92
三、使用训练……94
四、功能评估……95

第四章 轮椅与坐姿技术……101
第一节 轮椅的类型与结构……101
一、轮椅的类型……102
二、轮椅的结构……105
第二节 轮椅与坐姿适配……108
一、坐姿系统的主要作用……108
二、坐姿系统的结构……108
三、坐姿系统和轮椅适配原则和要求……111
四、坐姿系统和轮椅的适配前评估……112
五、坐姿系统和轮椅的适配……113
六、轮椅的质量评估与检查……115
七、轮椅的外出使用……116
八、轮椅的适用……117
第三节 轮椅使用训练……118
一、轮椅的使用目的……118
二、轮椅的使用步骤……118
三、轮椅的使用技巧……119
四、轮椅使用的适应证、禁忌证与注意事项……135

第五章 自助具与助行器……140
第一节 生活自助具……140
一、生活自助具的定义……140
二、生活自助具的功能……141
三、生活自助具的选配和使用原则……141
四、常用生活自助具的分类、选配和使用……141

第二节 助行器 …… 148
一、助行器的定义 …… 148
二、助行器的分类 …… 148
三、助行器的作用 …… 152
四、助行器的选配 …… 152
五、常见助行器的临床应用 …… 153

第六章 信息沟通辅助技术 …… 162
第一节 助听器 …… 163
一、助听器的定义 …… 163
二、助听器的分类与名称 …… 163
三、助听器工作原理 …… 165
四、助听器的验配与评估 …… 166
五、助听器的适应证与禁忌证 …… 170
第二节 助视器 …… 171
一、助视器的概念与分类 …… 171
二、助视器的选择与使用指导 …… 176
第三节 电脑辅具 …… 177
一、基本概念 …… 177
二、电脑辅助器具的特征及适应证 …… 178

第七章 康复工程新技术 …… 183
第一节 康复机器人 …… 184
一、康复机器人概述 …… 184
二、康复机器人的工程技术原理 …… 184
三、康复机器人的应用 …… 186
第二节 外骨骼机器人 …… 188
一、外骨骼机器人概述 …… 188
二、外骨骼机器人原理 …… 188
三、外骨骼机器人的临床应用 …… 190
四、外骨骼机器人的发展趋势 …… 192
第三节 虚拟现实技术 …… 192
一、虚拟现实技术概述 …… 192
二、虚拟现实技术的关键技术与核心装备 …… 192
三、虚拟现实技术在康复医学中的应用 …… 193
第四节 脑机接口技术 …… 195
一、脑机接口技术的概念 …… 196
二、脑机接口技术的关键技术 …… 196
三、脑机接口技术的临床应用 …… 197
第五节 步态分析系统 …… 198

一、步态分析方法和系统 …… 198
二、步态分析系统的原理 …… 201
三、步态分析系统的临床应用 …… 202
第六节 智能假肢 …… 203
一、肌电假肢 …… 203
二、神经控制假肢 …… 203
三、脑电控制假肢 …… 204
四、多自由度假手和智能仿生腿 …… 204
第七节 功能性电刺激技术 …… 204
一、功能性电刺激概述 …… 204
二、功能性电刺激的应用 …… 205
三、功能性电刺激的发展趋势 …… 206

第八章 实训指导 …… 208
实训项目 1 制定下肢矫形器处方 …… 208
一、患者评估 …… 209
二、制定下肢矫形器处方 …… 209
实训项目 2 制作低温热塑板材上肢矫形器 …… 210
实训项目 3 小腿假肢检查与评估 …… 212
一、坐位检查 …… 212
二、站位检查 …… 213
三、步态评估 …… 213
四、脱下假肢后检查 …… 214
实训项目 4 制定轮椅处方 …… 214
实训项目 5 训练轮椅技巧 …… 215

参考答案 …… 216

参考文献 …… 217

第一章

绪　　论

扫码“学一学”

学习目标

1. **掌握**　康复辅助器具的定义、功能分类、康复辅助器具服务的内涵与原则。
2. **熟悉**　康复辅助器具分类、作用、选用原则、服务流程。
3. **了解**　康复辅助器具与康复工程、医疗器械的关系。
4. 明了康复治疗师在康复辅助器具服务中的作用与职责，具备康复辅助器具服务的团队意识和责任意识。

一、康复工程

康复工程（rehabilitation engineering，RE）是系统应用技术、方法、科学原理以满足功能障碍者在教育、康复、就业、交通、独立生活、娱乐等方面的需要的一类技术或手段的统称。其目的是应用现代科技手段，按照补偿、代偿或适应的原则，最大限度地开发功能障碍者的潜能，让他们最大程度地实现活动和参与的无障碍。

康复工程是研究运用工程技术手段，提高残障人士生活质量的生物医学工程的分支学科。它是现代科学技术与人体康复需求相结合的产物，亦是工程技术与康复医学相互渗透形成的新兴交叉学科。其任务是研究与开发人体功能评估、诊断、恢复、代偿、伤残者护理所需的各种设施；其理论基础是人机环境一体化和工程仿生，并在此基础上形成了服务于各种康复目的的设施与装置。一般而言，康复工程所涉及的是人体的外部功能，包括运动功能、视听功能、交流功能等，不涉及有关内脏的问题。二十世纪后半叶以来，微电子和信息技术的日新月异，生命科学蓬勃兴起。它们为现代康复工程的发展提供了强有力的技术支撑。康复工程所涉及的专业领域十分广泛，除了工程学科本身的传统领域，如机械、电子、计算机、材料科学等，还涉及康复医学、生物力学和生物控制论等学科。康复工程在康复治疗中占重要地位。对某些疾患，如截肢、截瘫、听力障碍和视力障碍等，康复工程是最终唯一的康复治疗手段。

现代康复工程是一个不断发展的新领域，面对的主要疾患是人体功能障碍，其内涵随着康复需求的提高而不断扩展。随着康复医学的发展和工程技术的进步，康复工程的科技水平不断提高。与初期相比，现代康复工程不仅包括假肢学、矫形器学，还包括感观康复、神经系统康复、环境控制系统、康复护理技术与设备、无障碍环境改造，以及功能评定与检测和康复训练设备、生物信息技术与应用等许多满足康复需要的技术内容。现代康复工程产品的技术含量不断提高。显微外科、新型生物材料、微电子技术、微型机械、神经工程学等新技术不断引入到康复工程产品中。现代康复工程产品已不仅仅是传统概念上的拐

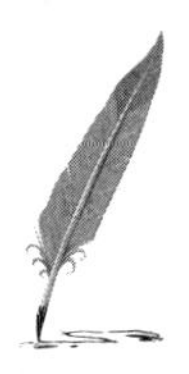

杖、助行架、手动轮椅等，还包括逐渐出现的功能完善、技术含量高和智能化程度高的高技术产品，如意念控制的智能假肢、外骨骼行走器械、智能轮椅、仿生眼、人工耳蜗等，以满足不同患者的不同需求。

二、康复辅助器具技术

康复辅助器具技术是康复工程的重要组成部分。其理论基础是康复工程学。康复辅助器具技术是指在康复的临床实践中，按照补偿、替代、适应原则，给功能障碍者配置和使用适合的康复辅助器具的应用技术，包括康复辅助器具与康复辅助器具服务双重含义，简称康复辅助技术。康复辅助技术的目的是最大限度地开发功能障碍者的潜能，让他们利用康复辅助器具最大程度地实现活动和参与。美国康复专家德利萨（Delisa）在《康复医学理论与实践（第五版）》中的一段叙述可以帮助我们更好理解康复辅助技术。他写道："什么是康复辅助技术？简言之，它就是一种工具，用于帮助功能障碍者来完成每天的任务，如穿衣服、走来走去，或控制环境、学习、工作，或从事休闲活动。作为一种工具，康复辅助技术与用锤子来砸一个钉子没有区别"。

（一）康复辅助器具的内涵与作用

1. 康复辅助器具的内涵 简称康复辅具，亦称辅助器具。该词源自于对国际上通用的"assistive products for person with disability"的翻译。在国内早期文献中，将其翻译为"残疾人辅助技术""残疾人辅助产品""残疾人辅助器具"。在《残疾人康复辅助器具术语》国家标准的修订过程中，采用"康复辅助器具"作为此类用语的规范性术语。目前，业内普遍使用的用语是"康复辅助器具"和"辅助器具"。香港称其为复康用具，台湾称其为辅具。

我国国家标准等同采用国际标准，将康复辅具定义为：功能障碍者使用的、特殊生产的或通常可获得的用于预防、代偿、监测、缓解或降低残疾的任何产品、器具、设备或技术系统。康复辅具广泛用于失能老年人、残疾人、暂时性功能障碍的伤病人等功能障碍者改善生活质量和促进康复，是帮助他们融入社会最有效的手段之一。对于某些重度功能障碍者来说，甚至是唯一的康复手段。康复辅助器具是在医工结合条件下设计和生产的具体产品，是康复工程产品中的一个类别，是康复工程的重要组成部分和核心技术，是康复工程学理论的技术体现。

30 年前，市场上能买到的康复辅具不足 100 种。今天，在 AbleData 网页上（www.abledata.com）列出的康复辅具已超过 4 万种。康复辅具在功能障碍者出生后不久就开始使用，一直延续到的一生。

2. 康复辅助器具的作用 《国际功能、残疾和健康分类》（International Classification of Functioning，Disability and Health，ICF）以活动和参与为主线进行功能、残疾和健康分类。ICF 认为，个人因素和环境因素对残疾的发生、发展以及对功能的恢复、重建都密切相关。ICF 在环境因素中首先列出的是康复辅助器具。

《世界残疾报告》指出，在世界总人口中，大约 15%的人有某种形式的残疾，其中 2%～4%的人面临严重的功能障碍。在人类社会构建的"人—机—环境"系统中，多数接口是为健全人建立的，只有少部分接口是功能障碍者能直接采用的。功能障碍者难以融合于自然环境与社会环境之中。他们在日常生活、学习和工作中存在活动与参与障碍。只有在功能障碍者与自然环境、社会环境之间加上一些特殊的接口——康复辅具，才能让功能障碍者实

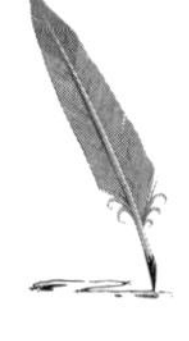

现人类的平等、参与、共享。应用康复辅具的目的就是帮助功能障碍者克服活动和参与障碍，提高生存质量。

世界卫生组织在社区康复指南中指出：“对许多功能障碍者来说，获得康复辅具是必要的，而且是发展战略的重要部分。没有康复辅具，功能障碍者绝不可能受到教育或能工作，以致贫困将继续循环下去”。国际社会对康复辅具已形成共识，即康复辅具不仅是提高功能障碍者生活质量的工具，而且很多时候是唯一能帮助他们活动和参与、甚至脱贫的重要手段。

根据 ICF 观点，功能障碍者所遇到的活动受限和参与限制是由于自身损伤和环境障碍交互作用的结果。功能障碍者虽然有这样那样的身体机能、结构损伤，但总有潜能。为了充分发挥其潜能来克服障碍，需要在潜能和障碍之间构筑一个“通道”。这就是康复辅具的作用。即在康复辅具的帮助下，充分发挥功能障碍者的潜能来补偿或代偿其功能障碍。只有用康复辅具来构建无障碍环境，才能使功能障碍者和健全人平等参与和共享社会文明。

康复辅具的作用可用补偿、替代、适应来概括。补偿主要指补充原有的机能。某些功能障碍者由于身体机能减弱或丧失以致造成了某些活动的困难。他们还有残留潜能可用。运用康复辅具可以增强他们已减弱或丧失的原有身体机能，实现活动和参与。替代主要指用康复辅具代替原有的机能。某些功能障碍者原有机能基本丧失，没有潜能可利用，无法通过补偿方式来增强原有机能。只能通过康复辅具发挥身体其他机能来替代失去的机能，实现活动和参与。适应主要指用康复辅具适应环境。某些功能障碍者无法通过补偿或替代实现活动参与，只能用康复辅具来创建无障碍环境，通过适应环境来实现活动和参与。

（二）康复辅助器具的分类

1. 按残疾类别分类　残疾类别分为视觉障碍、听觉障碍、言语障碍、肢体障碍、智力障碍、精神障碍六类。相应地可粗略地将康复辅具分为视障辅具、听障辅具、智障辅具、肢体障碍辅具等。这种分类方法的优点是简单方便，有利于使用者理解。缺点是分类依据不唯一，科学性较差，易造成混淆，影响使用。

2. 按使用环境分类　不同的康复辅具用于不同的环境。ICF 将康复辅具的使用环境分为生活用、移动用、交流用、教育用、就业用、文体用、宗教用、居家用、公共用等 9 个环境，并据此对康复辅具进行了分类编码。该分类方法的优点是使用方便、目的性强，对写康复辅具建议和制定康复辅具方案很实用。由于某些康复辅具在多种不同环境下使用，给分类造成困扰。由此可见，该分类方法也不是唯一的。对治疗师和康复工程人员的实操来说，还很不够用。

3. 按使用功能分类　国际标准按照功能对康复辅具进行分类。我国等同采用国际标准发布了国家标准《康复辅助器具－分类和术语（GB/T 16432—2016）》，将康复辅具分为 12 个主类、130 个次类和 780 个支类（表 1－1）。

表 1－1　康复辅助器具分类

主类		次类与支类	
代号	名称	次类数量	支类数量
主类 04	个人医疗康复辅具	18	63
主类 05	技能训练康复辅具	10	49
主类 06	假肢矫形器	9	101

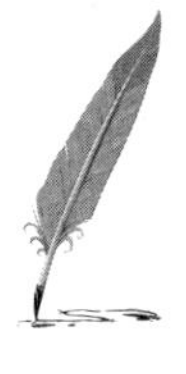

续表

主类		次类与支类	
代号	名称	次类数量	支类数量
主类 09	个人护理和防护康复辅具	18	128
主类 12	个人移动康复辅具	16	103
主类 15	家务康复辅具	5	46
主类 18	居家和其他场所的家具及其适配件	12	72
主类 22	信息沟通康复辅具	13	91
主类 24	物品和器具操控康复辅具	8	38
主类 27	环境改善与评估康复辅具	2	17
主类 28	就业和职业训练康复辅具	9	44
主类 30	休闲康复辅具	10	28

该分类方法的优点是每一类康复辅具都有自己的 6 位数字代码。数字代码的前两位代表主类、中间两位代表次类、后两位代表支类。每类康复辅助器具的代码都是唯一的。代码能反映出各类康复辅具在功能上的联系和区别，有利于统计和管理。但个人选用时不太方便，故国内尚未广泛应用。此外，康复辅具还可以按个人用和机构用来划分。在 12 个主类中有 8 类康复辅具是个人使用的；而主类 05、18、24 和 28 所列的康复辅具是个人和机构都可使用的。从中可以看出，康复辅具是以个人使用为主的。

4. 中国康复辅助器具目录 为推动我国康复辅助器具产业发展和科学管理，加强康复辅助器具产品服务规范化引导，参照国际标准 ISO9999:2011，结合我国康复辅助器具产业发展的实际，民政部组织制定并发布了《中国康复辅助器具目录》。首次列入目录的有 12 个主类、93 个次类和 538 个支类，1001 个产品。该目录的发布，意味着国家民政部门对康复辅助器具实行目录管理。

目录所列举的产品并非康复辅助器具的全部。还有许多康复辅助器具没有纳入到现行目录之中。随着我国康复辅助器具产业和行业的发展，我国康复辅具产品必将覆盖越来越多的康复辅助器具门类。中国康复辅助器具目录的范围也将随之扩展。

（三）康复辅助器具服务

1. 康复辅助器具服务的内涵 国内业界将康复辅具服务亦称为康复辅具配置服务，包括：①评估个体的功能障碍、康复辅助器具需求、及所提供的康复辅助器具服务在个体日常生活环境中的功能效果；②帮助功能障碍者购买、租用或通过其他方式获取康复辅具；③提供康复辅具的选择、设计、定制、适应、应用以及维护服务；④在提供康复辅具服务过程中协调和运用必要的治疗、干预及其他社会资源；⑤为功能障碍者及其家庭成员、监护人提供培训或技术援助；⑥为专业人员（包括提供教育、康复、护理服务的人员）、雇主，以及其他服务于功能障碍者的人员提供培训或技术援助。

由此可见，现代康复辅具服务是“评、配、练、教、社”的综合服务。“评”指的是评估用户的障碍、康复辅具需求及其使用效果；“配”指的是为用户装配、适配、验配和提供康复辅具；“练”指的是训练用户正确使用康复辅具；“教”指的是对用户进行康复辅具知识和观念的教育；“社”指的是在配置康复辅具的过程中对用户提供专业社工支持。康复辅助器具服务不仅包括直接帮助用户选择、获取和利用“康复辅具”的服务，还包括治疗、

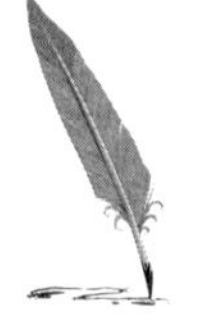

干预、社工与康复辅具服务之间的协调与运用。其核心是“评估适配”。

2. 康复辅助器具服务的基本原则 康复辅具不是即买即用、随买随用的大众消费品。它们需要通过以“评估、适配、训练、再评估”为特征的康复服务，才能交由用户使用，发挥使用效果。评估适配是康复治疗中提供康复辅助器具服务的基本原则。形象而言，评估适配就是要“适人、适合、适时”。

适人，就是让康复辅具符合患者个体特征的要求。适合，就是让康复辅具的使用符合患者康复及其生活、工作环境的要求。适时，就是选择合适的时机应用及更换康复辅助器具。

康复辅助器具的选配不是单纯买卖，而是因人而异的评估适配。每个功能障碍患者的功能缺失情况各不相同，对康复辅助器具的要求也各不相同。对需求者来说，康复辅助器具不是技术越复杂越好，功能越全越好，价格越贵越好。重要的是它适合患者自身需求，有利于发挥患者已有的功能和更好地改善其功能。专业人员应按照评估适配原则和规范程序来提供康复辅具服务（图1－1）。

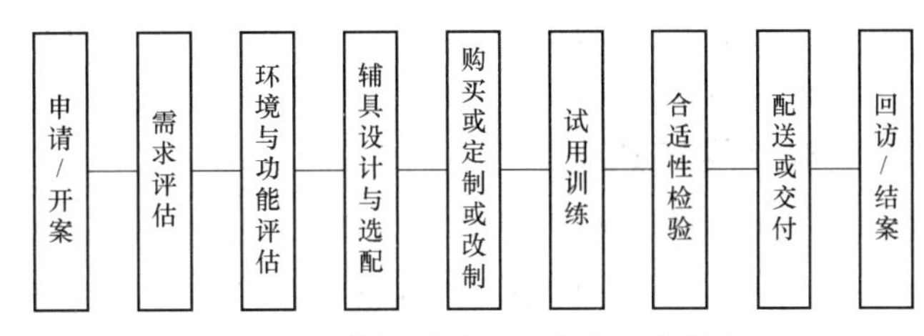

图1－1 康复辅助器具个案服务流程

（四）康复辅助器具选用原则

1. 功能选用原则 儿童的康复辅具选择以认知学习类康复辅具、训练重建身体功能类康复辅具、预防和矫正畸形类康复辅具为主。中青年的康复辅具选择以生活自助具、家庭康复训练类康复辅具、学习用康复辅具、就业技能用康复辅具、提高生存质量的康复辅具为主。老年人和重度残障人士的康复辅具选择以保护性的康复辅具、利于护理的康复辅具为主。社区康复辅具选择以康复训练、文体娱乐康复辅具为主。

2. 个人选用原则

（1）根据需求选择 当一个人有多种康复辅具需求而康复目标也有多个，且又受经济条件制约时，可参考马斯洛的需求层次理论来选用辅具。

①第一需求层次：亦即生理需求及安全需求，主要表现身体功能和结构障碍所需要的补偿。

②第二需求层次：亦即社会需求，主要体现残疾个体投入到一种生活情景，如家庭生活、人际交往、求学的需要。

③第三需求层次：亦即尊重与实现自我价值的需求，主要体现在从事有意义的工作及全面参与文化体育、休闲等高生活质量的需要。

（2）根据个体终极目标选择

①独立生活目标：选择能使功能障碍者实现独立吃、喝、拉、撒、睡、听、说、读、写等目标的康复辅具。

②接受教育的目标：选择能使功能障碍者在学校或支援教室里受到教育的康复辅具，实现教育康复的目标。

③从事职业的目标：选择能使功能障碍者从事一份有意义的工作，体现个人价值的康

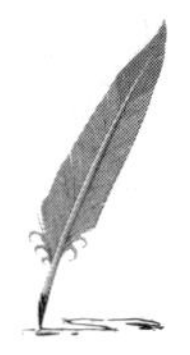

复辅具，实现职业康复的目标。

④社会康复目标：选择能使功能障碍者参与社区、文化、体育、休闲等活动的康复辅具。

3. 康复辅助器具配置顺序

（1）采用“补偿—代偿—适应”的顺序配置康复辅具。在对功能障碍者配置康复辅具时，一定是补偿类康复辅具优先，代偿类康复辅具次之，最后才考虑适应类康复辅具。只要有残留潜能，就要用康复辅具来充分发挥潜能，避免萎缩。重要的配置原则是能补偿则补偿，不能补偿则代偿，不能代偿则适应。以便充分发挥身体的原有机能，实现习惯的活动功能。

（2）采用“购买—改制—设计”的顺序配置康复辅具。①购买：即在现有康复辅具中选购。此种方式的优点是经济、快捷，缺点是适配性较差；②改制：当从市场上购买不到合适成品时，选择功能相近的康复辅具加以修改。此种方式的优点是适配性较好，缺点是费时；③设计：当市场上的成品无法满足要求或者市场上找不到合适产品时，进行新的设计，量身定制。此种方式的优点是适配性好，缺点是获取周期长，成本高。

（五）康复辅助器具与医疗器械的关系

康复辅助器具和医疗器械有密切联系，范围互有交叉。中国康复辅助器具目录中的许多产品属于医疗器械。属于医疗器械的康复辅助器具称为康复辅助器具类医疗器械，按医疗器械进行管理。在个人医疗康复辅具、假肢矫形器、个人护理和防护康复辅具、个人移动康复辅具等主类产品中，有许多产品属于康复辅助器具类医疗器械。

三、康复治疗师在康复辅助器具服务中的作用

在康复治疗技术专业中介绍康复辅助器具技术的专业知识，主要目标是培养康复治疗师在应用康复辅助器具对患者进行康复的过程中，具备专业的评估适配和训练使用的能力，满足现代康复对康复治疗师的要求。这也是康复医学发展赋予康复治疗师的历史责任。

以瑞典为代表的北欧国家建设有国家、省、市健全的康复辅具服务机构，康复医生、康复治疗师经过培训取得资格后，具有康复辅助器具的处方权。康复治疗师是康复辅助器具服务团队中不可缺少的成员。

美国建立了大量的康复辅助器具门诊。门诊团队由康复医师、康复治疗师、康复辅助技术工程师等组成。多学科交叉团队对用户功能障碍程度、需求等进行康复评定，开出康复辅助器具处方，并按用户的特点改进其设计直到用户满意，从而保障了康复辅助器具是最适合用户发展的、可以提升其功能的。

日本建立了三级康复辅助器具服务机构。这些机构专门为残疾人和老年人提供康复辅助器具的使用指导和设计、评价、试用、改造、租借等服务。康复辅助器具服务人员由医生、康复治疗师、康复辅具咨询师（相谈员）、工程技术人员（机械工程师、建筑师）和社会工作者等组成。

台湾的公立康复辅具资源中心、医院的康复辅具服务部门以及康复辅具企业互为补充，形成了全面的康复辅具服务网络。专业团队成员包括医生、康复治疗师、工程技术人员、社会工作者等。康复辅具评估工作主要由康复治疗师承担。每个康复辅具资源中心都配有专业的物理治疗师和作业治疗师服务该区域的用户。他们从医疗康复的角度结合用户需求为其设计合理的康复辅具服务方案。

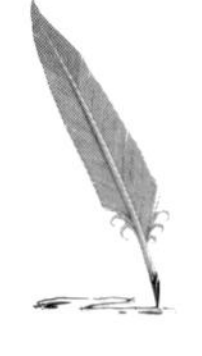

纵观北欧、美国、日本等国家和我国台湾地区，康复辅具服务专业人员队伍主要包括医生（含康复医生）、康复治疗师、康复工程专业人员、社会工作者等（表 1-2）。康复治疗师是康复辅具评估与使用训练的核心力量。

我国的康复辅助器具服务水平与国际先进水平还有很大的差距，还无法满足广大的社会需求。关键在于多数服务机构服务水平低、服务能力不足。核心是专业技术人才数量匮乏，质量不高。我国从事康复辅具服务的专业人员队伍数量少，还没有构建完善的团队工作模式。团队成员中康复治疗师数量严重不足，导致康复辅具服务仅是简单的买卖或发放，还不能够做到严格意义上的“评估适配”。 我国的康复辅助器具服务还需要长足的发展。

表 1-2　康复辅具服务专业团队的大体构成

人员分类	核心专业活动	职业称谓举例
评估人员	➢ 对功能障碍、环境障碍和康复辅具需求进行评估 ➢ 对使用康复辅具的效果进行评估 ➢ 教育用户正确认识康复辅具	医生、康复治疗师、视障评估师、听力师、假肢师、矫形器师等
训练人员	➢ 教育和训练用户正确使用康复辅具	康复治疗师、视障评估师、听力师、假肢师、矫形器师等
适配人员	➢ 通过量身定做或其他技术手段为用户装配或取得康复辅具 ➢ 教育用户正确认识康复辅具	假肢师、矫形器师、听力师、视障评估师、假肢装配工、矫形器装配工、助听器装配工等
社工人员	➢ 心理疏导服务 ➢ 资源整合服务 ➢ 激发用户使用康复辅具的潜能	专业社工人员

本章小结

康复辅助器具技术是康复工程的重要组成部分，包含康复辅助器具和康复辅助器具服务两个方面的含义。

康复辅助器具是功能障碍者使用的、特殊生产的或通常可获得的用于预防、代偿、监测、缓解或降低残疾的任何产品、器具、设备或技术系统。它广泛应用于失能老年人、残疾人、暂时性功能障碍的伤病人等功能障碍者，通过发挥补偿、代偿、适应作用，促进其康复，改善其生活质量，是帮助他们融入社会的有效手段之一。国际标准主要从功能上对康复辅助器具进行分类。为便于应用亦可按残疾类别和使用环境分类。

康复辅助器具服务不仅包括直接帮助用户选择、获取和利用“康复辅具”的服务，还包括治疗、干预、社工与康复辅具服务之间的协调与运用。它是“评、配、练、教、社”的综合服务。其核心是通过评估适配，做到适人、适合、适时。选用康复辅助器具时应遵循功能或个人选用原则。对于医疗器械类康复辅助器具还应服从医疗器械管理。

康复辅助器具服务是以用户为中心的团队服务。团队专业人员主要包括医生（含康复医生）、康复治疗师、康复工程专业人员、社会工作者等。康复治疗师是评估与使用训练的重要力量。这也是康复医学发展赋予康复治疗师的历史责任。

（方　新　赖　卿）

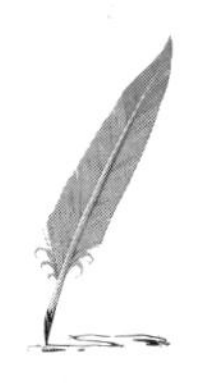

扫码“练一练”

习　题

一、选择题

1. 康复辅具的作用可用（　　）来概括。
   A. 补偿、代偿、代替　　B. 补充、代偿、适应
   C. 补偿、代偿、适应　　D. 补偿、适应
   E. 代偿、适应
2. 助行器属于（　　）类康复辅助器具。
   A. 个人医疗康复辅具　　B. 技能训练康复辅具
   C. 假肢矫形器　　D. 个人护理和防护康复辅具
   E. 个人移动康复辅具
3. 康复辅助器具服务的核心是（　　）。
   A. 评估、训练　　B. 适配、训练
   C. 评、配、练、教、社　　D. 评估、适配
   E. 遵循医疗器械管理

二、思考题

参观考察一个康复辅助器具服务机构，了解其服务的康复辅助器具的主要类型和服务流程，分析其服务特点。

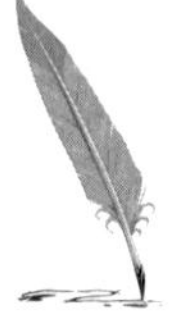

第二章

矫形器技术

学习目标

1. **掌握** 矫形器的定义、基本作用、基本类型、临床检查、使用训练。

2. **熟悉** 矫形器的常用类型、处方、力学原理、服务程序、副作用。

3. **了解** 矫形器的分类方法、材料、典型工艺技术。

4. 学会对患者进行临床检查，提出矫形器的功能要求和处方建议；学会对患者使用矫形器进行功能评估和使用训练。

5. 具备团队意识和责任意识，融入到矫形器服务团队中，围绕患者康复与康复医师、骨科医师、矫形器师进行有效沟通，参与制定并有效执行矫形器康复计划。

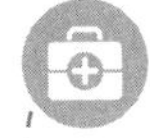

案例讨论

【案例】

李某某，男 53 岁，公务员，脑卒中患者，右侧下肢正常。左侧下肢髋外展肌肌力较弱，踝背屈肌肌力弱，步行时呈臀中肌步态，且左侧足尖拖地。摆动末期左侧足呈内翻姿态，不能稳定触地。支撑中期膝关节略有过伸。患者寻求安装美观轻便的矫形器，辅助行走，回到原岗位上继续工作。

【讨论】

1. 在制定矫形器康复方案前应对该患者进行哪些评估？

2. 简述对该患者应用矫形器的康复方案，着重建议患者应穿戴矫形器的类型、应具有的功能和预期目标。

扫码“学一学”

第一节 概　　述

一、基本概念与术语

1. 矫形器（orthosis） 矫形器是一种用于改变神经肌肉和骨骼系统的功能特性或结构的体外装置，俗称支具。主要用于骨关节疾病与损伤、神经肌肉麻痹等造成的运动功能障碍的预防、治疗与康复。

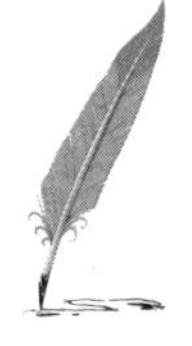

考点提示 矫形器的定义

虽然许多神经、肌肉、骨骼疾病已经能够得到现代医疗技术较好的治疗。但仍有许多因神经、肌骨系统等损伤与疾病及其后遗症引起的运动功能障碍，需要矫形器来预防和矫正畸形、训练和增强保留的功能、代偿失去的功能。对于某些功能障碍，矫形器是促进功能恢复的最后唯一手段。

2. 矫形器学（orthotics） 是指用矫形器处理患者所涉及的科学和技艺。具体而言，是关于矫形器装配的系统知识和技术，包括矫形器患者检查与评估、矫形器部件和材料的功能与选用、矫形器生物力学理论与设计制造、矫形器选用和使用训练等方面内容。

3. 界面（interface） 在矫形器学中，界面是指矫形器上与人体（包括穿着衣物的人体）接触并直接对人体施加作用力的部分，决定了施力的位置与方向，要求与肢体有较好的适配。界面部件是矫形器结构的一部分。通过在界面安装传感装置和刺激装置，矫形器可以实现与人体之间直接传递生物信息。

4. 矫形器对线（alignment of orthosis） 是用来描述矫形器的部件与部件、部件与患者之间的空间相对位置关系的专业术语，蕴含着力学关系。矫形器通过自身的对线来保持患者肢体对线。正确的矫形器对线用以保持正确的肢体对线和力线；错误的矫形器对线将导致有害的肢体对线和力线。

二、分类与名称

历史上，矫形器的名称很多。中文用词有支具、夹板、矫形器械、矫形装置、矫正器等；英文用词有 splint、brace、orthopedic appliance、orthopedic device 等。1992 年国际标准化组织（ISO）公布的残疾人辅助器具分类标准（ISO 9999—1992），用“Orthosis”替代其他英文名词。1996 年我国颁布国家标准 GB/T 16432—1996，正式采用了“矫形器”这一标准术语。

（一）国际标准分类与名称

按照现行的国际标准和国家标准，矫形器分为上肢矫形器、下肢矫形器和脊柱矫形器三大类。上肢矫形器主要穿戴于人体上肢部位；下肢矫形器主要穿戴于人体下肢部位；脊柱矫形器主要穿戴于人体躯干部位。根据穿戴于人体的部位不同，矫形器又细分为许多类型（表 2－1）。

考点提示 矫形器的基本类型分为上肢矫形器、下肢矫形器、脊柱矫形器三类。

表 2－1　矫形器的分类与名称

分类		矫形器穿戴于人体的部位	英文缩写
下肢矫形器	足矫形器	踝关节以下的足部	FO
	踝足矫形器	膝关节以下，包含足部	AFO
	膝踝足矫形器	髋关节以下，包含足部	KAFO
	髋膝踝足矫形器	上部超过髋关节，下端至足底	HKAFO
	膝矫形器	髋关节下，踝关节上，跨过膝关节	KO
	髋矫形器	膝关节以上，跨过髋关节	HO
	髋膝矫形器	踝关节以上，跨过髋关节和膝关节	HKO

续表

分类		矫形器穿戴于人体的部位	英文缩写
上肢矫形器	手矫形器	腕关节以远的手部	HO
	腕手矫形器	肘关节以下，包含手部	WHO
	肘腕手矫形器	肩关节以下，包含手部	EWHO
	肩肘腕手矫形器	上部超过肩关节，远端包含手部	SEWHO
	肩肘矫形器	在腕关节以上，超过肩关节	SEO
	肘矫形器	肩关节下，腕关节上，跨过肘关节	EO
	肩矫形器	肘关节以上，跨过肩关节	SO
脊柱矫形器	骶髂矫形器	骨盆部位	SIO
	腰骶矫形器	包含腰椎和骨盆部位	LSO
	胸腰骶矫形器	包含胸椎、腰椎和骶骨	TLSO
	颈胸腰骶矫形器	包含颈椎、胸椎、腰椎和骶骨	CTLSO
	颈胸矫形器	包含颈椎和胸椎	CTO
	颈矫形器	颈椎段	CO

考点提示 矫形器的分类与命名。

（二）按生物力学功能的分类与名称

矫形器按主要生物力学功能分为固定性矫形器、矫正性矫形器、免荷性矫形器和补高矫形器。某一具体矫形器可以有多重生物力学功能，分类时按其主要生物力学功能进行分类。

（三）按产品状态的分类与名称

1. 成品矫形器 按照一定肢体形状、一定规格、系列尺寸经工业化批量生产的、可以直接使用的矫形器。如成品颈托、腰围、足垫等。

2. 半成品矫形器 由不同组件快速组合而成的矫形器。组件通常用金属和/或塑料材料按照一定的规格尺寸经工业化批量生产而成。使用时不需加工便直接组装使用或对组件进行简单局部加工后便可组装使用。

3. 定制矫形器 根据患者解剖特点和疾病特征严格适配的矫形器。该类矫形器是完全个性化的产品。其优点是能较好地符合生物力学原理和患者特征，具有高品质的适配特性。

知识拓展

矫形器的其他分类方法与命名

1. 按主体材料的分类与命名 分为塑料矫形器、金属矫形器、皮制矫形器、织物矫形器、金属框架式矫形器、碳纤矫形器等。

2. 按治疗疾病的分类与命名 某些矫形器用于特定疾病的预防、治疗与康复。他们的名称与该疾病联系在一起。如脑瘫矫形器、儿麻矫形器、马蹄内翻足矫形器、脊柱侧弯矫形器、骨折矫形器、平足垫等。

3. 按人名地名的分类与命名 按照矫形器的发明者或发明地进行命名，如色努矫形器、密尔沃基矫形器、托马斯矫形器等。

三、生物力学原理与作用

（一）矫形器的力的作用原理

人体运动功能障碍主要表现为肌力和关节活动范围的障碍，表现在肌力减退或丧失、韧带关节囊等软组织弹性降低或松弛、骨骼和关节面承载能力降低、关节运动的方式和范围发生变异等方面。从生物力学来看，这些都与力的因素有关，可以通过外力来弥补。关节运动方式和范围的变异也可以通过外力来改善。矫形器因此而出现。

矫形器是通过力这一物理因素对人体发生作用的。力是矫形器发生作用的核心因素。应用正确的力可以产生预期正确的结果，应用错误的力可以导致与预期相反的结果。正确应用矫形器必须首先理解矫形器的力学原理。

矫形器对人体施加力的作用，改善人体生物力学，预防变形、矫正畸形、控制关节运动、改善局部受力、辅助站立或行走、增强手部功能，从而达到预期康复目标。错误的作用力将使人体生物力学发生错误的改变，造成相反的损害效果。矫形器的力学作用主要利用了杠杆原理与流体压力原理。

1. 杠杆原理 矫形器对骨、关节的力学作用符合杠杆原理。矫形器中的三点压力系统是杠杆原理的典型应用。所谓三点压力系统是指作用于三个点的相互平行且方向相反的一组平衡力系。在矫形器学中，将应用三点压力系统对畸形进行矫正、对关节活动进行控制的原理称为三点力矫正原理。应用三点力矫正原理设计矫形器时，应尽可能地增加受力面积、增大杠杆臂长度，以避免造成局部皮肤组织压伤。

三点压力系统的运用有三种模式（图 2－1）。

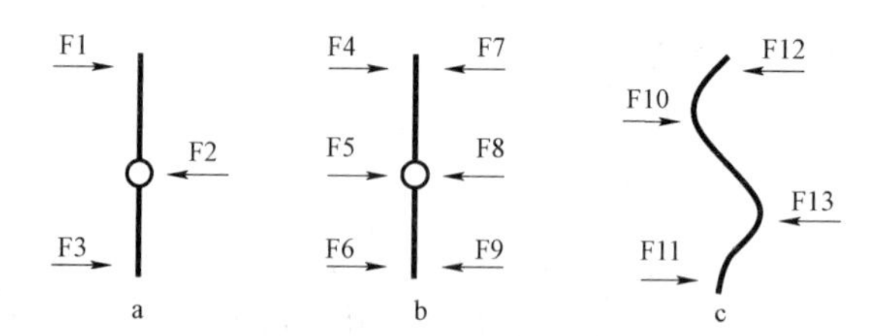

图 2－1　三点压力系统

图 a：F1、F2、F3 形成单个三点压力系统，用于向顺时针方向矫正变形，限制关节逆时针方向的转动活动（假设下端相对静止）。
图 b：F4、F6、F8 形成的三点压力系统与 F5、F7、F9 形成的三点压力系统共同构成反向成对三点压力系统，用于固定关节，限制关节活动。
图 c：F10、F11、F12、F13 四力形成双重三点压力系统。F12、F10、F13 形成的压力系统用于矫正上段弯曲变形。F10、F13、F11 形成的压力系统用于矫正下段弯曲变形。

（1）单个三点压力系统　用于预防和矫正畸形，限制单方向运动（图 2－1a）。

（2）成对反向三点压力系统　用于固定和限制双向活动（图 2－1b）。

（3）多重三点压力系统　用于矫正 2 个或 2 个以上的弯曲畸形（图 2－1c）。

2. 流体压力原理 当矫形器整体包裹人体软组织时，可以把人体软组织近似看做流体。矫形器包围软组织并对其施加的力学作用符合流体压力原理。其典型特征是，压力向各个方向传递，且大小相等。

（二）矫形器的生物力学功能

1. 矫正

（1）含义　指矫形器通过对肢体施加力来恢复肢体正常姿态和对线。形态上，将“畸

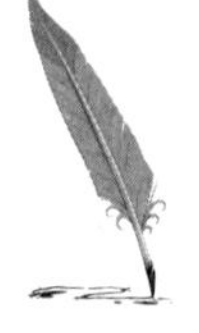

形形态”矫正到“正常形态”。生物力学意义上，将非生理的力学关系转变为更加符合生理的力学关系，将非生理的对线转变为生理对线。以矫正为主要功能的矫形器称为矫正性矫形器。用矫形器矫正畸形时，应注意该畸形是否属于保守方法可以矫正的范畴。

（2）作用原理　主要用三点压力系统来进行矫正（图2-1a、图2-1c）。影响三点压力系统矫正作用效果的力学因素有作用力的位置、大小、方向，以及作用力的杠杆臂。

用矫形器进行矫正时，常用到一组或多组三点压力系统。在设计矫形器的压力作用点时，应选择正确的施压位置与方向。同时还应尽量增大矫正力的杠杆臂长度和施力面积，以减小局部压力，避免过大的压力对皮肤造成伤害。

（3）可能的副作用　矫形器只有对人体施加压力才能取得矫正效果。在用矫形器进行矫正时，要注意由此产生的副作用。如果对受力处的肌体组织的变化缺乏预见性，那么作用在肢体表面的力，将引起皮肤及皮下组织的压力升高，导致不希望出现的压疮等问题。

2. 运动控制

（1）含义　指矫形器通过施加力的作用来控制肢体的运动方式、运动范围、运动阻力或助力。以运动控制为主要功能的矫形器称为固定性矫形器。运动控制分为制动（或静置）和运动导向两种方式。制动指完全限制关节活动以使关节不能活动。运动导向指部分限制、引导、辅助关节活动。穿戴运动导向的固定性矫形器时，人体关节在受控制的情况下运动，即关节的异常运动受到限制，关节必要的运动得到支持和辅助，关节运动功能得到改善。

疾病和畸形都可以引起关节的不稳定和活动异常。骨折、假关节、关节不稳定、脱位半脱位、瘫痪麻痹等都可能引肢体活动异常。对这些情况可用矫形器来控制关节运动，实现治疗和康复目的。

（2）作用方式　在用矫形器来控制关节活动时，首先应选择制动或运动导向。选择制动时，应明确关节制动的角度。选择运动导向时，应明确允许的运动方式与范围和限制的运动方式与范围。关节制动时还应注意相邻关节的活动对目标关节制动效果的影响。

（3）作用原理　矫形器通过对身体施加成对的反向三点压力系统来控制关节运动（图2-1b）。在施加力的时候，要注意增大作用力的杠杆臂长度和受力面积。

（4）副作用　关节制动的副作用主要表现在两个方面。一是对关节的影响，二是压力对软组织的伤害。长期制动可导致关节僵硬、关节挛缩、肌肉萎缩、韧带退化、骨质疏松。对关节进行制动时，应与体疗配合，注意制动的时间性与阶段性，避免压力对软组织造成压疮，预防由于关节长期制动带来的副作用。

3. 免荷

（1）含义　是指通过矫形器来传递人体载荷，或对人体载荷进行重新分配，以减轻肢体某特定部位或节段的骨骼及关节的压力，改善受力状况。以免荷为主要功能的矫形器称为免荷性矫形器。

免荷分为完全免荷和不完全免荷。完全免荷就是完全免除骨、关节的轴向负荷。不完全免荷就是部分减轻骨、关节的轴向压力，故又称部分免荷。然而，在临床应用中，由于肌肉力量与人体节段重力的影响，矫形器学中的完全免荷程度并不能达到100%。

（2）影响下肢骨关节轴向压力的因素　①人体重力及负重影响下肢骨关节轴向压力。②重力及负重的大小、重力作用线与关节的位置影响骨关节压力的大小。肌力影响下肢骨关节轴向压力。③肌肉的收缩作用、关节的角度位置影响骨关节压力的大小。

（3）免荷原理　在免荷目标部位的上部对肢体进行支撑，来免除目标部位的轴向压力。

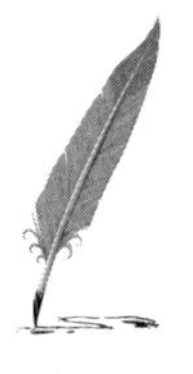

实现免荷目的，既要克服重力对骨关节产生的压力，又要减少肌力对骨关节产生的压力。免荷性下肢矫形器的支撑部位主要在膝部和坐骨结节。膝部支撑对小腿远端及踝足部位进行免荷。坐骨支撑对髋关节以下的整个下肢进行免荷。

（4）免荷性矫形器的技术要求　在对某段肢体进行免荷时，应尽量限制该段肢体的活动。限制活动既可以防止产生动载荷，又可以减少肌肉活动对骨关节产生压力。

（5）可能的副作用　对人体整体而言，载荷总是存在的。免荷只针对人体局部结构。一个部位的载荷减少，必定有另外一个部位的载荷会增加。对支撑部位而言，载荷的增加可能会对该部位的组织带来不利影响。使用免荷性矫形器时，应时常关注矫形器支撑部位的压力情况。

4. 补偿下肢长度

（1）含义　是指通过矫形器对短缩的下肢进行长度补偿，平衡双下肢长度，亦称补高。以下肢长度补偿为主要功能的矫形器称为补高矫形器。

（2）原理与方法　矫形器补高的基本思路就是让短侧肢体的脚“站”在较高的支撑底面上，以达到平衡长度和保持骨盆水平的目标。补高方法有内补高法、外补高法和“矫形器＋假肢”补高法。

（三）功能作用

1. 制动　矫形器通过固定的生物力学功能来禁止肢体的活动，将不稳定的肢体固定于功能位。

2. 助动及辅助训练　矫形器通过运动导向的生物力学功能，利用弹性元件或气动、电动装置为肢体提供助力，引导和辅助肢体活动，或进行被动运动训练。

3. 抗阻训练　矫形器通过运动导向的生物力学功能，利用弹性元件为肢体运动提供阻力，对肢体进行抗阻力训练，改善肌力。抗阻训练多用于上肢矫形器。

4. 限制活动　矫形器通过运动导向的生物力学功能、利用矫形器关节等机械性的运动装置或矫形器材料的弹性来控制人体关节的活动方式和范围。

5. 矫正　矫形器通过矫正的生物力学功能、利用三点压力系统在患者可以耐受的范围内矫正畸形。

6. 预防畸形　矫形器通过运动控制的生物力学功能，将人体关节维持在正常对线和活动范围，防止关节出现畸形变化。

7. 抑制牵张反射　矫形器通过运动控制的生物力学功能对关节运动范围进行限制，抑制被牵拉肌肉的牵张反射。

8. 减轻痉挛　矫形器通过运动控制的生物力学功能持续牵伸痉挛的肌肉，减缓痉挛。

9. 保护　矫形器通过运动控制的生物力学功能对易于受伤或病变的部位的活动范围进行限制，防止关节、肌腱的过度拉伸和拉伤。通过免荷的生物力学功能减轻受伤或病变部位的承载，使其免受进一步的损坏。

10. 稳定和支持　矫形器通过运动控制的生物力学功能限制关节的异常活动，引导关节的正常运动，达到稳定关节、支持关节功能的作用。

11. 免荷　矫形器通过免荷的生物力学功能改变肢体的承重方式，减轻肢体的轴向负荷，调整载荷在身体部位的分配。

12. 平衡下肢长度　矫形器通过补偿下肢长度的生物力学功能对双下肢长度不一进行长度补偿，达到双下肢等长，骨盆水平。

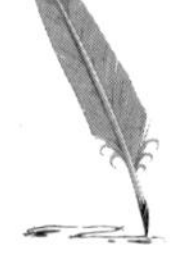

13. 牵引　矫形器通过矫正、运动控制的生物力学功能对身体组织进行拉伸、牵引，缓解压迫症状，矫正畸形。

14. 改善站立和步行　矫形器通过运动控制、免荷、补偿下肢长度的生物力学功能控制下肢关节活动，平衡下肢长度，维持下肢对线，改善下肢承重，提高站立和步行能力。

考点提示　矫形器的功能作用。

（四）矫形器的可能副作用及预防

1. 矫形器的可能副作用

（1）降低关节活动度　长期穿着对关节进行静置的矫形器易导致关节活动度降低、关节挛缩等。

（2）降低关节稳固性　用矫形器长期静置关节有损于关节的稳固性。主要表现为：①韧带和肌腱的强度和刚度降低；②肌肉萎缩，吸收和缓冲应力的能力下降；③关节软骨变薄，分散及缓冲应力的能力下降；④部分关节面应力异常集中，易造成关节退行性改变。

（3）造成失用性肌萎缩和肌无力　矫形器在限制关节活动的同时也限制了肌肉活动，导致肌力、肌耐力和肌容积进行性下降。

（4）增大压疮风险　矫形器对肢体长时间、持续性的机械压力和剪切力作用增大了压疮风险。

（5）出现心理依赖　部分患者在长期使用矫形器后过于依赖矫形器而放弃积极的康复治疗。

2. 矫形器副作用的预防　为了预防上述副作用的产生，穿用矫形器时要注意以下几点。

（1）可能的话，尽量缩短使用时间。

（2）穿用期间应适时脱下矫形器进行体操活动。

（3）在指导下进行等张运动练习。

（4）如果没必要继续穿用矫形器时，应及时中止穿用。

四、患者评估与处方

（一）患者评估

考点提示　矫形器临床检查的内容与方法。

以 ICF 为指导，对患者的身体、心理、环境、活动和障碍、社会参与状况进行评估。重点评估肢体运动功能，掌握功能障碍状况及其对矫形器装配的影响。

1. 病史　详细记载病情进程和功能损伤的病历可以提供有关诊断、预后以及损伤程度的资料。矫形器的使用应随着病情、治疗方案的变化而变化。

2. 社会背景及职业　患者所处的社会背景影响矫形器的选择。矫形器应符合患者从事社会活动、职业活动的要求。

3. 动机　如果患者没有使用矫形器的动机，再好的矫形器对他们也没有帮助。有些患者过于关心穿戴矫形器后的身体外观，这将削弱他们使用矫形器的动机。装配矫形器之前必须就此与患者及其家庭成员进行讨论。

4. 经济负担　患者对矫形器的费用非常关注。我国目前还没有建立支付矫形器费用

的保险和福利体系。矫形器费用主要由患者本人或其家庭承担。对于经济负担困难的患者，应及时联系医疗社工人员给予其帮助，寻求愿意给贫困患者提供经济支持的机构予以帮扶。

5. 身体状况

（1）评估精神状况　对患者精神状况的检查可以揭示患者是否有精神紊乱症状。它会严重影响矫形器的装配。

（2）评估肌力　即使患者只表现出局部肌力弱，也应对其进行完全的肌力评估。临床上采用徒手肌力检查方法进行检查评估。肌力评估结论影响矫形器设计。

（3）评估肌张力　上运动神经元的病变可导致不同程度的肌张力亢进（痉挛），从而影响矫形器的适配。

（4）评估关节的活动范围和稳定性　关节活动范围可以通过主动运动和被动运动来评估。对关节运动范围的评估结论有助于决定是否对关节活动范围进行限制。不稳定的关节可以通过矫形器来稳定。畸形也可以用矫形器来矫正。但是有些畸形是无法用矫形器来矫正的，有必要通过对线来阻止畸形的进一步加重。

（5）评估感觉　皮肤和关节的感觉评估对矫形器界面设计非常重要。因为皮肤破裂却没有疼痛的预兆，有下肢皮肤感觉功能丧失症状的患者不适合装配全塑料矫形器。确定疼痛区域的位置有利于避免在这些部位施加矫正力。

（6）评估肢体的体积变化与末端血液循环　肌力弱或瘫痪患者经常受累于肢体水肿。这是由于缺乏促使静脉回流的肌力以及心脏衰竭症状造成的。通过采取穿戴弹性压力袜或控制心脏衰竭等有效的方法控制水肿，患者才可以装配合适的矫形器。由于末梢神经血液循环障碍的患者有动脉硬化及糖尿病，他们会易因穿戴全接触矫形器而产生皮肤溃疡。这是应极力避免的。

（7）评估步态　此项评估用来提供有关患者步行功能的信息。任何特定的步态异常都可以通过询问病史和身体检查来发现。准确的步态评估可以借助专业的设备和人员来进行。

6. 使用环境　环境因素影响矫形器的使用。除了从生活环境、学习环境、生活环境、移动方式与环境等物理环境方面进行评估之外，还应关注人文环境和社会环境。

（二）矫形器处方

考点提示　矫形器处方的基本内容。

根据评估结果及康复目标制定矫形器处方，提出矫形器康复方案。它是矫形器师在矫形器装配中执行医嘱的依据。

矫形器处方的基本内容包括：①医嘱；②矫形器的使用目的、功能、类型、主要部件与材料、结构形式的文字或图形描述等；③其他特殊要求。

五、矫形器装配

（一）矫形器装配的含义

1. 概念　矫形器装配是指专业机构和人员利用特定材料和技术、在与用户的互动中、为用户安装并指导其使用矫形器的所有专业活动的总称，包括检查、测量、评估、选用、制作部件、组装、训练等环节，包括以安装使用矫形器为目的而开展的患者教育、心理抚

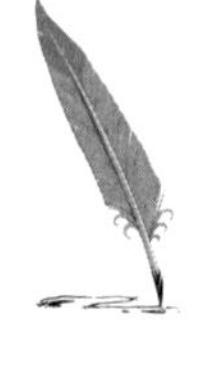

慰和资源支持等服务。在矫形器装配中，通常将安装矫形器的人员称为患者。国际假肢矫形器学会（ISPO）这一国际性权威组织最近在一些新出版的标准文件中则用“用户”一词替代了使用多年的“患者”的称呼。矫形器装配是一项康复服务，其目标是让患者穿戴合适的矫形器，治疗疾病，促进康复，克服和减轻障碍，提高健康水平。

2. 装配程序　矫形器装配是患者康复的一个环节，对于某些患者甚至是不可缺少的、唯一的康复手段和途径。矫形器装配程序包括评估患者、制定矫形器处方、设计制造矫形器、使用训练与评估矫形器功能、交付矫形器、回访等（表 2－2）。

表 2－2　矫形器装配程序、内容与目的

序号	矫形器装配程序	内容与目的
1	评估患者	对患者进行评估，评定其身心状态符合装配矫形器的要求。未达到要求时，不进入下一个程序
2	制定矫形器处方	依据评估结果及康复目标制定矫形器处方
3	设计制造矫形器	按照矫形器处方选配或设计和制造矫形器。对于成品、半成品矫形器，直接选配使用；对于定制矫形器，进行个性化设计与制造
4	使用训练与评估矫形器功能	对患者使用矫形器进行检查、调整和训练，对矫形器功能进行评估。功能评估未达到要求时，不进入下一个程序，返回到前面某个程序
5	交付矫形器	将矫形器交付给患者，告知使用方法、复查时间、维护及注意事项等
6	回访	在患者使用矫形器一段时间后，对其使用矫形器的情况进行跟踪、了解、指导

（1）评估患者　从身体功能、病史、社会及职业状况、使用矫形器的动机、经济负担、使用环境等方面对患者进行评估。身体功能评估包括精神状况、肌力、肌张力、关节的活动范围和稳定性、感觉、肢体的体积变化、末端血液循环、步态等内容。评估数据应在医生、康复治疗师、矫形器师等团队成员中共享。

（2）制定矫形器处方　根据评估结果及康复目标制定矫形器处方，提出矫形器康复方案。

（3）设计制造矫形器　根据矫形器处方，在患者评估的基础上完成适合患者特征的矫形器生物力学设计和结构设计。生物力学设计即设计矫形器的生物力学功能、力的作用部位及方向、矫形器对线。结构设计即确定矫形器类型、选择功能部件、材料，设计矫形器与人体接触的界面。对于成品、半成品矫形器，直接选配使用；对于定制矫形器，进行个性化设计与制造。定制矫形器的制造包含测量、取型、修型、成型、组装、试样调整、成品加工等工艺流程。

（4）使用训练与评估矫形器功能　对患者使用矫形器进行检查、调整和训练，对矫形器功能进行评估。

（5）交付矫形器　矫形器产品是一种特殊的产品。矫形器产品的交付不是简单地将矫形器交给患者。在矫形器产品交付时，需要向患者介绍清楚矫形器的使用、维护和注意事项，教育患者正确使用矫形器。对某些治疗性矫形器，还需要特别嘱咐患者在穿戴过程中的注意事项和复查时间。

（6）回访　对患者使用矫形器的情况进行跟踪了解，指导患者正确使用。

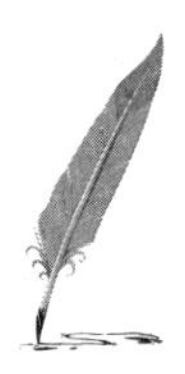

（二）矫形器装配的基本要求

1. 符合处方要求

2. 能发挥功能作用

（1）部件、材料和辅件选择合适。

（2）对线合适。

（3）长度合适。

（4）矫形器关节的轴线一致，且与人体关节相适应。

（5）矫正性矫形器的矫正力适当，且其矫正力可调节，以适应儿童的生长发育或病情的变化。牵引式的矫正性矫形器在保证牵引效果的同时，要防止牵引力过大造成伤害。

（6）静置类的固定性矫形器既能起到稳定和保护作用，又不影响其他关节活动。运动导向类的固定性矫形器既要注意控制关节的异常活动，又要尽可能减少对关节正常活动范围的影响。

3. 穿戴舒适，方便穿脱

（1）设计简单美观。轻便，且束紧和固定方式易于穿戴和脱下。

（2）界面形状和面积大小合适身体。

（3）矫形器力量的作用方式适合患者。

（4）免压部位不受挤压。

（5）内衬柔软、厚度适当，以增加穿着的舒适感和耐受性。

（6）采用透气性好的材料，或适当开窗、打孔，以改善穿戴舒适性。

4. 牢固，安全，便于维修

（1）有足够的强度。

（2）活动性的部件要加工精细，防止松动。

（3）连接件、易损件尽量采用标准件。

（4）联接部位应安全可靠，边缘应光滑平整。

5. 外观满足患者要求，易清洁

（1）外形应整洁、合体，且有一定隐蔽性，穿戴中不过于引人注意。

（2）易清洗，不易被污损、锈蚀。

（三）矫形器临床思维

1. 矫形器临床思维的内涵　矫形器临床思维是运用矫形器科学、医学科学、自然科学、人文社会科学和行为科学的知识，以患者为中心，通过充分的沟通与交流，进行病史采集、体格检查，得到第一手资料，借助所有可利用的最佳证据和信息，结合患者的家庭与人文背景，将多方面信息进行批判性的分析、综合、类比、判断和鉴别，形成矫形器设计、装配、训练、使用的个性化方案并予以执行和修正的思维活动过程。

正确理解矫形器临床思维的内涵，树立正确的矫形器临床思维，是矫形器装配服务适应现代医学模式转变的需要。世界卫生组织发布了“国际功能、残疾、健康分类标准”（ICF），科学阐述了人类健康与残疾的内涵关系。在残疾的认识上，科学的现代“生物—心理—社会”医学模式取代了局限的“生物”医学模式。如果缺乏正确的临床思维，处置患者时易出现“只见伤残不见人”的情况，就会导致只注意伤残的生物因素和矫形器产品的物理特性，而忽视患者的心理因素与社会因素。在矫形器装配服务中，心理和社会因素有时起着主导作用。矫形器临床思维要求从患者的社会背景和心理变化出发，结合生理与病理现象，

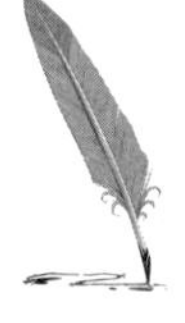

对患者矫形器装配进行全面分析，形成有利于患者的综合的矫形器康复方案，提高矫形器装配效果。

树立正确的矫形器临床思维是与国际矫形器科学发展相接轨的需要。国际矫形器学界日益重视矫形器装配的临床教育和工作。国际假肢矫形器学会（ISPO）在全球大力推广的矫形器与假肢专业教育尤为重视临床教育。而我国的专业教育和装配实践中，临床能力培养一直受到忽视。与国际标准和临床能力培养的理念存在不少差距。国内矫形器业界对提高临床能力的要求的呼声也越来越高。树立正确的临床思维有助于减小这一差距。

2. 矫形器临床思维的核心 矫形器临床思维的核心是“以患者为中心”。目标是促进患者康复，提高健康水平。与以患者为中心密切相关的是康复治疗师的职业道德。具备良好职业道德的康复治疗师总是以患者和社会的利益为最高标准。不良的职业道德容易引起错位的临床思维，使临床思维浅表化、狭窄化、惰性化，导致矫形器装配服务的种种矛盾和失败。只有以患者为中心，加强沟通与理解，才能提高患者的信任度和使用矫形器的动机，促进患者装配矫形器早日康复。

（四）矫形器装配服务理念

1. 围绕康复目标合理应用矫形器 矫形器的应用必须以有利于患者的康复为目标。矫形器的应用效果取决于四个方面的因素。一是矫形器部件材料的物理性能。它决定了矫形器发挥作用的极限。二是设计和制造技术。它决定了矫形器的物理性能能否发挥作用。三是训练水平。它决定了患者发挥矫形器功能的程度。四是患者动机。它决定了患者发挥矫形器功能的主观能动性和潜能。以产品为中心的临床思维注重第一个和第二个因素。以患者为中心的临床思维不仅注重第一个和第二个因素，还注重第三个和第四个因素。给患者装配矫形器，应围绕康复目标选择合理的产品、装配技术、训练水平，并激发患者使用矫形器的能动性。

2. 应用矫形器辅助治疗和康复 矫形器辅助用于神经、骨骼肌肉系统疾病和损伤患者的治疗与康复。针对不同的伤病情况及不同的发展阶段，可运用的矫形器非常之多。对于骨折患者，在康复的不同时期，可以应用功能不同的矫形器。在康复早期，矫形器以静置和限制活动为主。在康复后期，矫形器以辅助承重和活动为主。对于神经损伤的患者，需要根据在治疗和康复的不同时期患者功能障碍的特点应用矫形器，如保持功能体位、预防畸形、稳定关节、辅助功能训练、步行训练等。

设计和应用矫形器必须考虑患者的具体情况。矫形器的应用不是一成不变的，应通过功能评估来保障其合理性和有效性。在不同阶段应用不同的矫形器，达到治疗和康复的目的。

矫形器装配服务的目的不是仅仅为患者提供一具矫形器，而是为了用矫形器来促进患者的康复。

3. 矫形器患者管理 以患者为中心的矫形器临床思维体现在矫形器装配前、中、后的患者管理之中。矫形器装配前的患者管理主要是对患者进行康复目标、康复计划、矫形器处方、装配矫形器前的治疗和训练措施进行管理。矫形器装配中的患者管理，主要是围绕患者对矫形器设计、矫形器制作技术和工艺流程、矫形器材料、矫形器部件进行管理。矫形器装配后的患者管理主要是对患者使用矫形器的康复计划和目标、日常生活活动训练、职业活动训练、跟踪服务、维修活动等矫形器的使用和训练进行管理。

六、典型生产工艺技术

考点提示 矫形器的制作技术。

（一）测量

依据矫形器的设计对患者肢体进行必要的尺寸测量。

1. 测量技术

（1）直接测量法　用直尺、皮尺、卡尺、角度尺等测量工具直接对人体尺寸、角度进行测量的方法。该方法简单易行，缺点是误差较大。

（2）三维数学测量法　利用三维扫描仪对人体进行扫描来测量尺寸。尺寸数据通过专用计算机扫描软件的数学计算而得到。该方法需要专用设备软件和专业的操作人员。

2. 测量数据　装配矫形器需要测量人体三维空间内的长度与角度数据。

（1）高度　是指人体纵向方向的长度尺寸。

（2）宽度　是指人体内外方向和前后方向的长度尺寸。

（3）围长　是指人体肢体、躯干横截面的周长。

（4）角度　是指关节活动的角度范围、以及畸形的角度。

（二）取型

取型的目的是为了得到制作矫形器所需要的患者肢体的形状。目前有轮廓图法、石膏取型法、计算机扫描法三种方法。

1. 轮廓图法　通过画肢体矢状面和额状面的投影图得到肢体的轮廓形状。该方法简单易行，用于情况较为简单的矫形器装配。

2. 石膏取型法　用石膏绷带缠绕肢体以得到肢体立体形态。该方法广泛用于各种矫形器装配。

（1）石膏取型体位和要求　石膏取型要根据患者情况确定在坐位、站位和卧位进行。在患者情况许可的情况下，应尽量考虑对线、功能、矫正、承重的要求，以达到最佳的取型效果。

（2）石膏取型的一般要求　主要是光滑、厚度均匀适中、松紧适度、对线符合要求。

3. 计算机扫描法　是一种应用计算机扫描技术的取型方法。得到的模型是适用于计算机处理的数字模型。计算机扫描法发展迅速，需要专用设备。

（三）修型

修型是指依据测量尺寸和设计要求对取型结果进行设计和修正，以得到用于矫形器成型的模型的过程。对应三种取型方法，有轮廓图修正法、石膏修型法和计算机修型法三种修型方法。

1. 轮廓图修正法　对轮廓图进行修正并画出矫形器设计图。

（1）基本步骤　①确定设计基准；②标记特征点，如下肢矫形器中的膝关节、踝关节、足底基面的位置；③设计矫形器对线；④设计矫形器结构形态，如界面、关节、辅助装置等。

（2）技术要求　①基准线位置准确，相互垂直；②关节轴线的高度位置、前后位置、及相互间位置关系准确；③视图对应关系正确。

2. 石膏修型法　根据矫形器功能要求，按照生物力学原理和人体结构形状对石膏阳型

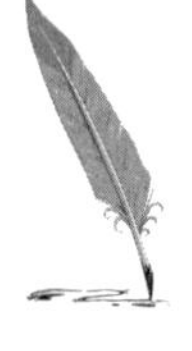

进行设计。通过削减石膏及添补石膏，使石膏阳型达到所需要的尺寸、形状和对线要求（图 2-2）。

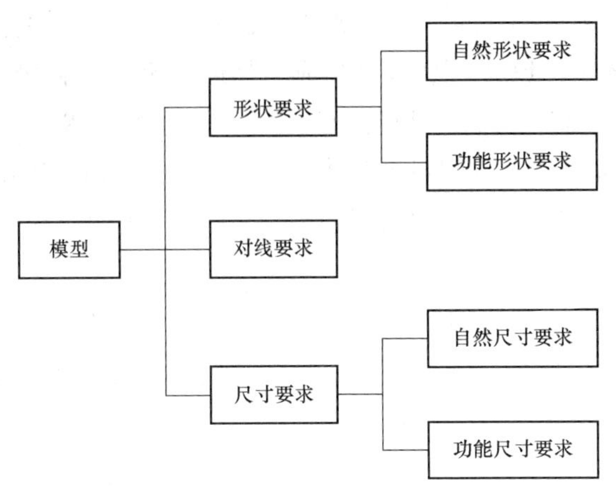

图 2-2　修型的一般要求

3. 计算机修型法　利用矫形器专用软件的图形处理工具，按照矫形器的设计要求对扫描创建的图形进行修正、设计，得到数字化阳型。将数据导入数控机床后便可加工出实物阳型。计算机修型与石膏修型相比，两者的目标和原理相仿，但操作的界面、对象和工具不同（表 2-3）。

表 2-3　石膏修型与计算机修型对比

	石膏修型	计算机修型
目标	满足矫形器设计要求的模型	满足矫形器设计要求的模型
原理	矫形器生物力学、人体结构	矫形器生物力学、人体结构
操作对象	石膏模型	计算机图形
操作工具	石膏锉、石膏刀、尺等	计算机及软件
操作界面	人与石膏	人与计算机
工作环境	能进行石膏加工的特殊环境	一般室内环境
使用材料	石膏粉、水等	无
操作人员要求	掌握矫形器专业知识，具备雕塑石膏的能力	掌握矫形器专业知识，具备操作计算机和应用图形软件的能力

（四）成型

成型的任务是依据模型来制作安装矫形器的各个组成部件，包括手工加工成型和 3D 打印成型，不同的材料有不同的成型方法。常用的手工加工成型方法有热塑成型、金属弯制成型、合成树脂成型、皮革模塑成型等。符合模型形状是成型的基本要求。

1. 热塑成型　热塑成型操作简单、方便快捷，是矫形器装配中应用较为广泛的方式。对高温热塑板材和低温热塑板材分别采用高温热塑成型和低温热塑成型的方法。高温热塑成型的加热温度通常在 150℃以上；低温热塑板材加工温度通常恒定在 55℃～80℃之间。

在选择热塑成型时，必须考虑以下因素并予以明确：板材性能、板材厚度、矫形器的边缘走向或开口方向、患者体重或活动强度、矫形器的受力方式等。

2. 合成树脂成型　简称为树脂成型。主要用于制作碳纤矫形器，以减轻重量和尺寸，保持较高的力学性能。合成树脂成型工艺可以用来成型形状较为复杂的矫形器。可以根据

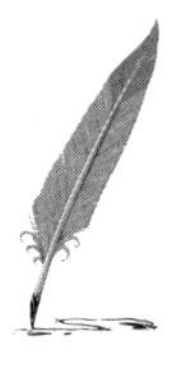

需要增加或减小矫形器局部的强度和刚性。可以使矫形器的结构设计更具灵活性。但工艺比较复杂。

3. 金属弯制成型　在矫形器装配中，对金属材料主要采取弯制成型的加工方法，如弯制支条、弯制腿箍、弯制足镫等。金属弯制成型是通过金属材料的塑性变形来实现的。在加工过程中，会出现冷作硬化现象。反复弯制会增加出现疲劳断裂的可能。

4. 3D 打印成型　运用 3D 打印设备直接将计算机数字模型打印成矫形器部件。3D 打印尤其适合个性化生产，给个性化的矫形器设计提供了更大的想象空间。

（五）组装

组装的主要任务是按照设计的对线关系将矫形器的各部件组合成整体的矫形器。在组装的过程中，需要对矫形器的关节、界面等部件进行调整，满足矫形器的使用要求。组装的关键是对线。因此，组装也称为工作台对线。

（六）试样调整

将组装而成的矫形器给患者试穿，并对照矫形器处方、设计要求和质量要求对矫形器的适合性、静态对线和动态对线进行检查、分析和调整，使之适合于患者使用。

（七）成品加工

试样调整好的矫形器必须经过成品加工后才能交付患者使用。成品加工是将调整适合的矫形器加工成成品的过程，也是对矫形器进行最终处理的过程。矫形器的表面和边缘的处理、各部件之间的连接、辅助结构的安装等都需要在成品加工的过程中得到质量保证。矫形器成品加工的工艺主要有铆接、粘接、打磨抛光、皮革加工、安装束紧带等。

（八）终检

对制作完成的成品矫形器进行最终检验，保障矫形器的安全、功能和质量。

七、矫形器材料

（一）材料性能

材料的性能即材料在给定外界条件下的状态参数。材料的性能包括使用性能和工艺性能。矫形器材料的选择应充分考虑其性能。

1. 使用性能　使用性能即材料保证零件、构件等正常工作应具有的性能，如力学、物理、化学等方面的性能。它决定了材料的使用范围，也决定了矫形器的强度、重量、耐腐蚀特性等。康复治疗师应理解，强度和重量往往是矫形器师选择材料的首要因素。

（1）材料的力学性能　即材料在外力作用下所表现出来的性能，如强度、硬度、塑性、冲击韧性、疲劳强度等。

（2）材料的物理性能　是指材料在重力、热力、电磁场等物理因素作用下所表现出来的性能或固有属性，如密度、熔点、导电性、导热性、热膨胀性、磁性、阻燃性等。

（3）材料的化学性能　是指材料抵抗周围介质侵蚀的能力，如常温下的抗腐蚀性和高温下的热稳定性等。

2. 工艺性能　工艺性能即材料适应各种加工方法的性能，如热塑成型、弯制、铸造、锻压、焊接、切削、热处理等。它决定了材料的适宜加工方法。康复治疗师应理解，矫形器师需要根据材料的工艺性能来选择或设计矫形器的生产工艺。当工艺技术或生产条件有限时，矫形器师需要选择适合于现有工艺技术和生产条件的材料来装配矫形器。

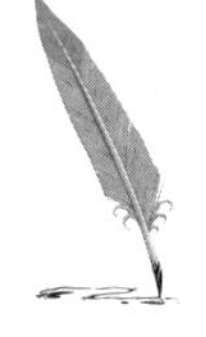

（二）矫形器常用材料

1. 常用高分子材料

（1）聚乙烯　聚乙烯（PE）由乙烯单体聚合而成，是最常见的通用塑料之一。聚乙烯密度范围为 $0.91 \sim 0.97 g/cm^3$，拉伸强度范围为 $200 \sim 300 kg/cm^2$。聚乙烯耐热性不高，使用温度上限低于 100℃。温度较高时，聚乙烯刚性降低，容易软化变形。聚乙烯耐低温性很好，可在 –70℃环境下使用。

（2）聚丙烯　聚丙烯（PP）由单体丙烯聚合而成，是最常见的通用塑料之一。聚丙烯的密度约为 $0.91 g/cm^3$。强度、硬度、刚性均优于聚乙烯，呈现刚硬的性能。聚丙烯具有优异的抗弯曲疲劳强度，但抗冲击强度、耐低温性及抗老化性能比聚乙烯差，对缺口敏感。聚丙烯的长期使用温度可达 110℃，耐热性比聚乙烯好，但低温脆性十分明显。

（3）丙烯酸树脂　用于制作矫形器和假肢的丙烯酸树脂主要是聚甲基丙烯酸甲酯（PMMA），俗称有机玻璃，由单体甲基丙烯酸甲酯聚合而成。制作矫形器和假肢时，丙烯酸树脂须与玻璃纤维、碳素纤维等增强材料一起使用。

（4）乙烯–醋酸乙烯聚合物泡沫材料　简称 EVA，在较宽的温度范围内具有良好的柔软性、耐冲击性、耐环境应力开裂性、耐低温及无毒特性。在矫形器和假肢中应用广泛，可以制作内衬套、软垫、矫形鞋垫等。

（5）碳素纤维　是一种增强纤维材料，具有比强度和比模量高的优异性能。碳素纤维的抗拉强度高、密度低，制品的承载能力大、质量轻，是制作矫形器、假肢接受腔、关节壳体的较好选择。使用碳素纤维可以最大程度地实现假肢和矫形器轻量化。在大大减少患者身体负担的同时，还能达到高强度要求。

2. 常用金属材料

（1）合金钢　合金钢是在碳素结构钢中加入其他化学元素得到的。它一般具有较高的强度、塑性和韧性，淬火热处理后零件截面均匀一致，具有良好的综合机械性能，能长期可靠地使用。

（2）不锈钢　不锈钢是指在空气、水、酸、碱等介质中具有较强抗腐蚀能力的合金钢。不锈钢的含碳量一般不高，主加元素主要为铬或铬、镍，分别称为铬不锈钢和铬镍不锈钢。

（3）钛合金　钛合金是指在纯钛中加入其他化学元素得到的合金。钛合金具有密度小、强度高、耐高温、抗蚀性优良、无磁性等诸多优点。它的密度只有 $4.54 g/cm^3$，非常接近轻金属，比钢轻 43%，但强度却与钢相近，比铝合金大 2 倍。

（4）铝合金　铝合金是指在纯铝中加入其他化学元素得到的合金。用于制造假肢部件的硬铝合金或超超硬铝合金具有相当高的强度、硬度和中等的塑性，比强度相当于高强度钢。

3. 矫形器部件材料　矫形器关节、支条等部件对材料有较高的力学性能要求。常用的有合金钢、不锈钢、钛合金、硬铝合金、碳纤与金属复合材料、钢铝复合材料、钛铝复合材料等。

八、现代矫形器的发展趋势

矫形器学是医学和工程技术密切结合的交叉学科。它在康复医学、康复工程、生物力学中都是一项重要内容。随着近代康复医学的发展，人们已把假肢矫形器技术视为与物理治疗、作业治疗、语言治疗一样重要的康复医学技术之一。近年来，由于矫形器科学技术

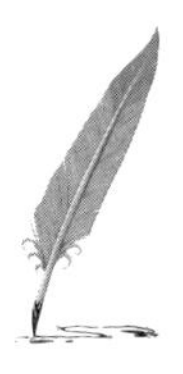

水平的不断提高，由于国际社会对矫形器服务的理念不断更新，矫形器的生产与服务取得很大的进步。其发展趋势和特点主要表现在以下几个方面。

（一）设计更符合人体生物力学

矫形器的功能是通过对人体施加力的作用来实现的。过去的矫形器技术着重于考虑矫形器的静态力学特性。现代矫形器技术越来越重视人体和矫形器的动态力学特性，通过对动态力学数据的深度挖掘和分析，使矫形器的设计更趋科学合理，更加符合人体生物力学，大大提高了矫形器的作用效果。脊柱侧弯矫形器和用于脑瘫康复的动态踝足矫形器的发展就充分体现了这一点。

（二）新材料的应用使矫形器更加轻量化

为了使矫形器更加轻便、坚固、舒适，现代矫形器越来越多地采用了新型高分子化工材料。如各种高强度高延展性的热塑板材、低温热塑板材、硅胶、碳纤维、高弹性织物等。新材料的软硬度变化范围宽、颜色丰富、透气性更好、加工更方便，使矫形器更美观耐用、适合多种不同的穿戴需求。比如，用于手和腕手矫形器的各种低温热塑板材、用于取代金属支条的碳纤支条、用于制作软性护带的高弹复合织物等。

（三）零部件的标准化与成品的组件化降低矫形器的生产成本

随着矫形器的广泛应用，为快速安装和便于维修，一些常用矫形器越来越多地采用标准化、专业化生产的零部件进行半成品的组合装配。这一方面提高了产品结构件的质量、降低了加工成本，另一方面也改进了产品的组件化设计，极大地方便了患者。比如，矫形器关节、连接件、支撑件的标准化生产，一些模塑矫形器的半成品系列化加工，以及各种定型的泡沫、硅胶垫的批量供应等。

（四）矫形器服务更加人性化

随着计算机辅助设计与制造技术、3D 打印技术、“互联网＋”技术等先进数字制造和智能制造技术的发展，以及它们在矫形器生产领域的应用推进，矫形器的生产装配更加智能化。随着以患者为中心的矫形器服务理念不断深入和普及，矫形器服务更加关注患者健康、更加便捷可及、更加人性化。

九、康复治疗师的职责与患者教育

（一）康复治疗师的职责

康复治疗师是矫形器服务的团队成员之一。在不同的国家和地区，康复治疗师在矫形器服务团队中的角色定位不尽相同。少部分国家和地区的康复治疗师具有矫形器的处方权。多数情况下，康复治疗师的职责主要定位于评定、训练、患者教育与使用指导等方面。在治疗处方的指导下，治疗师应明确患者的需求，在功能评定的基础上给医生和矫形器师提出矫形器装配建议，在矫形器穿戴、训练、使用等方面给予患者指导，并对患者穿戴矫形器的功能进行评估。我国当前只有为数不多的医疗和康复机构形成了由医生、治疗师、矫形器师等组成的矫形器团队康复模式，但这种团队康复模式远未广泛推广和普及。康复治疗师参与提供矫形器康复服务面临重大挑战与机遇。

（二）患者教育

患者教育在矫形器装配中具有特别的作用。患者教育的目的是让患者认识和接纳矫形器，参与矫形器康复计划，学习和练习矫形器的使用，按要求穿戴矫形器、使用矫形器，定期检查和反馈穿戴情况，积极配合治疗，取得最佳效果。

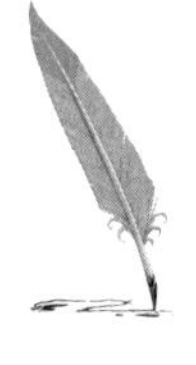

患者教育是康复治疗师在矫形器康复服务中的重要职责之一。康复治疗师应教育患者增强应用矫形器的动机，引导他们积极加入到矫形器康复中；教育患者尽可能自己完成矫形器的穿戴；教育患者在日常生活和劳动中积极使用矫形器，预防使用矫形器带来的弊端，帮助患者早日回归社会。因此，康复治疗师需充分了解矫形器的应用理念和适用范围、矫形器的使用目的、矫形器的构成要素及其功能以及如何避免或减少穿戴矫形器可能产生的副作用。

在矫形器穿戴方面，患者教育应着重如下方面。

（1）穿脱方法　教育患者及家属掌握正确的穿脱方法，操作时按照程序逐一进行，做到安全、便利。

（2）穿戴时间　教育患者根据治疗需要穿戴矫形器。有的需要持续穿戴，有的只需在训练或工作时穿戴；有的在白天穿戴而在夜间无需穿戴；有的需穿戴数周，有的需穿戴数月。

（3）观察皮肤受压状况　矫形器的过大压力会影响肢体血液循环，造成损伤。教育患者及家属随时观察肢体有无肿胀、皮肤颜色有无异常。若有异常情况，应及时调整或松解矫形器。

（4）穿戴早期皮肤护理　教育患者在穿戴矫形器期间注意皮肤的清洁、干爽、护理，防止皮肤受损、感染。若发现异常情况，应及时调整和松解矫形器，并到专业机构进行复查。

（5）定期复查　教育患者定期复查。复查是为了了解患者穿戴矫形器情况，观察治疗效果，提出下一阶段的治疗方案，确定是否须更换矫形器等。矫形器不适合肢体时要随时更换，治疗上无必要时应及时去除。

（6）教育患者对矫形器进行定期养护。

扫码“学一学”

第二节　下肢矫形器

一、类型结构

（一）基本构件

1. 金属下肢矫形器构件　金属下肢矫形器是下肢矫形器的经典形式，主要由支条、箍板或腿围、矫形器关节、足套或足托、足底板等构件组成。此外，根据需要还附加有各种压垫和压力带（图 2-3）。

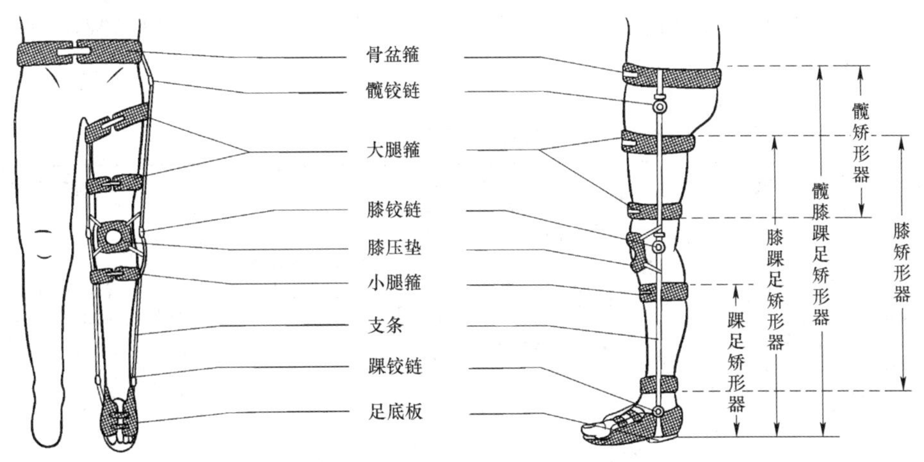

图 2-3　金属下肢矫形器构件

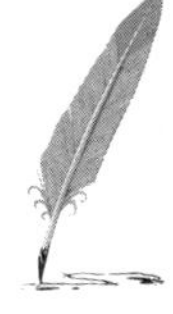

（1）支条　支条是安装关节、箍板等其他部件及辅助结构的基体部件。

（2）箍板与腿围　箍板是围绕下肢后面或者前面的呈圆弧形状的板条部件。它连接固定支条，提高矫形器强度和刚性。腿围是指大面积包围腿部的部件，是箍板的替代物。它与腿部接触面大，所用的材料也较为柔软。箍板和腿围都是矫形器与人体间的接触界面。

（3）足托与足套　是矫形器中包容足部并对足底进行支撑的部分，是足部与矫形器的接触界面。足托主要支撑于足底，足套包容后跟与足背。足托与足套既要求与足适配好，以合理分布足底负荷，矫正足部畸形，又要求能够与鞋适配。

（4）足底板　是下肢矫形器的底部支撑件，既可穿在鞋内又可固定在鞋底，还可用于固定足托或足套、安装踝关节。

（5）矫形器关节　下肢矫形器常用关节有髋关节、膝关节和踝关节。矫形器关节通常为铰链结构，因此俗称为髋铰链、膝铰链和踝铰链。关节的作用是提供需要的运动和运动阻力。对人体关节活动的限制需要通过矫形器关节结构来实现。关节要求制造精密、运动准确可靠、耐用、强度好、重量轻、互换性好、易安装。

（6）压垫　泛指矫形器上对肢体施加压力的软性结构，包括各种压力带、矫正带。用于无法用箍板或不便于用箍板加力的部位。常用的压垫有膝压垫和踝部压垫。

（7）扭转带　用于矫正下肢扭转变形的带子或类似结构。使用时，扭转带的一端固定在肢体近端，通常与骨盆箍相连；另一端固定在远端，通常与足托或足底板相连。扭力大小根据患者实际情况进行调节。常用的有橡胶带、钢索、扭簧、螺旋弹簧等。

2. 塑料下肢矫形器构件　金属下肢矫形器的箍板、支条、足托等主要构件在塑料下肢矫形器上融合成一个用塑料制成的壳式整体。按塑料壳体所在的部位，分别称作前片式或前侧支条式、后片式或后侧支条式等。

碳纤下肢矫形器结合了金属矫形器和塑料矫形器的结构特点。它既可以用碳纤材料取代金属支条和箍板，以与金属矫形器完全相同的形式出现，具有与金属矫形器同名的构件；也可以用碳纤材料取代塑料壳体，以与塑料矫形器完全相同的形式出现；也可以以结合二者特点的形式出现。

（二）类型与结构

从材料来看，下肢矫形器有以下三种类型（表 2-4）。①金属下肢矫形器：其主要结构件为金属材料；②塑料下肢矫形器：分为整体式结构和分体式结构。整体式塑料下肢矫形器全部为塑料，没有关节。有些塑料矫形器从膝、踝关节处断开，安装上金属关节，成为分体式结构；③碳纤下肢矫形器：全部材料或主要材料是用碳纤合成树脂制作而成。也有整体式和分体式之分。

表 2-4　金属、塑料、碳纤下肢矫形器的特点比较

	塑料下肢矫形器	金属下肢矫形器	碳纤下肢矫形器
优点	1. 重量轻 2. 外观好 3. 清洁 4. 使用时无杂音 5. 容易加工成正确的形状 6. 有挠性 7. 加热后可以适当修改形状 8. 穿脱鞋方便	1. 强度高，不易损坏 2. 关节种类多，适用不同的动态力学特性要求 3. 易调整、易修理、易更换部件 4. 透气感受性好	1. 重量轻 2. 强度高 3. 既可以做成塑料矫形器的形式，又可以做成金属矫形器的形式，集合了两者的优点

续表

	塑料下肢矫形器	金属下肢矫形器	碳纤下肢矫形器
缺点	1. 对应关节部位易损坏 2. 破损后不易修理 3. 制作完成后，角度和对线调整困难 4. 要求有专用热塑成型设备 5. 通气性能差，不透汗 6. 可能会擦伤皮肤或患褥疮	1. 重 2. 外观不好 3. 金属部件易锈蚀 4. 关节磨损 5. 使用时有杂音 6. 关节调整技术要求较高	1. 制作完成后不易修改和调整 2. 制造技术复杂，要求高 3. 材料本身不透气，但可以通过结构设计来解决（如同金属矫形器） 4. 也可出现金属矫形器和塑料矫形器的缺点

每种类型的下肢矫形器均可用不同的材料制成。使用的材料不同，制造出的矫形器的结构形式也不同。下肢矫形器因此而千变万化，呈现出多种多样的结构形式。

1. 足矫形器　通常称为足托、足弓托、矫形鞋垫（图 2-4）。形式上分为普通鞋垫和壳式鞋垫。普通鞋垫为平面结构，主要在足底对足弓进行支撑。壳式鞋垫增加了从侧面对足的包容，为三维立体结构。

扫码“看一看”

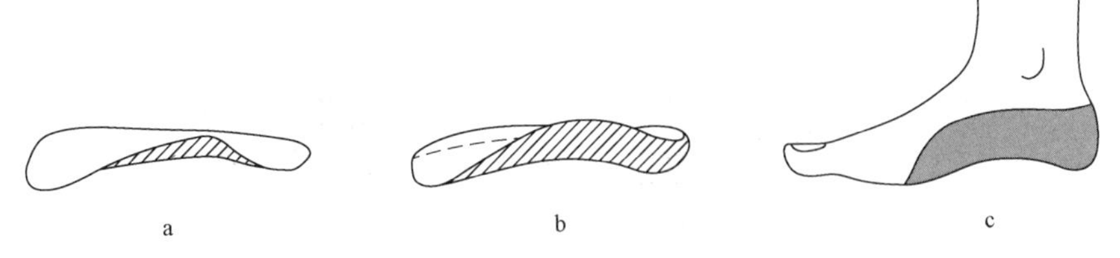

图 2-4　矫形鞋垫

a. 普通鞋垫；b，c. 壳式鞋垫

2. 踝足矫形器　品种众多，结构形式变化多样（图 2-5），常用的有如下结构类型。

（1）双侧支条式踝足矫形器　金属踝足矫形器的基本型，在小腿内外两侧均安装有支条和踝关节。

（2）单侧支条式踝足矫形器　在小腿内侧或外侧安装有单侧支条和踝关节。

（3）后侧挠性支条式踝足矫形器　有弹性的金属支条位于小腿后侧，无踝关节。

（4）整体式塑料踝足矫形器　小腿与足部是全部由塑料制成的整体。常用的有前面支条式或前片式、后面支条式或后片式、外侧支条式、螺旋式、半螺旋式等。

（5）分体式塑料踝足矫形器　小腿部和足部分别为塑料。两者用踝关节相连。关节有塑料关节、金属关节等多种。

（6）免荷性踝足矫形器　利用髌韧带和膝部承重，以实现免荷。

（7）地面反射型踝足矫形器　矫形器的上端前侧支撑于髌韧带和膝部，远端支撑足底。踝部可装关节，亦可不装关节，但都要求禁止背屈运动。

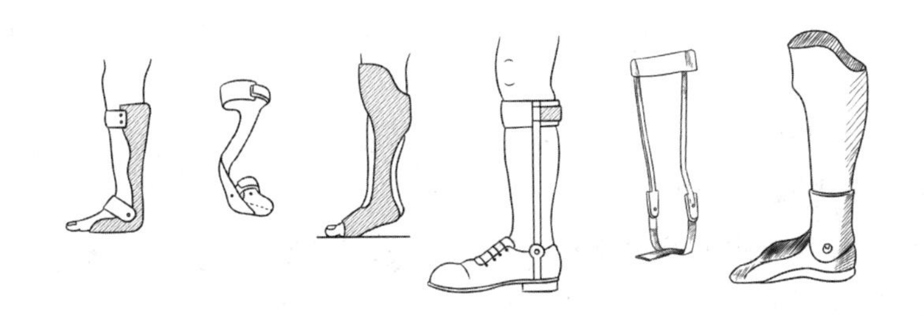

图 2-5　踝足矫形器

3. 膝矫形器 膝矫形器的构造只涉及大腿部到小腿部，由大腿部、小腿部和膝关节构成（图 2-6）。常见的结构形式有：

（1）金属支条式膝矫形器 为膝矫形器的基本型，属于传统式膝矫形器。多由双侧支条和膝铰链关节、大腿箍与小腿箍、环带组成。根据情况可加用膝罩或膝部矫正带。

（2）无关节的膝矫形器 在大腿部、小腿部的前方和腘窝部后方各有一个箍板，没有膝关节。

（4）塑料膝矫形器 结构上大致可以分为两类，一类是整体式塑料膝矫形器，没有膝关节，其最上缘通常只到股骨髁上。穿戴该矫形器坐下时，矫形器上缘较高，影响外观。另一类是分体式结构，有膝关节。分体式结构由全塑料的大腿部分和全塑料的小腿部分组成，两者通过膝关节连接成整体。

（5）软性膝矫形器 是一类用特殊的、内衬有泡沫材料的高弹性织物制成的膝矫形器。为了增加膝关节的稳定性，可以增加弹性钢条或膝铰链关节。

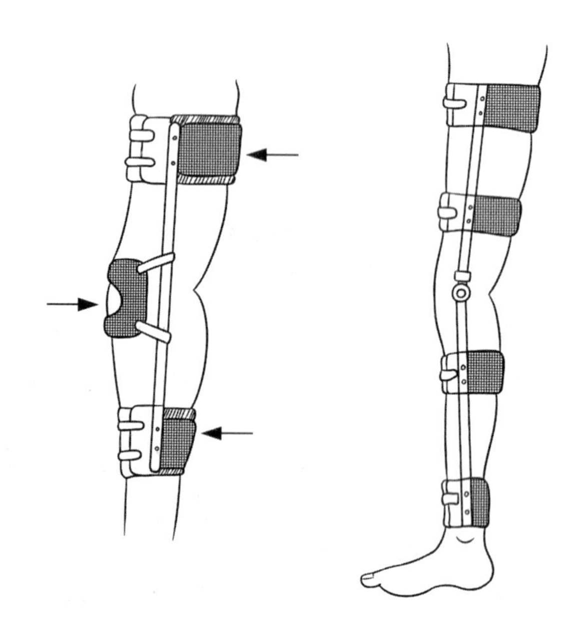

图 2-6 膝矫形器

4. 膝踝足矫形器

（1）双侧支条式金属膝踝足矫形器 是膝踝足矫形器的基本型（图 2-3）。它由内外双侧支条、膝关节、踝关节、足托等主要部件构成。大腿和小腿部分各有两个腿箍。

（2）塑料膝踝足矫形器 分为整体式结构和分体式结构。整体式结构的矫形器为全塑料制成。分体式结构的大腿部分为塑料，小腿和足部为整体塑料。两者通过膝铰链关节相连，组成整体。

（3）免荷性膝踝足矫形器 上部的坐骨承重界面固定在由支条、关节和腿箍构成的矫形器上。利用坐骨承重减轻下肢的承重。

5. 髋矫形器 基本结构由骨盆箍和大腿箍构成，两者通过支条和髋铰链关节相连。其他结构形式有塑料、织物等。

6. 髋膝踝足矫形器 由骨盆箍、腿箍、支条、髋关节、膝关节、踝关节和足托等主要部件构成。常见的有 RGO 和 ARGO 等截瘫步行器。

二、力学原理

（一）正常情况下作用于人体下肢的力系统

1. 地面与足力系统　指站立和行走时人体足与地面之间形成的相互作用的力学系统。该力学系统反映了人体站立和步行时足对地面的作用力和地面对足的反作用力。

2. 外力系统　根据物理学定律，地面反力对下肢任何横截面都产生力的作用。其作用等效于作用在肢体横截面上的外力和外力矩。在此将作用于肢体横截面上的等效外力和外力矩构成的力学系统称为外力系统。不同的下肢横截面具有不同的外力系统。

3. 内力系统　指由人体骨骼、肌肉、韧带等组织产生的力构成的力学系统。内力系统是人体组织功能正常与否的体现。正常情况下，内力系统与外力系统是一对动态平衡系统。内力系统随外力系统的变化而变化。在未受损伤的健康身体，外力系统被正常组织的内力系统所平衡。以膝关节为例，矢状面内的外力矩被膝伸肌或膝屈肌所平衡，外部的轴向旋转力矩被关节囊、韧带及肌肉组织产生的力矩所平衡。

4. 力学系统间的关系　由力学定律可知，地面与足力系统、外力系统和内力系统是互相依赖、互相影响的。地面与足力系统的任何变化，会引起外力系统和内力系统的变化；反过来，内力系统的任何改变，也会引起外力系统和地面与足力系统的改变。

（二）病理情况下的人体力系统的变化

在病理情况下，人体正常的组织受到伤害或出现疾病，不能形成正常的内力系统，不能完成抵抗、控制、平衡外力系统的作用。内力系统的不充分，必然使地面与足力系统产生非正常的变化，于是，患者在临床上表现出承重异常、运动模式异常、步态异常等功能障碍。例如，前足受伤的患者以后足着地站立与行走；步行时减少疼痛侧支撑期时间；臀肌麻痹患者通过过度的身体重心侧向移动来维持步行时的平衡。这些病理情况都是因为病理组织形成的内力系统不充分，依靠其他部位进行代偿，从而使身体的生物力学系统发生变化而带来的结果。

（三）穿戴下肢矫形器后的力系统

1. 矫形器与身体力系统　指矫形器与身体间相互作用的力学系统。矫形器的所有作用都是通过矫形器与身体力系统来实施的。它作为内力系统的补充，与内力系统协同作用，促使外力系统和地面与足力系统发生趋向于正常模式的改变，从而使患者达到更加正常的承重和运动模式。

2. 下肢矫形器结构的力学特性　下肢矫形器的部件结构和矫形器界面决定了矫形器与身体力系统的性质，也决定了矫形器改善患者功能的能力。其中主要是下肢关节、界面、连接部件。

（1）下肢关节　下肢关节一方面起着控制运动的作用，一方面影响矫形器与身体力系统。为了控制解剖关节的运动，改变其负荷，选择适当的下肢矫形器关节类型是非常必要的。可供选择的关节类型有自由活动关节、有限活动范围的关节、禁止所有运动的锁定式关节、带阻尼结构的活动关节（阻动关节）、带助动结构的活动关节（助动关节）、能够利用电能主动带动人体关节活动的关节（主动关节）等。使用关节的类型不同，在关节的活动面内，矫形器对身体产生的作用力矩也不同。

（2）界面　下肢矫形器界面包括各种箍板、压垫、压力带、拉力带等。它们决定了作用于身体组织的矫形器与身体力系统在肢体上的分布。而矫形器与身体力系统的力的作用

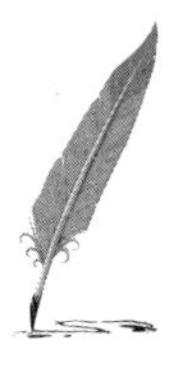

位置和大小的选择取决于矫形器要达到的功能。一具成功矫形器的界面应满足如下条件：①所有的界面应精确地与其下肢身体组织的轮廓相符合，以避免压力集中带来的不适感；②通过界面施加的作用力应尽可能发挥最有效的杠杆作用，用较小的作用力达到显著的作用效果；③所有的界面应尽可能大面积地与肢体表面接触，降低肢体局部接触压力；④当界面施加控制力时，软组织会出现压缩与位移。正确预判身体接触处软组织的压缩与位移，并在设计界面形状及大小时加以考虑，可以减少使用矫形器时发生在矫形器与肢体之间的相对运动程度，取得较好的作用效果。

（3）连接部件　连接部件将关节与界面连接成整体，形成矫形器。各界面之间、界面与关节之间的力量都通过连接部件来传递。因此连接部件必须坚固。

3. 下肢矫形器的力的作用特性　下肢矫形器的力不仅对穿戴部位的关节和肢体产生作用效果，而且对位于矫形器之外的关节和肢体也产生作用效果。矫形器在被用来控制发生于某关节或身体节段的力和运动的同时，带来了地面与足力系统的变化，使之趋于更加正常。由于地面与足力系统的改变，不论是在矫形器包围之内的，还是在矫形器包围之外的身体各截面的外力系统均发生改变，都趋于更加正常的模式。临床中，作用于踝足部的AFO能够改善膝关节、髋关节的功能；治疗外翻平足的足托，能改善膝关节的负重疼痛和脊柱受力。这些是因为 AFO 和足托的应用，改变了患者的地面与足力系统，使作用于膝部、髋部、脊柱的外力系统发生了有利的变化（图 2－7）。

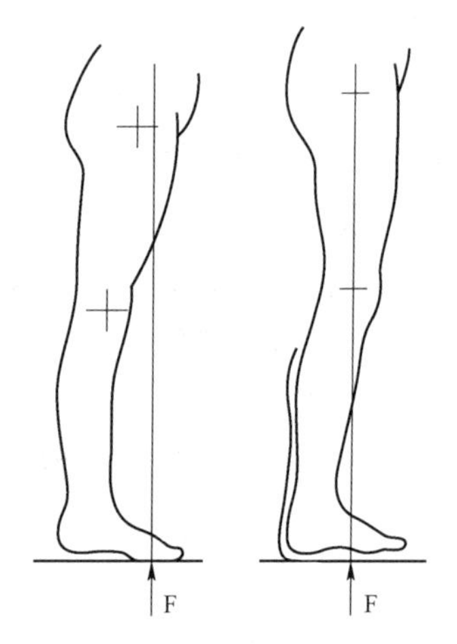

图 2－7　穿戴矫形器前后地面反作用力的变化

左图：穿戴前；右图：穿戴后

踝足矫形器是应用最为广泛的下肢矫形器之一。它在矫正畸形的同时，对下肢力系统产生重要的影响。患有尖足畸形的患者不穿矫形器尖足步行时，站立中期矢状面内地面反作用力位于下肢的前方。由此产生了较大的非正常的伸膝力矩，导致膝过伸。当装配一具合适的 AFO 之后，在步态周期的同一时刻，地面反作用力的力线向后移动到膝关节附近，使膝关节的活动趋于正常。蹬离期地面反作用力对髋关节的作用同样如此：未穿 AFO 时地面反力产生较大的屈髋力矩，防碍正常伸髋；穿上 AFO 后地面反力作用线的变化减小了它对屈髋的阻碍作用，伸髋活动变得自然。

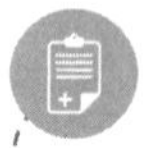

知识拓展

治疗痉挛性跖屈畸形的矫形器的生物力学分析

痉挛性跖屈畸形常见于中风偏瘫患者、脊髓马尾损伤患者以及脑瘫患儿。正常人步行时，跖屈肌从站立中期到跟离地时作离心收缩，以控制、缓冲踝关节背屈的速度；在从跟离地到趾离地期间做向心收缩，快速跖屈踝关节，以产生蹬地。但是，当患者的跖屈肌在整个步行周期以痉挛方式收缩时，患者控制踝关节的内力系统发生非正常改变，持续强劲的跖屈力矩使患者产生一种以尖足步态为特征的非正常的步行模式，此外还可能出现相关的膝过伸、正常屈髋困难、难以保持平衡等现象。

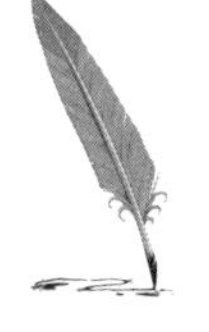

为了减轻这种症状，改善患者对踝关节的控制力，设计的矫形器应满足如下的生物力学要求：①矫形器踝关节应能控制患者踝关节的运动，抵抗、限制人体踝关节跖屈，防止跖行；②矫形器界面产生的矫形器与身体力系统应产生背屈力矩，抵抗跖屈肌痉挛收缩产生的非正常的跖屈力矩。为此，界面作用力应作用在小腿远端后方、人体踝关节前方、前足远端的跖面；③用坚固的结构连接踝关节和界面。

（四）下肢矫形器关节的力学特性

1. 膝关节

（1）单轴自由活动膝关节 膝关节可自由屈曲0～140°，不能过伸，不能内外翻。

（2）单轴带锁膝关节 关节上有锁定机构，又称锁定式膝关节。锁定机构锁闭后膝关节始终保持伸直状态，解锁后可以自由屈曲，但不能过伸。主要用于膝关节伸肌无力的患者。

（3）锁定角度可调的膝关节 关节上有可调的锁定机构。调节锁定机构可以将膝关节调节到不同的屈曲角度，并在此位置锁定。关节锁定后不能屈曲，可以伸。解锁后可以屈伸。

（4）活动范围可调的膝关节 可以同时设定膝关节的初始角度和终止角度。关节只能在此范围内活动。当设定关节初始角度为10°，终止角度为50°时，膝关节可在10°～50°范围内活动。初始角度和终止角度可以根据需要来设定。

（5）多轴膝关节 有2个或以上的转动轴，能自由屈伸，不能过伸，不能内外翻。其运动更加符合生理膝关节的运动。

（6）承重锁定式膝关节 利用地面反力对关节进行锁定的一类膝关节。当矫形器触地承重受到地面反力作用时，关节被锁定，不能屈曲。当矫形器在离地后进入摆动期时，作用在关节上的地面反力消失，关节可以屈曲。

（7）支撑控制膝关节 此类关节泛指目前所有具有在支撑期锁定、在摆动期解锁的功能的矫形器膝关节。该类关节有多种控制方式，包括利用地面反力进行控制的承重锁定式膝关节。此类关节的主要力学特征是在支撑期能保持膝关节的伸稳定性，在摆动期可以屈膝活动。目前，不同类型的支撑控制膝关节之间的主要区别在于两个方面：一是触发解锁的机制不同。有的根据承重状态来解锁，有的通过电磁控制来解锁，有的通过踝膝关节联动来解锁，有的通过髋膝关节联动来解锁。二是控制机制不同。有的通过摩擦装置来控制，有的通过液压装置来控制，有的通过微处理器控制液压装置来控制。

2. 踝关节

（1）自由活动踝关节 亦称无阻尼踝关节。此类踝关节可以进行自由的背屈与跖屈运动，不能进行内外翻运动。背屈和跖屈运动时没有阻尼。关节的背屈、跖屈运动的角度范围可根据需要分别进行调整。

（2）背屈止动踝关节 或称背屈锁定踝关节，通过限位挡块阻止踝关节背屈。踝关节能跖屈，不能背屈；不能内外翻。

（3）跖屈止动踝关节 或称跖屈锁定踝关节，通过限位挡块阻止踝关节跖屈。踝关节能背屈，不能跖屈；不能内外翻。

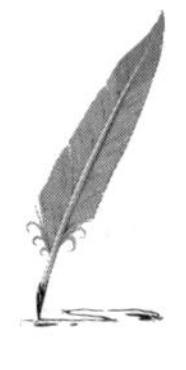

对于背屈止动和跖屈止动踝关节，可以通过调节限位挡块的位置来设定所需的限位角度。采用有弹性的限位挡块或其他类似结构，通过有缓冲的弹性制动作用来阻止人体踝关节的背屈或跖屈活动。

（4）弹簧踝关节　踝关节有弹簧机构，能进行有阻力的背屈与跖屈运动，不能内外翻。根据需要能对踝关节的背屈和跖屈的运动范围和阻力进行一定的调整。关节运动过程中，关节内部的弹簧机构一方面在被压缩时起着阻力缓冲的作用，一方面起着助力的作用，将被压缩而储存的势能转换为促使关节活动的动能。这样，在踝关节运动时，关节的前后弹簧产生相应的背屈和跖屈辅助力矩。此类踝关节既具有控制运动的功能，又具有缓冲和助力的功能。

根据弹簧机构的位置与数量，此类关节分为单向跖屈弹簧踝关节、单向背屈弹簧踝关节、双向弹簧踝关节。单向跖屈弹簧踝关节的弹簧机构位于踝关节轴后方。单向背屈弹簧踝关节的弹簧机构位于踝关节轴前方。双向弹簧踝关节的两个弹簧机构分别位于踝关节轴的前方与后方。

（5）液压踝关节　功能类似于弹簧踝关节。结构上用液压机构替代了弹簧机构。因液压机构的阻尼特性可调，液压踝关节因而展现出比弹簧踝关节更符合人体关节活动的运动控制功能。液压踝关节多以单向控制为主。

（6）无关节的踝结构　整体式塑料踝足矫形器没有踝关节结构。踝部的活动依靠踝部材料的弹性变形来实现。当踝部材料宽厚而坚固时，踝关节不能进行任何运动，俗称固定踝或硬踝。当矫形器踝部材料能够产生变形时，踝部可以进行一定的运动，且运动是多方位的、不能精确控制的。很多文献上将此种运动称为多轴心运动。

知识拓展

踝关节的辅助力矩

当弹簧踝关节背屈时，位于关节前侧的弹簧被压缩，产生阻碍背屈、辅助跖屈的力矩，称为跖屈辅助力矩。跖屈辅助力矩对小腿三头肌起支持作用。当弹簧踝关节跖屈时，后侧弹簧被压缩，产生阻碍跖屈的背屈辅助力矩，支持背屈肌的功能。

对于液压踝关节，人体踝关节的跖屈肌和背屈肌的功能在矫形器上也得到踝关节液压机构的支持。

对于无关节的塑料踝足矫形器，支持背屈肌和跖屈肌功能的背屈辅助力矩和跖屈辅助力矩是通过踝部塑料的变形产生的。背屈时，踝部塑料产生恢复自然状态的跖屈辅助力矩。跖屈时，踝部塑料产生恢复自然状态的背屈辅助力矩。踝部的形状、宽度和材料弹性决定了辅助力矩的大小。由于矫形器踝部形状的不确定性，塑料矫形器辅助力矩的大小很难精确控制与调节，而金属弹簧踝关节和液压踝关节的辅助力矩的大小可以通过弹簧和液压阀准确地进行调节。

矫形器踝关节的辅助力矩，就象人体踝关节在背屈跖屈运动中踝关节前后韧带或肌肉产生的辅助力矩一样，能控制踝关节有阻力地背屈与跖屈，从而使步态更和谐。从动力学来看，这种关节更接近生理关节。

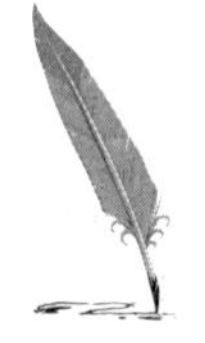

3. 足托 在辅助站立与行走的下肢矫形器中，矫形器足部承受着全部的力量。足托对足底压力进行重新分配。当患者出现足负重不适时，可以用足托分散局部过高的压力，减缓症状。当地面反力因足托的使用而发生改变时，地面反力对人体踝、膝、髋、骨盆、脊柱等部位的作用会发生相应的改变，从而影响全身的生物力学。

（五）下肢矫形器对线

1. 下肢矫形器对线的内涵 下肢矫形器对线的内涵是根据生物力学原理，以肢体承重线为参考，根据患肢的承重和运动状况，确定矫形器各部分结构的空间姿态，使患者穿着矫形器时的下肢力线得到改善，实现直立和行走功能。下肢矫形器对线分为工作台对线、静态对线和动态对线。

2. 影响下肢矫形器对线的因素 在临床应用中，下肢矫形器对线是一个复杂的问题，受肌力、关节活动范围、畸形及其矫正程度、站立还是行走等诸多因素影响。对线时应综合各方面的因素加以考虑：①要考虑患肢的实际承重受力进行对线；②额状面内的对线应符合患肢自身的轴线，或矫正后的肢体轴线；③矢状面内的对线在考虑符合患者自身肢体轴线及矫正后的肢体轴线的同时，应主要考虑下肢的直立稳定性和承重；④在确定踝关节的背屈角度或跖屈角度时，必须考虑它对步行的影响；⑤对于需要对关节进行静置的固定性矫形器，对线时应考虑关节静置的角度。

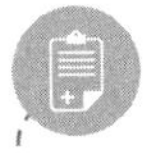

知识拓展

下肢矫形器对线原则

1. 矫形器关节轴的定位 矫形器关节轴的位置依据人体解剖关节来确定，并与人体解剖关节轴保持一致。根据生物力学功能需求，也可以有目的地将矫形器关节轴相对于人体关节轴进行上下或前后移动。但要注意到，矫形器关节与人体关节不同轴将对人体运动和受力产生影响。

（1）髋关节轴的定位 矫形器髋关节通常只具有屈曲/伸展功能。一般将矫形器髋关节轴定位在人体髋横轴的位置，并要求与水平面平行，与行进方向垂直。

（2）膝关节轴的定位 矫形器膝关节通常只具有屈曲/伸展功能。一般将矫形器膝关节轴定位在股骨髁部，并要求与水平面平行，与行进方向垂直。

（3）踝关节轴的定位 ①冠状面内，与地面平行。②矢状面内，矫形器踝关节轴通过人体踝部前后的中点。③冠状面内，与人体内踝下端或外踝中心点等高。

（4）矫形器关节轴相互间的关系 矫形器双侧关节应同轴。对于辅助步行用的矫形器，髋关节轴、膝关节轴、踝关节轴在额状面和水平面内互相平行，且与行进方向垂直。

2. 矫形器关节对线角度

（1）膝关节对线角度 矫形器膝关节对线角度受肢体膝关节是否存在畸形的影响。对于没有畸形的患者，矫形器对线时通常保持膝关节直立或微屈 5°。对于有屈曲畸形的患者，如果需要对其进行一定程度的矫正，矫形器的对线应使患者膝关节位于最大矫正位。对于膝过伸的患者，矫形器对线于直立位或稍许过伸的位置。对于硬性膝内外翻畸形的患者，矫形器对线应符合肢体本身的畸形形态。

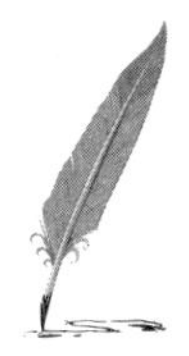

（2）矫形器踝足对线角度　影响下肢矫形器踝足对线角度的因素较多。如果踝关节有固定的畸形，矫形器的踝足角度都应符合肢体形态。但需要对矫形器足底部进行处理以使矫形器对线符合下肢静态力线的要求，即在矫形器足底支撑的情况下，保持小腿直立。如果踝关节没有畸形，矫形器通常对线于中立位。如果穿跟高的鞋，则在考虑跟高的前提下保持小腿直立。

踝关节的对线还应考虑对膝关节的影响。对于稳定性差的膝关节，可以通过跖屈踝关节来提高其稳定性。但是，过分跖屈踝关节又可能促使膝关节反屈。

对于痉挛性麻痹患者，踝关节的角度选择是一个比较复杂的问题。应根据痉挛情况将矫形器对线于中立位、适当的背屈位或跖屈位。

三、评估

下肢矫形器的总体评估要求是穿脱容易、站立时稳定舒适、腿长合适、坐下时舒适、免荷有效、步行能力提高、下肢整体功能改善、外观满意、加工质量合格。

（一）矫形器本体质量评估

矫形器本体质量评估，是指对照设计要求对矫形器的强度、刚性、表面质量、尺寸、结构等方面进行的检查评估（表2－5）。

表2－5　下肢矫形器本体质量检查评估

序号	检查评估内容	一般要求
1	矫形器结构形式是否符合设计要求	应符合
2	矫形器是否有足够的强度和刚性	应是
3	矫形器各部件之间的连接固定是否牢固	应是
4	矫形器内外两侧的关节是否同轴	应是
5	无阻尼的矫形器关节活动是否有阻力	应无
6	矫形器的膝踝关节是否平行	应是
7	矫形器关节的活动范围是否符合要求	应是
8	限制关节活动的限位挡块的位置是否精确可靠	应是
9	矫形器的内面是否光滑、衬垫是否合适	应是
10	矫形器各部件的边缘是否圆滑、光滑	应是
11	螺钉连接、铆接是否光滑	应是
12	螺钉连接、铆接是否牢固	应是
13	皮带、扣紧带的安装位置是否正确	应是
14	皮带、扣紧带是否牢固	应是
15	箍板的宽度是否均匀	应是
16	膝上箍和膝下箍相距膝关节轴心的距离是否相等	应是
17	重要尺寸是否准确	应是

（二）适合性评估

适合性评估，是指让患者穿戴矫形器，在可行的情况下站立、坐下和行走，之后再脱下矫形器，检查和评估矫形器与患者的适合状况和功能状况（表2－6）。在站立位时，要求患者穿上矫形器和鞋，在保障安全稳定的前提下，双下肢均匀承重。步行检查要在保障患者安全稳定地行走的情况下进行。

适合性检查内容较多。检查的手段主要有：①对照处方；②观察矫形器与人、环境间的状况；③用手触、感；④询问患者感受；⑤运用专用仪器设备；⑥对比双侧状况。目前，手感目测和询问依然是最常用的手段。一些专用工具仪器由于可以进行量化检测，得到越来越多的应用。

在进行适合性检查时，对检查结果应做好记录。

表2－6　下肢矫形器适合性检查评估

状态	序号	检查内容	一般要求
穿	1	矫形器是否符合处方要求	应是
	2	穿戴矫形器的方法是否复杂	应否
站	3	站立是否稳定	应是
	4	鞋的肥瘦、长度是否适合矫形器	应是
	5	鞋底能否平放触地	尽可能做到
	6	矫形器关节轴心位置是否符合人体	应是
	7	足托、鞋垫是否与脚合适	应是
	8	鞋和足托的前部有无前翘	应有
	9	矫形器与腿的轮廓是否相符	应是
	10	两侧金属支条与腿之间的间隙是否均匀	应是
	11	儿童矫形器的金属支条是否可以延长	应是
	12	矫形器是否压迫腓总神经	应否
	13	矫形器是否压迫身体局部造成不适	应否
站	14	踝内外翻矫正带 a 位置是否合适 b 矫正力量是否合适 c 是否有疼痛不适 d 有无矫正效果 e 患者能否适应	a 是 b 是 c 否 d 有 e 能
站	15	膝内外翻矫正带 a 位置是否合适 b 矫正力量是否合适 c 是否有疼痛不适 d 有无矫正效果 e 患者能否适应	a 是 b 是 c 否 d 有 e 能
站	16	膝压垫 a 位置是否合适 b 矫正力量是否合适 c 是否有疼痛不适 d 有无矫正效果 e 患者能否适应	a 是 b 是 c 否 d 有 e 能

续表

状态	序号	检查内容	一般要求
站	17	皮带的宽窄、压力是否合适	应是
	18	膝轴与踝轴是否与地面平行	应是
	19	膝关节锁是否可靠，打开是否容易	应是
	20	两侧支条位置、长度是否合适	应是
	21	矫形器关节和皮肤之间的间隙是否合适	应是
	22	腿箍、环带是否符合腿形	应是
	23	髋关节锁是否可靠打开是否容易	应是
	24	骨盆带与骨盆部位轮廓是否相符	应是
	25	矫形器是否损坏患者衣服	应否
	26	膝矫形器的悬吊功能是否良好	应是
坐	27	屈膝坐下时有无不适	应无
	28	从站位转为坐位时或从坐位转为站位时，患者的膝部在矫形器内是否有明显的向上、向下、向前、向后的移动膝部皮肤是否有不适和疼痛	应无明显移动；无不适。
	29	屈膝坐下时腿箍是否挤压大腿远端后面或小腿近端后面的软组织	应否
	30	坐下时鞋底在地面上能否放平	应能
	31	患者能否下蹲	视情况
行	32	是否有异常步态	记录各种异常步态
	33	矫形器是否有明显移位	应无
	34	矫形器有无脱落的趋势或现象	应无
	35	矫形器有无压迫不适	应无
	36	矫形器有无特殊的响声	应无
脱去矫形器	37	肢体皮肤有无明显压痕或变色	应无
	38	患者对矫形器的外观质量是否满意	应是
	39	患者对矫形器重量、功能、舒适程度等方面的满意程度如何	满意程度等级
	40	患者是否有其他意见	记录意见

（三）静态对线评估

下肢矫形器的一个非常重要的功能，就是恢复和保持下肢的正常力线。其功能是否实现，需要通过静态对线检查来评估。静态对线检查，是指对患者穿戴矫形器静态站立的情况进行检查。关键是确立静态站立条件下患者下肢承重力线的位置及其与下肢各主要关节间的力学关系，从而判定静态对线是否达到设计要求，患者关节受力是否合理。静态对线检查结果将为静态对线调整提供指引和依据。

1. 稳定性检查评估 观察患者能否稳定站立。可能出现患者不能稳定站立，或患者能站立但不稳定的情况。对于 AFO，稳定性主要取决于踝关节的稳定性。对于 KAFO，稳定性主要取决于膝关节的直立稳定性。应特别注意维持膝关节稳定的所有生物力学设计是否充分、合理。

2. 高度检查评估 检查患者在穿戴矫形器后，双侧下肢是否等高。主要通过检查患者的骨盆是否水平来评估。

3. 力线检查评估 用测力平台等专用仪器检测穿戴矫形器的下肢受到的合力的位置、

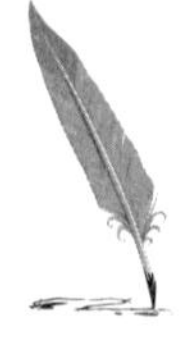

大小，以及合力相对于各关节的位置，从而评估关节受力是否合理。

（四）步行能力评估

1. 最大步行速度评价 在步行训练中使用矫形器的根本目的是提高步行能力。“最大步行速度评价”是评价步行能力的常用方法之一。所谓“最大步行速度评价”，就是让患者穿着矫形器在一定距离范围内（通常为 10 米）以最快的速度行走，测定其步行速度，进行评价。

2. 能耗评价 评价矫形器对步行能力的影响作用，还可以采用能耗评价。即评价患者使用矫形器步行时，患者能量的消耗量。同等距离同等速度下步行能量消耗越多，则表明矫形器实用性越差。能量消耗越少，则实用性越强。所以在步行训练中，患者能量消耗的大小是评价矫形器使用价值的重要方面。

3. 运动学和动力学评估 利用三维步态分析系统，测量患者步行训练时重心移动、关节活动的角度变化、地面反力，并对关节进行三维受力分析，便可以从运动学和动力学角度对步行能力进行客观科学的评价。这种评估方法量化科学、准确可高，信度高，是当前国际上比较领先的评估技术。

四、临床应用

考点提示 下肢矫形器应用。

（一）在下肢畸形和疾患中的应用

1. 平足 针对不同程度、不同类型的平足可用不同的足矫形器（亦称矫形鞋垫）来支撑足弓，矫正跟骨外翻。

2. 下垂足 对于软性下垂足畸形，可用具有跖屈止动或辅助背屈功能的踝足矫形器防止足下垂。对于僵硬性马蹄足畸形，应用矫形器的主要目标不是矫正，而是改善足底承重，减轻前足负荷，改善步态。

4. 马蹄内翻足 选用马蹄内翻足矫形器针对性地矫正跖屈畸形、跟骨内翻畸形和前足内收畸形。早期穿戴矫形器可取得满意效果。根据病因及畸形程度选择应用可调或不可调的踝足矫形器或膝踝足矫形器。

5. 膝内翻和膝外翻 对于生长期的儿童，可用带双侧或者单侧支条的膝矫形器矫正畸形。必要时在矫形器的内侧及外侧附加用于矫正外翻、内翻的膝部拉力带或压垫。

6. 膝反屈 膝反屈使关节囊和韧带的负荷增加。患者在站立和步行时稳定性较差。可用膝矫形器或膝踝足矫形器稳定膝关节，防止反屈。

7. 膝关节屈曲挛缩畸形 应用膝踝足矫形器或膝矫形器对膝关节进行牵伸，渐进增大膝关节伸的角度。矫形器膝关节可安装转盘式或扇形定位锁，还可附加辅助伸展的橡胶带或弹簧，对膝关节施加牵引力量。

8. 膝关节骨性关节炎 可应用膝矫形器来减轻磨损部位的载荷，控制膝关节的活动，缓解疼痛症状。

9. 膝关节韧带损伤 对于需要进行保守治疗的膝关节侧副韧带和交叉韧带的扭伤、撕裂伤，可用膝矫形器限制关节活动，保持关节稳定，减轻韧带负荷。症状较轻时，用两侧有支条加强的软性膝矫形器。症状稍重时，用膝矫形器将膝关节静置。

10. 双侧腿长不一 根据双腿长度差值分为轻度、中度和重度三种程度。对于轻度腿长

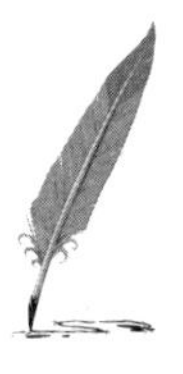

不一，可用矫形鞋垫和鞋的处理来平衡；对于中度腿长不一，可用补高踝足矫形器来平衡，对于差值较大的严重情况，应采用“矫形器+假肢”的方案。

11. 髋关节发育不良与脱位 对于先天性髋关节发育不良与脱位，可用髋矫形器将患儿髋关节保持在屈曲、外展和内旋位，促进髋关节发育。

（二）在下肢骨折治疗与康复中的应用

“复位、固定、功能锻炼”是骨折治疗与康复的三大原则。在下肢骨折康复治疗中，在不同阶段宜选用不同类型矫形器。在治疗早期可用固定性矫形器进行复位后的固定。在功能锻炼期可使用免荷性下肢矫形器在固定和免荷的条件下实现早期站立和行走，之后应用运动导向性的固定性矫形器控制关节活动、促进功能性行走，促进患者功能锻炼。

（三）在下肢运动损伤术后康复中的应用

1. 在前交叉韧带重建术后康复中的应用

（1）术前康复阶段 订制术后膝矫形器，进行穿脱指导。装配膝矫形器，将膝关节锁定在 0° 位，使用拐杖在可耐受的范围内进行部分承重。

（2）术后第一阶段（0～2 周） 给患者穿戴膝矫形器，将矫形器锁定在 0° 位进行直腿抬高练习和负重训练。行走或睡觉时将矫形器锁定在 0°。训练时从渐进性部分负重过渡到可耐受范围内扶拐负重。

（3）术后第二阶段（2～6 周） 将膝矫形器的膝关节活动范围调节到 0°～50°，进行渐进性负重行走。根据康复进展情况遵术者医嘱变换矫形器。

（4）术后第三阶段（6～14 周） 进行恢复正常 ROM、肌力的康复训练。之后，进行提高全面功能和重返运动的康复训练。

2. 在后交叉韧带重建术后康复中的应用

（1）术前康复阶段 订制术后膝矫形器，进行穿脱指导。将膝关节锁定在 0° 位，进行足尖着地扶拐杖负重行走的步态训练。

（2）术后第一阶段（0～6 周） 给患者穿戴膝矫形器，将矫形器膝关节锁定在 0° 位进行直腿抬高练习和负重训练。行走时将膝关节锁定在 0°。训练时，将膝关节锁定在 0° 位扶拐足尖负重行走。渐进性负重至 75%。

（3）术后第二阶段（6～12 周） 视康复进展状况遵术者医嘱变换矫形器。

（4）术后第三阶段（12～20 周） 进行恢复正常 ROM、肌力、动态稳定性的训练。之后，进行重返运动训练。在重返运动的第一年内要配戴膝矫形器。

3. 在半月板修复术后康复中的应用 半月板修复术后 4 周内负重仅限于足趾着地行走。术后保护阶段都应该配戴双侧铰链式膝矫形器，并锁定于 0°。对同时行关节软骨术者，延长限制性负重期，ADL 训练时应穿戴矫形器。

（1）术后第一阶段（0～6 周） 配戴膝矫形器，将膝关节锁定在 0° 进行渐进性负重训练，逐渐过渡到可耐受范围内扶拐负重。将膝关节锁定在 0° 位进行直腿抬高练习。此阶段禁止不戴 0° 位矫形器行走。

（2）术后第二阶段（6～14 周） 将矫形器膝关节活动范围调节到 0°～60°，进行渐进性负重行走。根据康复进展，遵术者医嘱变换矫形器。

（3）术后第三阶段（14～22 周） 为重返运动做准备。

4. 在跟腱修复术后康复中的应用 跟腱修复术后康复基本原则：①术后配戴踝足矫形器防止足的背屈。②术后 10～14 天伤口拆线后穿戴角度可调的固定性踝足矫形器。③术后

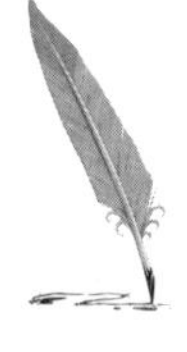

12 周内禁止被动牵伸跟腱。

（1）术后第一阶段（0～6 周）　穿角度可调的固定性踝足矫形器渐进性负重。屈膝 90°时踝背屈限制于 0° 位。

（2）术后第二阶段（6～12 周）　穿戴矫形器，渐进实现完全负重行走。过渡到脱去矫形器穿鞋行走。鞋中放足跟垫，使踝关节跖屈 20° ～30° 。逐渐降低高度。

（3）术后第三阶段（12～20 周）　恢复踝关节全范围活动，跖屈肌力恢复正常，提高平衡控制。之后进行重返运动的训练。

（四）在小儿麻痹后遗症康复中的应用

小儿麻痹后遗症是下肢矫形器的经典应用范围。矫形器的主要目的是提供站立稳定和安全，以及改善步行。

1. 主要功能障碍

（1）主要功能障碍的临床表现　肢体肌肉萎缩无力、肢体变形、上下肢活动困难、关节不稳定、双侧肢体不等长等。关节挛缩或者松弛不稳，甚至关节脱位。膝关节屈曲畸形、小腿向内弯或者向外弯。脚也可以发生各种畸形，例如，走路时脚跟不能落地，足内翻用脚背外侧走路等。另外，身体其他部位也可发生畸形，如上肢的畸形、脊柱的弯曲畸形、骨盆的倾斜畸形等等。

（2）肌肉力学原因　儿麻后遗症患者的功能障碍与麻痹的下肢肌肉力量有关。如果臀大肌麻痹，髋关节就不可能自主地伸直，也不可能保持这个姿势。在负重站立或行走时，身体就会前倾，身体重心向前移。如果膝关节的伸肌麻痹，在负重站立或步行中，一旦身体重心落到膝关节后方，膝关节就会屈曲打软腿。如果髋关节和膝关节的伸肌同时麻痹，受累肢体的情况就会更糟。初始阶段病人完全没有行走能力。经过一段时间的学习和摸索，病人能够学会通过控制重心的移位，在没有肌力的情况下仍能站直的姿势。由于站直主要是不让膝关节屈曲。于是病人使下肢、特别是膝关节处于一种特殊反曲或扭转的状态。在重力的作用下，关节囊、韧带、骨骼的共同作用使膝关节锁定。这样，膝关节出现了畸形形态。

小腿和足部肌肉麻痹引起踝足畸形。背屈肌麻痹导致足下垂或尖足/马蹄足；外翻肌肉（腓骨长短肌）的麻痹导致麻痹性马蹄内翻足；内翻肌肉的麻痹导致外翻足或外翻平足；小腿三头肌的麻痹导致勾状足等等。

2. 典型矫形器应用

（1）松弛性足下垂　肌肉麻痹导致的松软下垂的足尖对病人意味着行走不安全。一具轻便的有弹性的塑料踝足矫形器或用弹性支条制作的金属矫形器就可以较好地消除摆动期足尖拖地的危险。此外，还可以防止挛缩，给踝关节提供侧向稳定性。

矫形器的背屈辅助力矩代偿了背屈肌的作用，平衡了由于脚自重及跖屈肌优势产生的跖屈力矩，使踝关节稳定在中立位，防止足下垂。从而改善了足底与地面的接触和力学关系。

（2）膝伸肌麻痹无关节畸形　股四头肌完全或部分麻痹导致主动伸膝能力丧失或减弱。站立稳定性通过臀大肌、小腿三头肌的代偿作用将身体重心前移来保证。年龄、体重、退行性变化及关节的损伤影响这种代偿性的平衡能力。

为了防止患者下肢出现意外活动，矢状面内的关节链必须稳定。踝关节背屈止动的踝足矫形器、地面反射型踝足矫形器是较好的选择。它们准确地在膝部给予患者支撑，保持

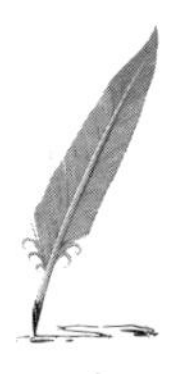

对膝部的压力，维持膝关节稳定。

（3）膝伸肌麻痹且有膝关节屈曲畸形　这样的患者难以通过臀大肌和小腿三头肌的代偿作用来稳定膝关节。对于此类情况，应采用带膝部支撑结构及膝关节锁的膝踝足矫形器。矫形器的任务是在矢状面内维持膝关节的伸稳定，阻止膝屈曲角度的增加。

（4）应用案例1（图2-8）

1）患者评估　儿麻后遗症患者，右侧下肢麻痹。

关节活动度：髋关节和膝关节被动活动范围正常；踝关节呈外翻畸形，仅有少量跖屈和背屈活动。

肌力：髋关节肌力正常；膝关节屈肌4级，伸肌3级；踝关节背屈肌1级，跖屈肌2级。

双侧下肢长度：患侧短2.5cm。

2）矫形器设计　装配带踝关节的AFO。在膝关节前方使用硬性支撑板支撑膝部。将踝关节置于最大矫正位；在两侧设计支条和踝关节，允许少量背屈和跖屈活动。用鞋垫的形式进行内补高，平衡双侧高度。

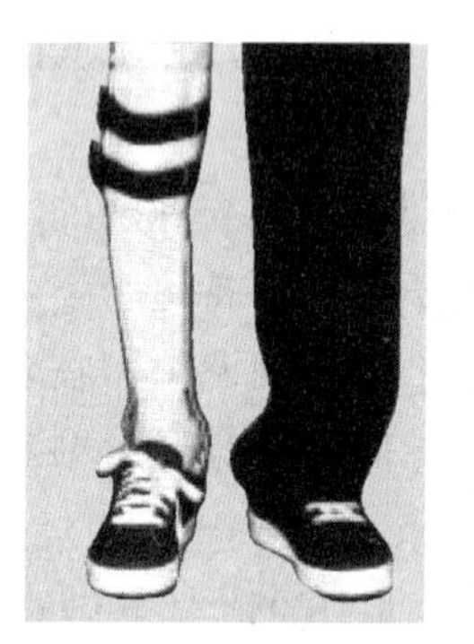
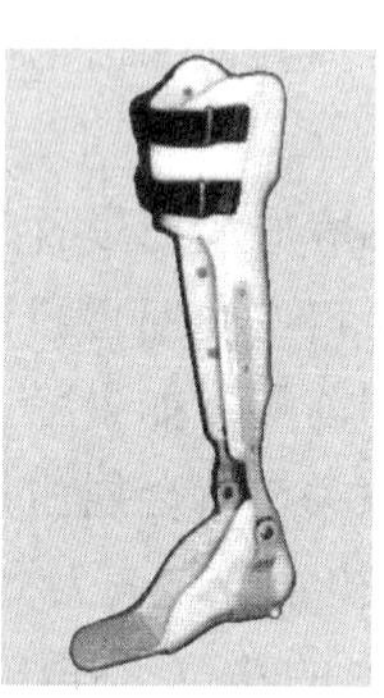

图2-8　应用案例1

（5）应用案例2（图2-9）

1）患者评估　儿麻后遗症患者，左侧下肢麻痹。

关节活动度：髋关节轻度屈曲挛缩；膝关节活动范围正常；踝关节活动范围正常。

肌力：膝伸肌和膝屈肌的肌力均为1级；踝背屈肌和跖屈肌均为0级。

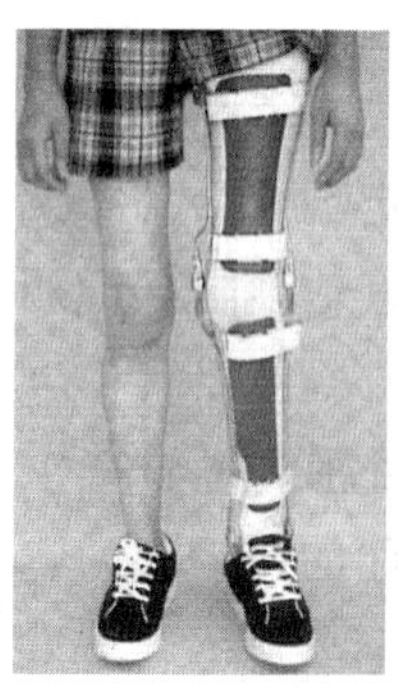
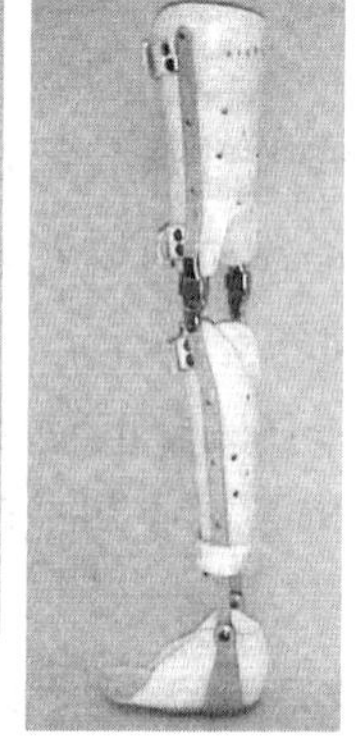

图2-9　应用案例2

长度：患侧短2cm。

2）矫形器设计　装配带锁膝关节的KAFO，前侧开口。双侧支条和落锁膝关节，使膝关节稳定在伸位。通过足套控制足的对线，并将踝关节置于轻度跖屈位，以平衡双下肢的长度差异。允许踝关节有约10°的背屈和跖屈活动范围。

（五）在脑瘫康复中的应用

1. 矫形器的应用理念　装配矫形器已成为促进脑瘫康复的有效治疗手段和重要治疗方式。应将矫形器的应用融入早期康复和综合康复的理念之中，改善异常姿势和运动，抑制异常反射，防止肌腱挛缩和骨关节畸形等合并症，降低致残率。

2. 矫形器在脑瘫康复中的作用　为脑瘫患者装配矫形器具有积极的、甚至是不可替代

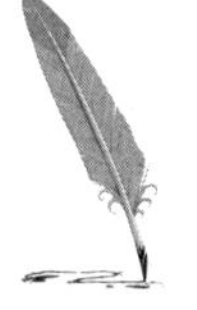

的作用：①使关节保持在功能体位，预防畸形发生；②矫正畸形，使骨关节处于正常的负重力线位置；③巩固手术、药物治疗效果，支持体疗疗效；④辅助站立，改善步行；⑤控制病理运动模式，改善对身体的控制能力和姿势的不对称，稳定和改善平衡；⑥达到有效的坐位平衡，保证功能性睡眠姿势；⑦促进平衡感、协调感及反应能力；⑧辅助和增强完成日常生活、学习、工作的活动能力，增强自信，改善心理状态，促进全面康复。

3. 脑瘫矫形器的临床应用 脑瘫患者临床症状表现复杂。不同的矫形器适用于不同的症状。

（1）足矫形器的应用 对脑瘫造成的痉挛性外翻足、马蹄足、跟行足等应用足托、鞋内套、矫形鞋等足矫形器。

（2）踝足矫形器的应用

①位置保持用踝足矫形器：矫形器将踝关节完全固定于功能位，防止踝关节畸形发生。直立时对膝关节屈肌及腓肠肌具有牵拉作用。适合于没有明显足部肌肉麻痹、站立时膝关节能够完全伸直的患者。

②自由背屈/跖屈活动踝足矫形器：该类矫形器具有自由背屈/跖屈运动的踝关节，背屈/跖屈运动范围可调，无内外翻运动。它在稳定踝关节，防止足畸形的同时，允许患者背屈和跖屈运动。适用于没有明显痉挛，行走时能自主控制背屈/跖屈的患者。

③弹性制动踝足矫形器：该类矫形器通过踝关节的弹性制动装置来限制背屈/跖屈运动。背屈或跖屈制动角度根据需要进行调整，便于步行。适用于没有强烈痉挛的患者。

（3）髋外展矫形器的应用 用以将髋关节保持在外展姿势，预防和减轻髋内收痉挛和畸形。矫形器髋关节可以自由屈伸，外展内收角度可以调节，以适用不同程度的患者。

（4）步行矫形器的应用 严重残疾的脑瘫患者，在适当的训练后，能够借助矫形器步行。然而，学习训练使用步行矫形器需要很大的耐心。

（5）坐姿保持器的应用 有些脑瘫患儿不能主动维持适当的坐姿，也不能主动矫正错误的姿势。他们需要装配坐姿保持器以维持在乘坐轮椅等坐位状态下的头部和躯干的姿势。

（六）在偏瘫康复中的应用

1. 下肢矫形器在偏瘫康复中的应用目标 理想的偏瘫康复计划应该定位于预防肌肉骨骼系统的畸形发生，而不是在出现畸形后再对其进行矫正。下肢矫形器在偏瘫康复中的主要目标是：①保持受累关节的活动范围；②预防挛缩；③增强下肢承重能力；④建立平衡控制；⑤促进早期行走活动和独立。

2. 下肢矫形器在偏瘫康复中的作用

（1）预防畸形 能使关节保持在功能体位，既能预防或纠正肌肉和韧带软组织的缩短来保持或增加它们的长度，又能预防软组织的过度牵拉。此外，通过外部支撑的力量，来弥补瘫痪无力造成的主动肌肉与拮抗肌肉的失衡，避免肌群的牵拉，使关节维持功能位，预防畸形发生。

（2）矫正畸形 使用矫形器可以纠正骨骼肌肉系统偏斜的生物力学对线，恢复肌肉到正常的静息长度并保持关节的稳定性。保持正常的生物力学对线可以降低骨胳肌的过度活动。使骨关节处于正常的负重力线位置。

（3）辅助站立，改善步行。

（4）支持体疗疗效。

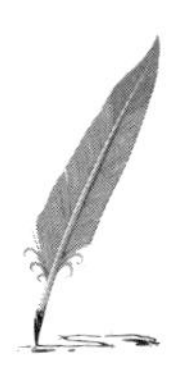

（5）控制病理运动模式，改善身体的控制能力、平衡能力和姿势的不对称。

（6）促进平衡感、协调感及反应能力。

（7）增强患者自信心，改善心理状态，促进全面康复。

3. 下肢矫形器的选配 偏瘫患者步行时最常见的摆动期踝关节背屈不足、不能足廓清的问题可以用踝足矫形器有效地解决。柔性塑料踝足矫形器非常轻质，适合于松弛性的足下垂。在下肢有水肿或皮肤过于敏感时可选用金属踝足矫形器。若患者有跖屈痉挛，由于柔性踝足矫形器难以影响控制牵张反射，则选用硬踝踝足矫形器。

轻度内翻或外翻畸形可以用踝足矫形器来控制。中等和严重的痉挛性马蹄内翻足畸形可以用塑料踝足矫形器来控制。

大多数膝关节问题可以用硬踝踝足矫形器来控制。对偏瘫患者较少选用膝踝足矫形器。

踝关节的严重痉挛不宜用踝足矫形器来控制。需要用药物、运动神经阻滞、肌键转移、物理治疗等方法来解决痉挛问题。

偏瘫包括多种多样的症状和多部位的问题。偏瘫患者的运动功能障碍也是多种多样的。对偏瘫患者应用矫形器不能采取一成不变的原则，要在不同的康复阶段根据不同的目的和要求来应用。

知识拓展

偏瘫康复中下肢矫形器应用的常见问题

1. 痉挛 痉挛影响偏瘫患者的运动功能，对矫形器的应用和作用也有重要影响。使用矫形器的目的是希望抑制痉挛以增进功能。矫形器适于轻度痉挛的患者，而且应该在痉挛加重之前实施。对有严重痉挛的患者则不适合使用矫形器。这些患者存在皮肤破损、水肿和循环障碍的危险。对这些患者应用抗痉挛药物或神经阻滞的方法来缓解、消除痉挛。

2. 软组织缩短 长期用矫形器进行固定制动引起组织结构的解剖、生物力学和生理变化，包括肌原纤维数量的变化、蛋白质含量的变化、肌肉重量的丧失、被动和主动的软组织张力强度的变化、有氧代谢功能的降低。

3. 低强度长时伸展 矫形器提供的低强度长时伸展（LLPS）治疗是一种非侵入性的、无应力的、理想的无痛治疗。应用矫形器进行 LLPS 治疗一般从 1～2 小时开始，逐步达到 5～7 小时的最佳时间。当关节挛缩的程度下降之后，矫形器必须重新调整以增加延展的长度。应用矫形器进行 LLPS 治疗时，对有感觉减退或丧失的患者，治疗师必须对患者的使用进行监督以避免损伤。

4. 末端肢体损害 因为运动控制能力的下降和感觉功能障碍，当患者长时间处于对线偏斜的肢体模式时，他们的末端肢体已经处在受损的危险之中。使用矫形器是应特别注意这些问题。

5. 生物力学对线 应用矫形器的目的之一就是将肢体保持在有利的生物力学对线姿势。应用下肢矫形器应注意肢体对线。

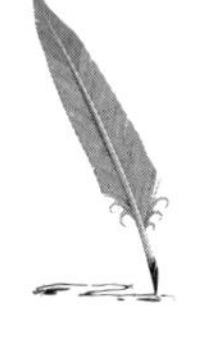

（七）在截瘫康复中的应用

1. 矫形器的功能与作用

（1）功能 ①固定和保护；②预防和矫正畸形；③辅助站立及行走；④通过强化训练增强 ADL 及步行能力。

（2）作用 矫形器的使用有助于治疗和弥补截瘫患者生理、心理和社会能力上的缺陷，最大限度地发挥患者的生理和心理潜能。对于截瘫患者而言，应用矫形器、获得站立和行走的机会无论是在生理上还是心理上都有着极其深远的意义：①增大髋、膝、踝关节的 ROM 稳定性，减少挛缩与压疮的并发症，延缓肌肉萎缩；②预防骨质疏松；③有助于改善大小便功能，减少泌尿系统感染；④扩充下肢站立功能；⑤改善患者的心理状态；⑥增强消化系统和心肺活动功能；⑦预防深静脉血栓并发症形成；⑧提高其生活自理能力；⑨降低患者的医疗费用等。

2. 临床应用 辅助截瘫患者站立行走的矫形器又称为步行矫形器、截瘫步行器。对于截瘫的伤员，可以应用助动型步行矫形器辅助其行走，或用无助动的步行矫形器辅助其站立，以实现不同的康复目标。对于不同的脊髓损伤平面，可根据不同的康复目标选择装配相应的矫形器。代表性的产品有沃克鲍特步行矫形器（walkabout）、往复式步行矫形器（RGO）及其改进型 ARGO（Advanced RGO）。

（1）沃克鲍特步行矫形器（Walk About） 适用于 T10 以下的截瘫患者，具有重量轻、外观好、便于穿戴的优点。对于 L1 水平以下的损伤有着最好的行走效果。对于较高水平的损伤或者更高水平的不完全性截瘫，通过针对性训练同样可以达到满意的治疗性步行效果（图 2－10）。

（2）往复式步行矫形器（RGO）及其改进型 ARGO 适用于 T4 以下截瘫患者使用。通过训练，引导患者重心向两侧移动，达到行走的目的（图 2－11）。

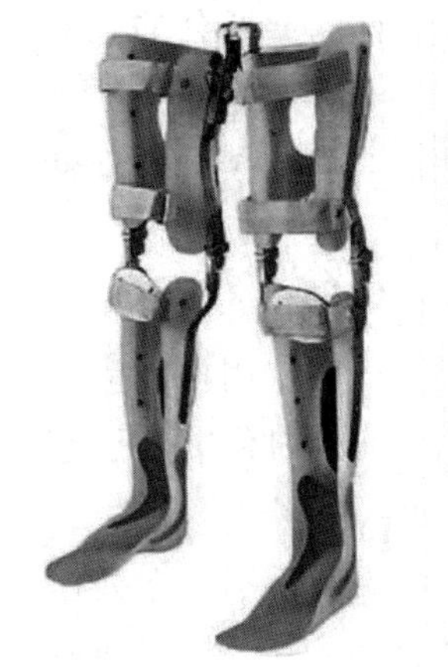
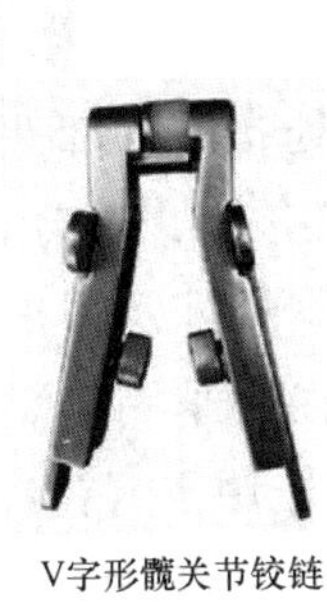
V字形髋关节铰链

图 2－10 沃克鲍特步行矫形器（Walk About）

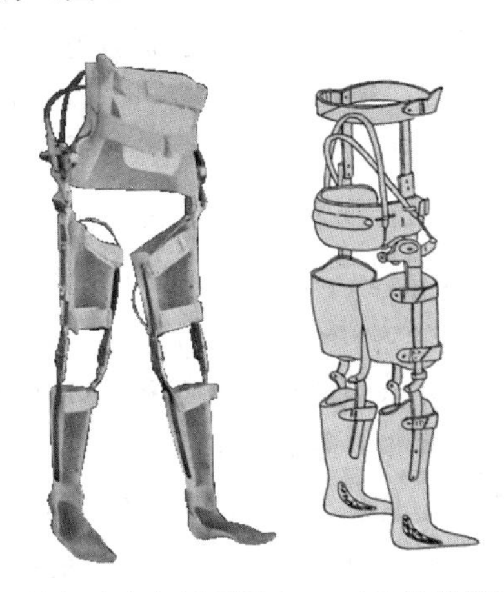

图 2－11 往复式步行矫形器（RGO）及其改进型 ARGO

扫码“学一学”

第三节 上肢矫形器

一、类型结构与功能作用

（一）结构特征

根据结构中是否有活动装置，上肢矫形器的分为静态矫形器和动态矫形器两类。

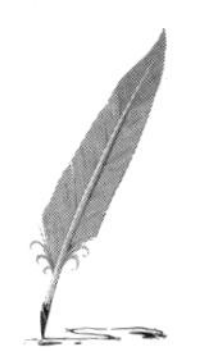

1. 静态矫形器 矫形器没有活动装置，不能活动。通过对上肢部位进行制动以达到控制运动目的，通过将畸形的上肢固定于矫正位以达到矫正的目的。静态矫形器可用于腱鞘炎、骨折康复、鹅颈指畸形等需要制动或矫正的情况。该类矫形器常需整天或整夜佩带。但应根据需要制定每天脱下矫形器进行轻柔被动活动的方案。

2. 动态矫形器 矫形器有活动装置，可以活动。动态矫形器在安装弹性元件后，可利用弹性元件的弹力辅助手指活动、对手指进行抗阻力活动训练或矫正手指畸形。常用的活动装置有关节、卷簧、钢丝等。常用的弹性元件有橡皮筋、弹簧、卷簧、钢丝等。

（二）类型结构

1. 手矫形器（HO） 细分为手指矫形器和掌指矫形器。

（1）手指矫形器　由手指部构成，分为静态手指矫形器和动态手指矫形器。静态手指矫形器多为由低温热塑材料或带箍的铝合金制成的整体结构。动态手指矫形器的指间关节处通常为卷簧或简单的钢丝。

（2）掌指矫形器　掌指矫形器的基本结构由掌部和手指部构成。分为静态掌指矫形器和动态掌指矫形器。

①静态掌指矫形器：多为由低温热塑材料或带箍的铝合金制成的整体结构。用于将掌指和手指固定在功能为或休息位等特定位置。适用于爪状指畸形、偏瘫、烧伤瘢痕挛缩、福克曼（Volkmann）缺血性挛缩等引起的手指、掌指关节、腕关节屈曲畸形等。

短对掌矫形器是静态掌指矫形器中的一种特定产品，由掌部和拇指部构成。它将拇指与示指和中指保持在对掌位，防止手部疾患可能造成的虎口挛缩、拇指功能活动受限。适用于轻度的痉挛患者大拇指内收畸形、正中神经损伤、风湿病引起的疼痛、肌力变弱等。患者的腕关节能控制时采用短对掌矫形器；不能控制时采用带有前臂部分的长对掌矫形器

②动态掌指矫形器：动态掌指矫形器的掌指关节处有活动部件，并可安装弹性元件。典型产品代表有掌指关节屈曲辅助矫形器和掌指关节伸展辅助矫形器。

掌指关节屈曲辅助矫形器的典型结构由压在背侧掌骨处及四指近节指骨处的金属板和横夹在掌骨小头处的手掌杆构成。相互之间用钢丝连接。掌侧安装橡皮筋，用橡皮筋的回弹力牵引 MP 关节屈曲，使 MP 关节保持在屈曲位置。适用于尺神经、正中神经瘫痪引起的手指内在肌瘫痪、手指骨折、术后苏蒂克（Sudeck）骨萎缩症等。

掌指关节伸展辅助矫形器与掌指关节屈曲辅助矫形器的结构基本相似。不同之处在于橡皮筋安装在手掌背侧。橡皮筋的回弹力牵引 MP 关节伸展，以增大活动范围，矫正屈曲挛缩。适用于 MP 关节屈曲挛缩。

2. 腕手矫形器（WHO） 腕手矫形器由前臂部、腕部、掌部、手指部、关节或其他活动部件等构成，分为静态腕手矫形器和动态腕手矫形器。

（1）静态腕手矫形器

1）结构　静态腕手矫形器由前臂部、腕部和手部构成，没有活动部件。腕部角度固定，不能活动。从长度来看，有短型和长型之分。短型静态腕手矫形器的远端不超过掌指关节，允许掌指关节和手指活动。长型静态腕手矫形器的远端直到指尖，限制掌指关节和手指活动（图 2-12）。从矫形器界面的大体位置来看，有六种结构形式：①界面位于前臂屈肌侧和手掌侧；②界面位于前臂伸肌侧和手掌侧；③界面位于前臂屈肌侧和手背侧；④界面位

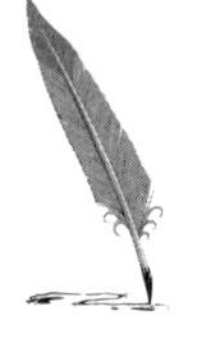

于前臂伸肌侧和手背侧；⑤尺侧 U 形界面；⑥桡侧 U 形界面。

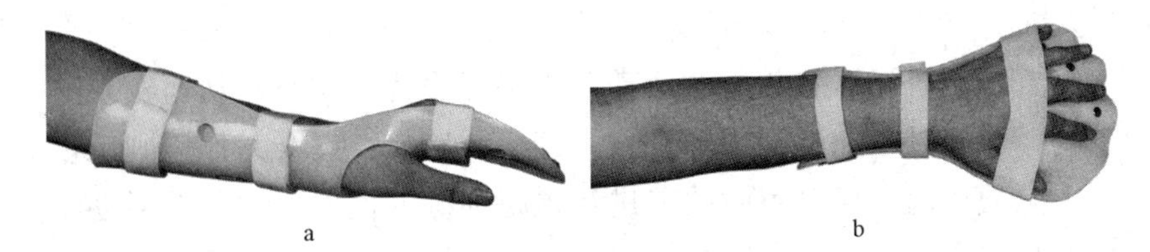

图 2-12　长型静态腕手矫形器

2）功能　静态腕手矫形器主要用于保持腕关节和手的功能位或休息位。

3）常用范围：①因臂丛神经下位型麻痹、桡神经麻痹等造成伸腕肌群麻痹或肌力低下，而导致腕关节不能保持伸展位的情况。②因桡骨末端骨折造成的指伸肌腱粘连的情况。③用于偏瘫、臂丛神经损伤、屈肌肌腱损伤、中风、脑瘫等引起的手痉挛情况。

（2）动态腕手矫形器

1）基本结构　矫形器的前臂部和手部之间通过腕部的关节或弹性材料连接成矫形器整体。矫形器腕部可以随同人体腕关节一起活动。在背侧或掌侧可安装薄钢片、橡皮筋、弹簧等弹性元件。安装在背侧时，弹性元件一方面辅助腕关节背伸，另一方面对腕关节屈曲产生一定的阻力作用。安装在掌侧时，弹性元件一方面辅助腕关节屈曲，另一方面对腕关节背伸产生一定的阻力作用。根据患者情况，矫形器可设计成多种形式来实现辅助腕关节背伸功能或屈曲功能，如上翘式、托马斯（Thomas）式、奥本海默（Oppenheimer）式、克伦扎克铰链式、恩根型等。

2）组件式结构　由系列成型的铝合金杆件或塑料支架等结构件加上弹簧和橡皮筋等弹性元件组合而成。使用时根据治疗的需要和患者尺寸进行组合和调整。

3）功能　①利用薄钢片、橡皮筋及弹簧的回弹力辅助腕关节伸展或屈曲，预防腕关节变形。②利用橡皮筋及弹簧的拉力进行抗阻力训练。③改善腕关节和手指的伸展或屈曲功能。

4）应用范围　①腕伸肌及指伸肌的麻痹。②腕屈肌及指屈肌的麻痹。

3. 肘矫形器（EO）　由上臂部、前臂部和肘关节构成，分为静态肘矫形器和动态肘矫形器。

（1）静态肘矫形器

1）结构　常用低温热塑板材制作，用环带固定于使用者的前臂和上臂。有两种结构：①没有肘关节：其上臂部和前臂部固联成整体。肘部角度通常为 90°。亦可根据制动角度的需要设定在不同角度，但安装之后不能调整。②有肘关节：肘关节的锁定角度可调，使用时将其调整到治疗所需的角度，然后将关节锁定，锁定后不能运动，对人体肘关节进行静置固定。

2）功能　用于固定或限制肘关节运动，保持肘关节功能位，以达到保护肘关节，促使病变组织痊愈等目的。

3）应用范围　适用于肱骨内外上髁炎、肘管综合征的尺神经松解和前移术后、肘关节成形术后、肘部烧伤、肘关节骨折复位和脱位复位等。若合并腕关节、手指关节功能障碍，可采用肘腕矫形器或肘腕手矫形器。

（2）动态肘矫形器

1）结构与动能　在肘关节的外侧或内外双侧安装有可以活动的肘关节，允许肘关节活动。根据治疗需要可对矫形器肘关节的活动范围进行设置和调整，从而实现对人体肘关节活动范围的控制。必要时增加弹簧或弹性拉力带等装置。发挥助力作用则用以改善肘关节活动范围，发挥阻力作用则用以对肘关节进行抗阻训练。根据肘关节的活动特点，将不同的动态肘矫形器分别命名为活动式肘矫形器、定位盘锁定式肘矫形器、前臂旋前旋后动态肘矫形器等（图 2－13）。

2）应用范围　用于肘关节挛缩、肘关节肌力低下等情况。治疗中有保持肘关节一定活动范围的需要。

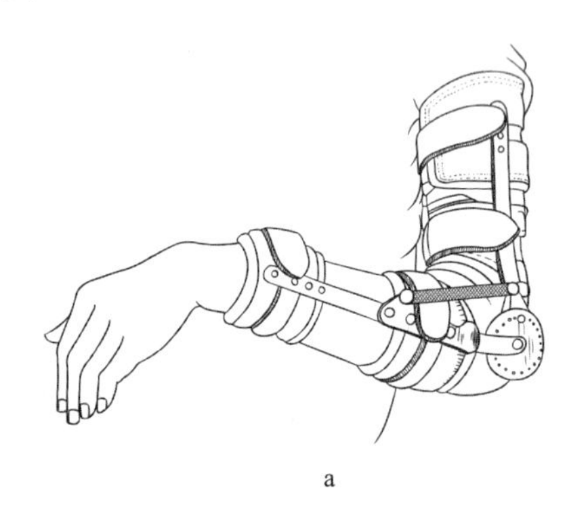

a

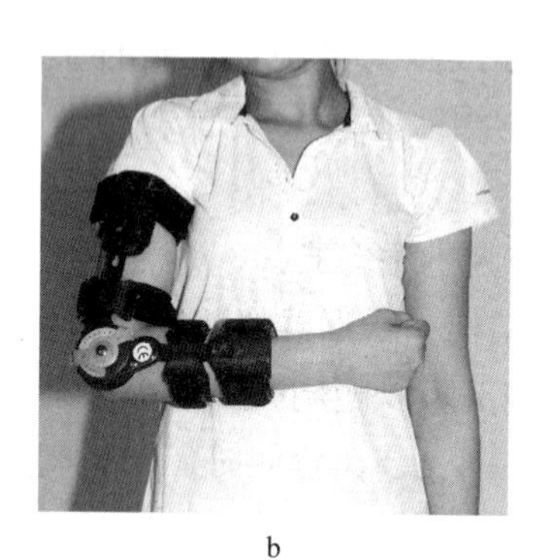

b

图 2－13　动态肘矫形器

4. 肘腕手矫形器（EWHO）

（1）基本结构　由上臂部、前臂部、手部以及肘关节、腕关节组成，分为静态肘腕手矫形器和动态肘腕手矫形器。

（2）静态肘腕手矫形器　通常没有肘关节和腕关节，亦可安装锁定角度可调的锁定式肘关节。

（3）动态肘腕手矫形器　有可以运动的肘关节。肘关节的运动范围可根据治疗需要进行设定和调整。

5. 肩肘腕手矫形器（SEWHO）　常用的为肩外展矫形器。

（1）结构与功能　肩外展矫形器由肩部、上臂部、前臂部、手部、肩关节、肘关节组成。肩关节和肘关节为锁定式关节，可在不同的治疗阶段根据治疗要求对关节锁定的角度进行调节。用于肩关节外伤或手术后，可将肩关节置于外展 70°～90°、前屈 15°～30°、内旋 15°、肘关节屈曲 90°、腕关节处于功能位、手处于对掌位的位置，用以减轻肩关节周围

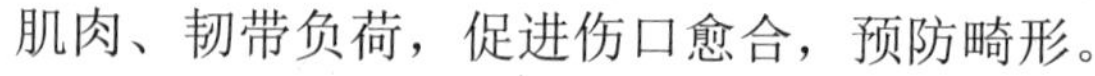

肌肉、韧带负荷，促进伤口愈合，预防畸形。

（2）应用范围　肩外展矫形器适用于腋神经麻痹、肩袖断裂、肩关节处骨折、肩关节术后固定、肩脱位整复后臂丛神经损伤、急性肩周炎等情况（图 2－14）。

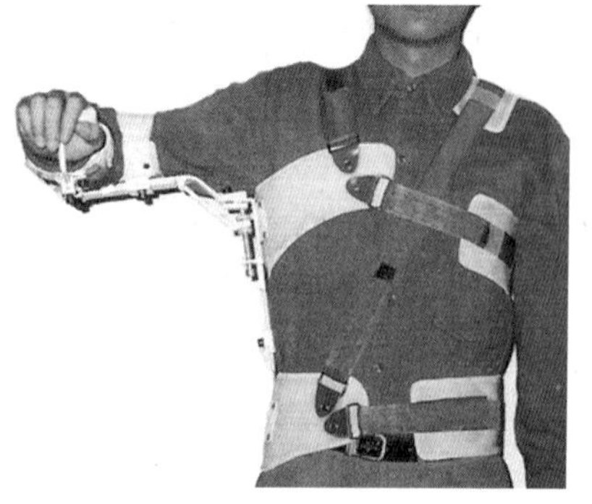

图 2－14　肩外展矫形器

6. 肩矫形器（SO）

（1）肩吊带　肩吊带多采用布料、皮革、帆布带等材料缝制，类型较多（图 2－15），能防止因重力作用导致的肩关节脱位。患者进行上肢训练时可对肩关节给于保护。

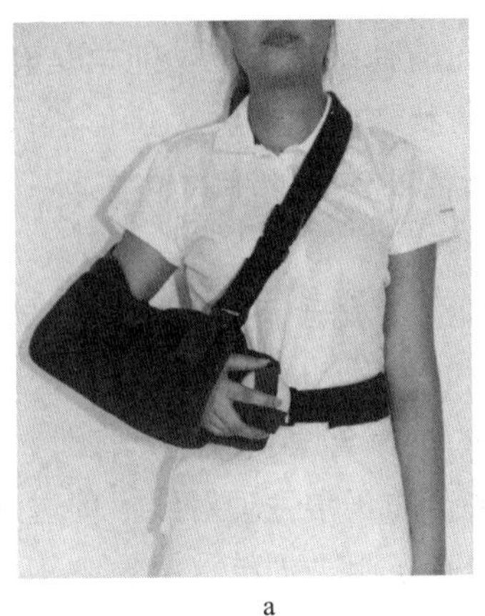
a

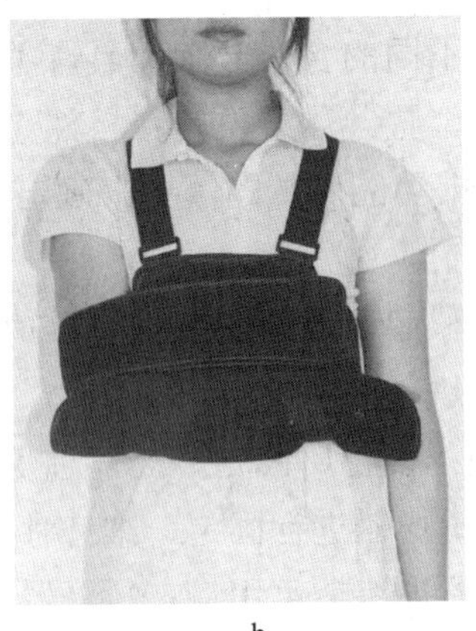
b

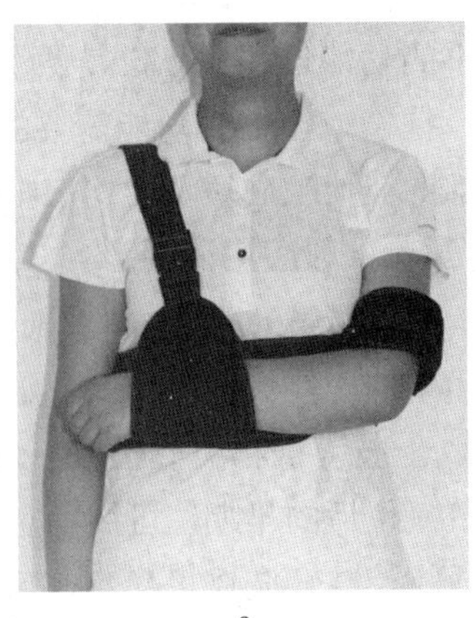
c

图 2－15 肩吊带

（2）硬质肩矫形器 硬质肩矫形器采用塑料板材或合成树脂制作而成，上端完全包住肩关节，下端至肘关节上方。适用于肩关节的骨折、肱骨骨折（图 2－16）。

（3）软性肩矫形器 用有弹性的柔软材料制成，穿戴在肩部和上臂部。对肩关节、肩胛及上臂的肌腱能起支持、稳定、减免负荷、保暖、缓解疼痛等作用。用于肩部肌肉扭伤、撕裂、肩关节周围肌腱炎、类风湿等症（图 2－17）。

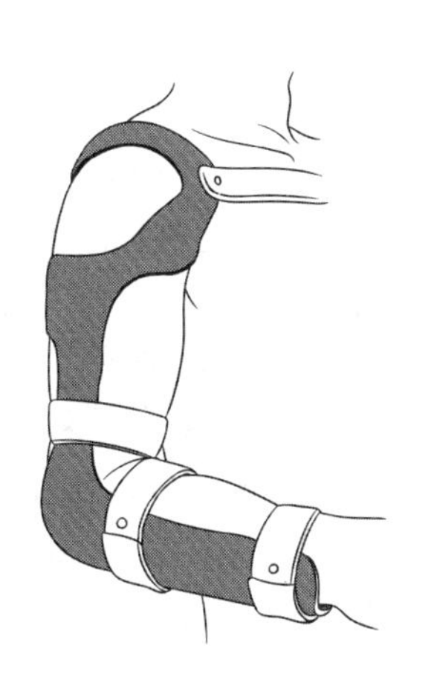
图 2－16 硬质肩矫形器

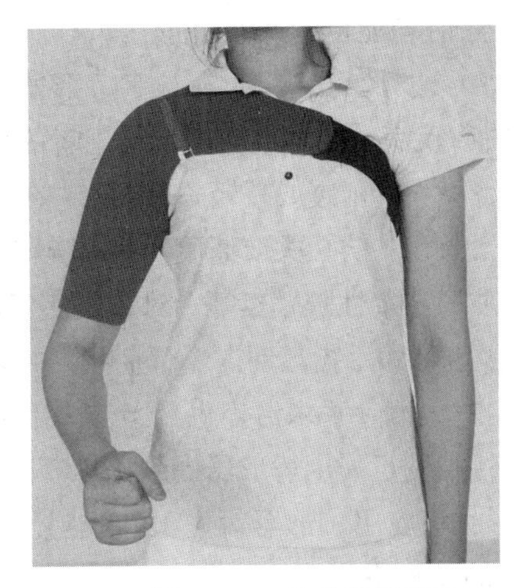
图 2－17 软性肩矫形器

二、临床应用

考点提示 上肢矫形器应用。

（一）手的休息位和功能位

1. 手的休息位 手的一种自然半握拳状态。腕关节背屈 10°～15°，伴有轻度的尺侧倾斜，拇指轻度外展。拇指指尖触及示指远端指间关节的桡侧，由示指到小指都呈半屈伸位，示指屈曲较少，小指屈曲较多，示指轻度向尺侧倾斜，小指轻度向桡侧倾斜。此状态下屈伸肌腱处于平衡状态。手受伤后这种平衡状态被破坏。

2. 手的功能位 类似手握茶杯的姿势，腕关节背屈约 30°，伴有约 10° 的尺侧倾斜，掌指关节屈曲 30°～45°，近侧指间关节屈曲 60°～80°，远端指间关节轻度屈曲约 10°～15°，拇指呈外展对掌位。手在处于功能位时能发挥最大功能。

手的功能位和休息位是两个不同的含义，因而具有不同的临床意义。功能位是有利于张手、握拳或捏物等功能需要的位置。休息位是在自然平衡状态的位置。手矫形器以及包含手部的其他上肢矫形器均应根据功能康复的需要来确定所需要保持的手的位置。

（二）一般应用范围

上肢矫形器主要为发挥矫正和运动控制的生物力学功能，常用于下述疾病损伤导致的功能障碍的康复。

1. 上肢骨折和关节脱位 遵循复位、固定、功能训练的治疗与康复原则，在骨折复位和关节复位后的早期，可用静态矫形器进行固定，维持骨关节的正常生理对线，促进水肿、炎症吸收，减轻肢体疼痛。在功能训练期可用动态矫形器进行抗阻力训练。

2. 软组织损伤 对于上肢肌肉、肌腱、韧带等软组织损伤，急性期宜采用功能位的静态矫形器支撑手的抓握功能，控制手的姿势，防治术后粘连和关节挛缩，促进功能活动。恢复期宜采用动态矫形器，辅助功能训练。

3. 神经疾病 周围神经损伤直接导致外周感觉和运动神经功能的部分或完全丧失，造成肌力的减退甚至完全麻痹。臂丛神经损伤可造成手部乃至整个上肢的功能障碍，治疗时应根据损伤情况为装配适当的矫形器。对全臂丛损伤的患者可采用上肢外展的固定性矫形器保持上肢功能位，防止肩周围软组织挛缩。肌皮神经损伤常导致明显的屈肘无力，对此可装配保持屈肘功能位的静态矫形器，以利于发挥手的功能。桡神经损伤引起伸腕、伸拇、伸指肌的麻痹，对此可装配动态腕手矫形器改善伸腕、伸指运动功能。

4. 骨关节疾病 类风湿性关节炎患者的手指小关节及腕关节可能出现畸形。装配矫形器的目的是缓解疼痛，延缓或减轻关节畸形。在制动期间应定期做频度和强度适中的关节被动运动和功能活动训练，防止关节僵硬。手部腱鞘炎引起腱鞘局部增厚狭窄，如桡骨茎突部狭窄性腱鞘炎、指屈肌狭窄性腱鞘炎等。对该类疾病进行药物治疗的同时，采用腕手矫形器固定1～2周，能减少腕部和手指活动，缓解症状，并防止拇指屈曲、内收挛缩畸形。对久治不愈或顽固的“弹响指”，即使手术治疗也应当使用手部矫形器，以促进伤口愈合，预防畸形。对手指关节的退行性病变可采用矫形器提供无疼痛而稳定的帮助。这尤其适合上肢需要用力的患者。

5. 畸形 可应用矫形器对先天性或因创伤、疾病造成的上肢畸形进行矫正或有效控制，对可以预见的畸形进行早期干预。

6. 烧伤 烧伤疤痕影响肢体活动范围。早期将肢体置于正确对线位置可减轻运动障碍程度，对功能康复十分重要。对腋窝烧伤可采用低温板材与金属支架构成的矫形器将肩关节保持在外展位，防止肩关节的外展功能障碍。对手部烧伤可采用静态腕手矫形器使手部保持在休息位，即保持腕关节背屈、掌指关节屈曲、指间关节伸展的位置，防止出现掌指关节过伸和指间关节屈曲的畸形。

7. 肿瘤 以往，肿瘤术后多用刮除植骨加石膏外固定治疗。长时间石膏固定容易出现关节僵硬或关节活动范围减小。利用矫形器代替石膏进行固定，使肢体或关节保持功能位，并进行肌力和关节运动训练，可以避免上述问题的发生。对肿瘤离关节面较近者，在刮除植骨后应装配带关节的矫形器加以保护，预防病理性塌陷骨折。

（三）手矫形器应用

1. 锤状指畸形

（1）功能障碍　手指指端下垂，远端指间关节不能伸展。

（2）常见原因　远端指间关节的伸指肌腱损伤等。

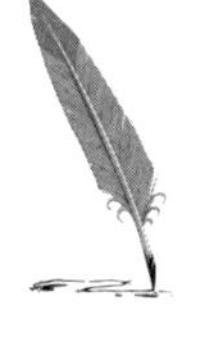

（3）装配矫形器的目的　矫正畸形或防止畸形加重。

（4）矫形器处方　装配静态手指矫形器类型中的锤状指矫形器，通过作用于手指远端、远端指间关节和手指近端的三点压力来矫正畸形（图 2－18，图 2－19）。通常可用低温热塑板材制作。

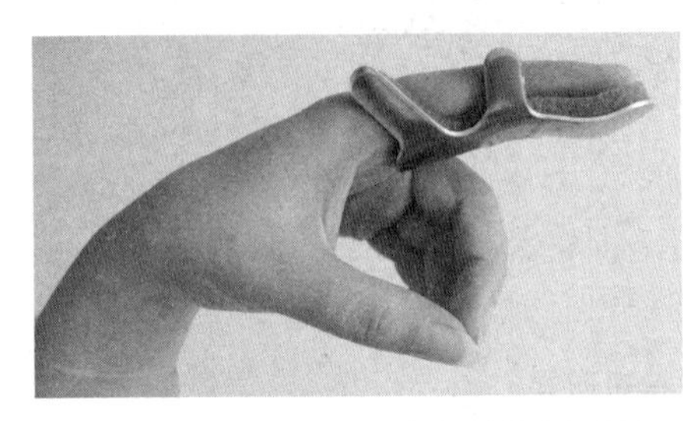

图 2－18　静态手指矫形器

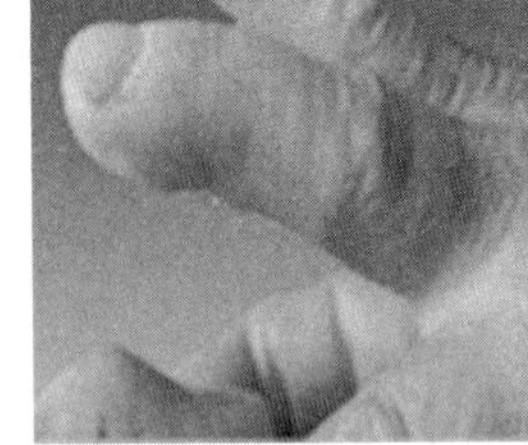
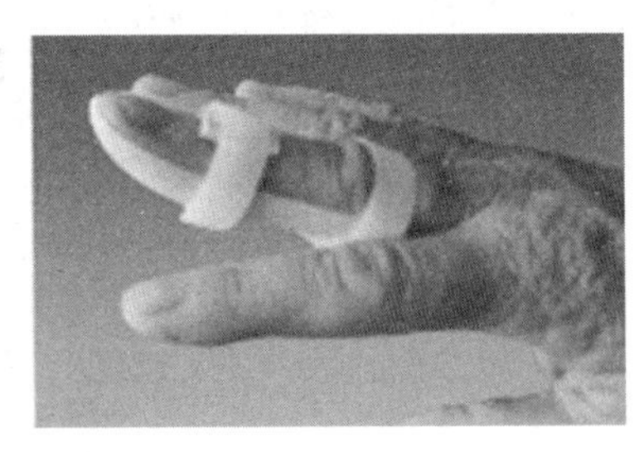

图 2－19　锤状指矫形器的应用

2. 鹅颈指畸形

（1）功能障碍　掌指关节屈曲、近端指间关节过伸、远端指间关节屈曲。

（2）常见原因　类风湿关节炎、脑瘫、臂丛神经损伤、外伤引起的远端之间关节脱位等。

（3）装配矫形器的目的　矫正畸形或防止畸形加重。

（4）矫形器处方　装配静态手指矫形器类型中的鹅颈指矫形器，通过作用于手指远端、近端指间关节和手指近端的三点压力来矫正畸形。通常可用低温热塑板材制作。

3. 纽扣指

（1）功能障碍　掌指关节过伸、近端指间关节屈曲、远端指间关节过伸。畸形特征与鹅颈指畸形相反。

（2）常见原因　近端的指间关节中央腱束松弛或断裂，撕裂伤、关节脱位、骨折、骨关节炎、类风湿关节炎等。

（3）装配矫形器的目的　矫正畸形或防止畸形加重。

（4）矫形器处方　装配静态手指矫形器类型中的纽扣指矫形器，利用与鹅颈指矫形器相反的力学设计来矫正畸形。通常可用低温热塑板材制作。

4. 拇指外展畸形

（1）功能障碍　拇指呈外展畸形。

（2）常见原因　急性掌指关节炎、类风湿关节炎、拇指扭伤、正中神经损伤、烧伤等。

（3）装配矫形器的目的　保持拇指对掌功能位。

（4）矫形器处方　装配穿戴于大鱼际和拇指位置的静态手指矫形器（图 2－20），保持拇指对掌功能位。通常可用低温热塑板材制作。

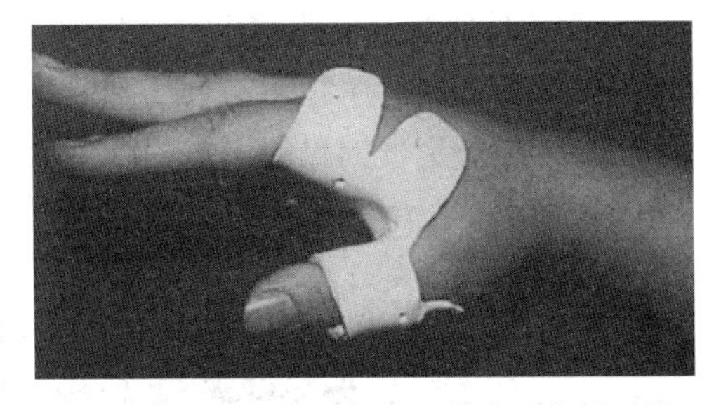

图 2－20　矫正拇指外展的静态手指矫形器

5. 指间关节伸展受限

（1）功能障碍　呈屈曲畸形，活动范围减小。

（2）常见原因　屈肌挛缩、伸肌力量减弱。

（3）装配矫形器的目的　增大活动范围，矫正畸形。

（4）矫形器处方　①装配静态手指矫形器使指间关节保持在伸展位，并对屈肌施加长时间低强度的牵引作用。根据进展情况更换矫形器，逐渐增大目标指间关节的伸展角度。

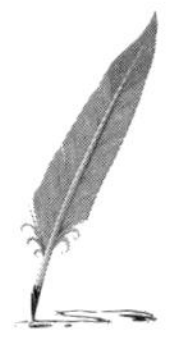

②装配动态手指矫形器（图 2－21，图 2－22），穿戴于目标指间关节的近端指节和远端指节，利用橡皮筋或卷簧的弹力辅助指间关节伸展，矫正指间关节屈曲挛缩，增大伸展运动范围。

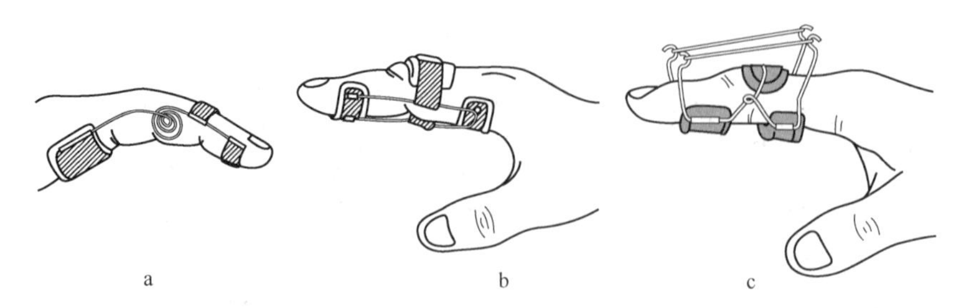

图 2－21　伸展指间关节的动态手指矫形器

a. 卷簧式；b. 钢丝架式；c. 橡皮筋式

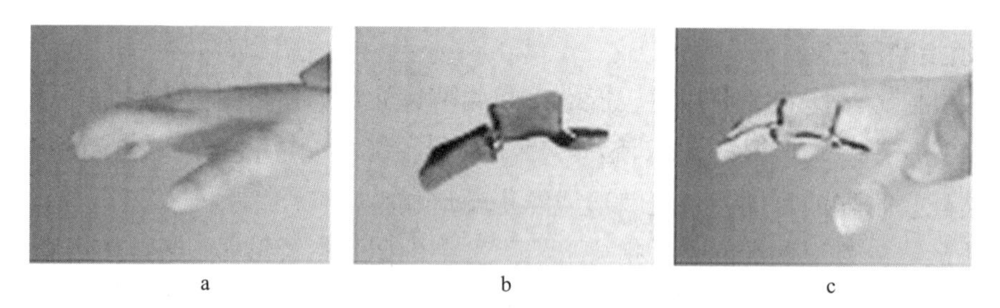

图 2－22　矫正指间关节屈曲挛缩畸形矫形器的应用

6. 指间关节屈曲受限

（1）功能障碍　屈曲活动范围减小，或呈过伸畸形。

（2）常见原因　指间关节伸肌挛缩或屈肌力量减弱。

（3）装配矫形器的目的　保持指间关节屈曲，或助力指间关节屈曲。

（4）矫形器处方　①装配静态手指矫形器使指间关节保持屈曲，对伸肌施加长时间低强度的牵引作用。根据进展情况更换矫形器，逐渐增大目标指间关节的屈曲角度。②装配动态手指矫形器，穿戴于目标指间关节的近端指节和远端指节，利用橡皮筋或卷簧的弹力辅助指间关节屈曲，矫正伸肌挛缩，增大屈曲运动范围。

7. 手指伸肌腱断裂应用例

（1）诊断　右手中指末节伸肌腱断裂。

（2）装配矫形器的目的　放松指伸肌腱，促进肌腱断裂处愈合。

（3）矫形器处方　装配静态手指矫形器，将近端指间关节置于伸直位，远端指间关节置于过伸位（图 2－23）。

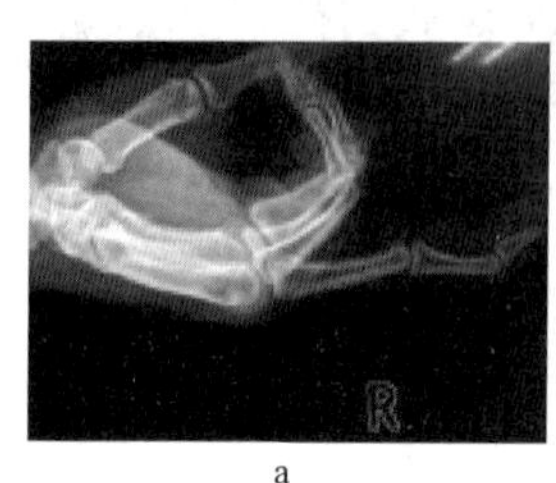

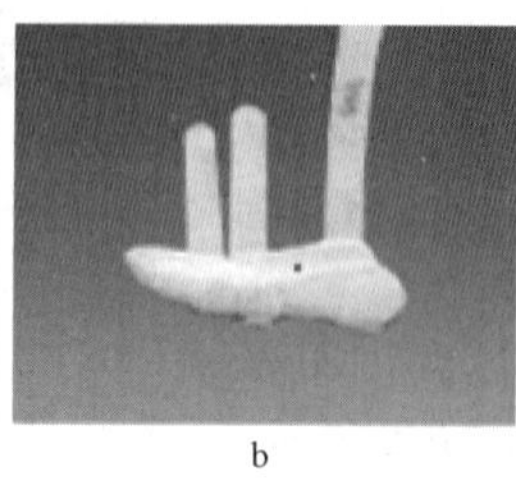

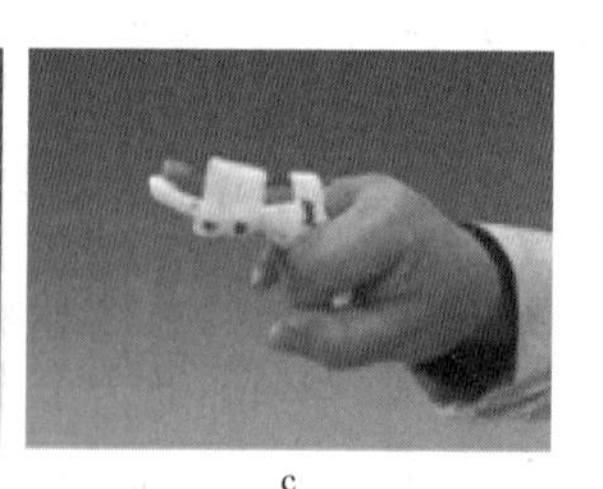

图 2－23　手指伸肌腱断裂的矫形器应用

a. X 线片；b. 矫形器；c. 患者穿戴矫形器

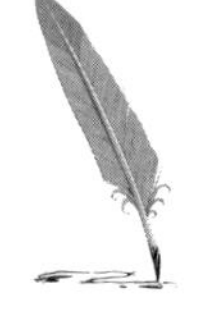

8. 指骨骨折应用例

（1）诊断　左环指末节撕脱性骨折。

（2）装配矫形器的目的　制动。

（3）矫形器处方　装配静态手指矫形器，将左环指近端指间关节固定于屈曲位，远端指间关节固定于过伸位（图 2－24）。

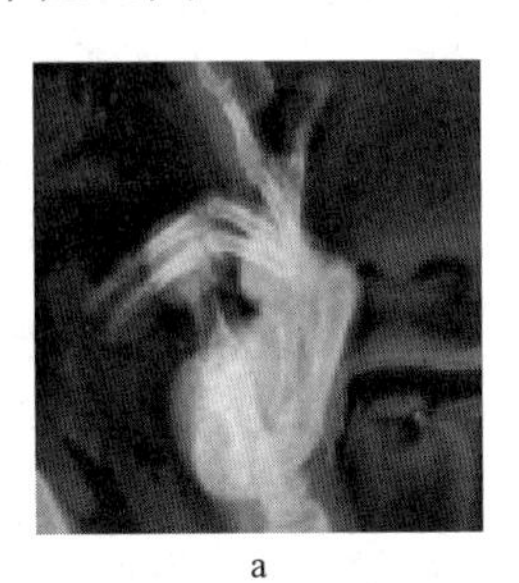

a

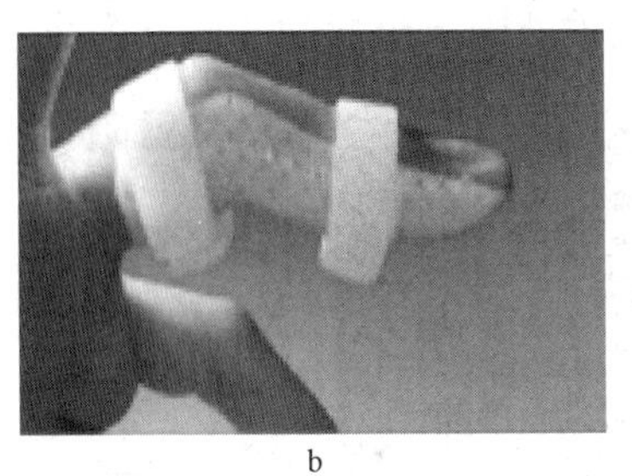

b

图 2－24　指骨骨折的矫形器应用

a. X 线片；b. 患者穿戴矫形器

9. 环指指骨末端骨折术后应用

（1）诊断　右环指指骨折术后。

（2）装配矫形器的目的　术后制动。

（3）矫形器处方　装配静态手指矫形器，将右侧环指固定于休息位（图 2－25）。

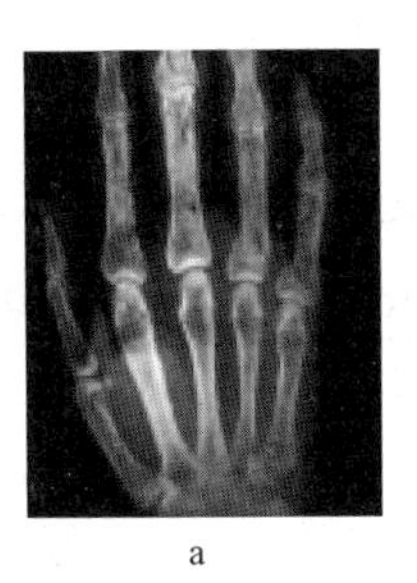

a

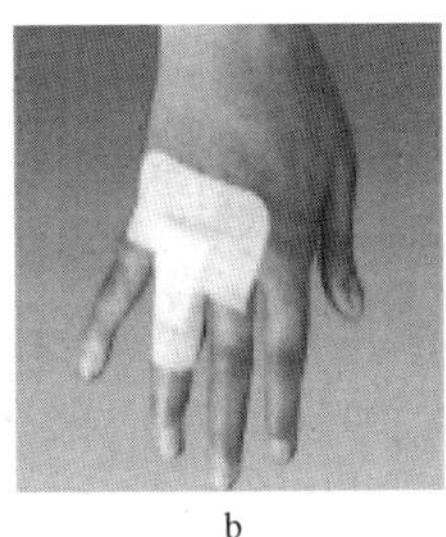

b

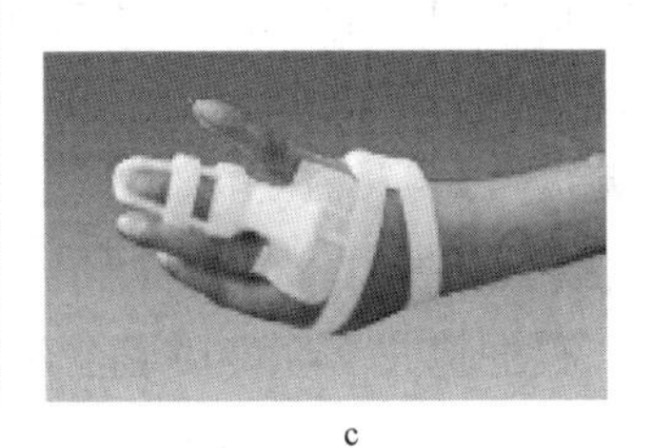

c

图 2－25　环指指骨末端骨折患者应用例

a. X 线片；b. 患者术后；c. 患者穿戴矫形器

10. 拇指近节指骨骨折

（1）诊断　左拇指砸伤导致近节骨折。

（2）装配矫形器的目的　骨折复位后制动。

（3）矫形器处方　装配静态掌指矫形器固定拇指掌指关节。

11. 尺神经损伤中的应用

（1）诊断　尺神经损伤

（2）功能障碍　手内肌麻痹，呈爪形手。第 4、5 指的 MP 关节过伸，IP 关节屈曲；手指内收、外展无力；拇指内收无力；小指对掌无力。

（3）装配矫形器的目的　矫正畸形，预防畸形加重。

（4）矫形器处方　静态掌指矫形器对第 4、5 指的 MP 关节过伸、IP 关节屈曲进行矫正，保持手的功能位。

（四）腕手矫形器应用

1. 掌骨骨折

（1）诊断　右手第五掌骨骨折。

（2）装配矫形器的目的　骨折复位后制动。

（3）矫形器处方　装配尺侧 U 型结构的静态腕手矫形器，远端至手指末节，将腕关节固定于伸 20°，掌指关节固定于屈曲 30°（图 2-26）。

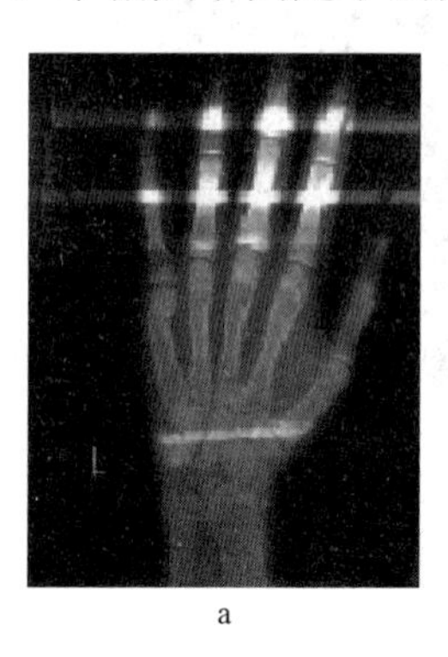
a

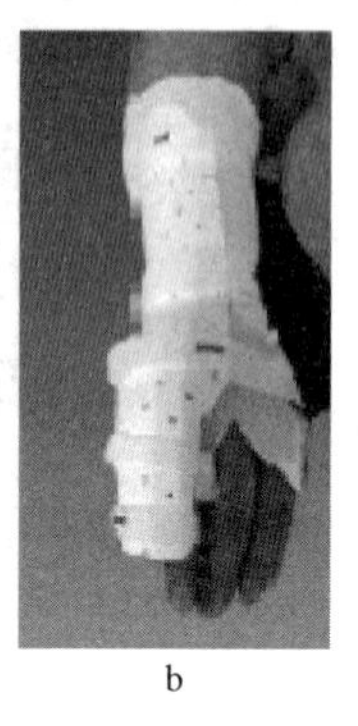
b

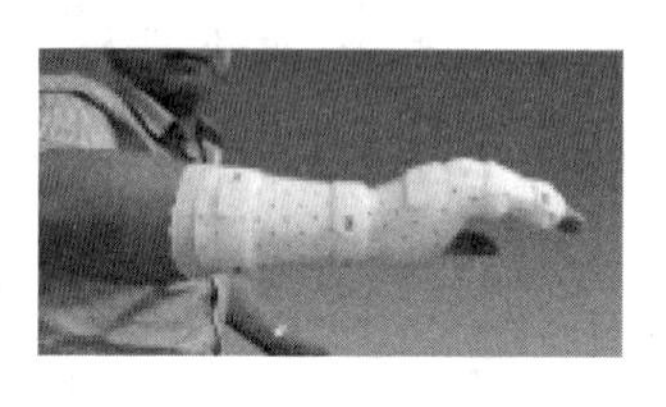
c

图 2-26　掌骨骨折应用例

a. X 线片；b. 矫形器正面图；c. 矫形器侧面图

2. 桡骨远端骨折

（1）诊断　左侧桡骨远端骨折。

（2）装配矫形器的目的　骨折复位后制动。

（3）矫形器处方　装配静态腕手矫形器。矫形器从背侧托住腕关节，末端不超过掌指关节，保持屈腕 25°。

3. 腕关节腱鞘囊肿

（1）诊断　右手腕关节屈侧腱鞘囊肿。

（2）装配矫形器的目的　腕关节制动。

（3）矫形器处方　装配静态腕手矫形器将腕关节保持于功能位。

4. 手部畸形

（1）诊断　右手机械性损伤术后愈合，掌指关节呈反屈畸形。

（2）装配矫形器的目的　牵引矫正。

（3）矫形器处方　装配动态腕手矫形器，用橡皮筋牵引，使掌指关节屈曲，以实现拇指对掌功能（图 2-27）。

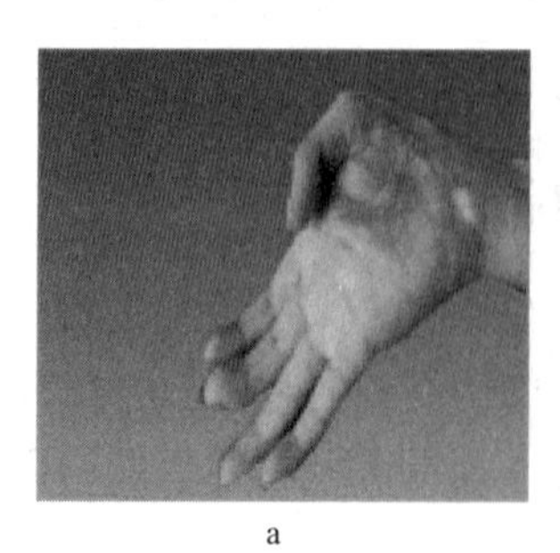
a

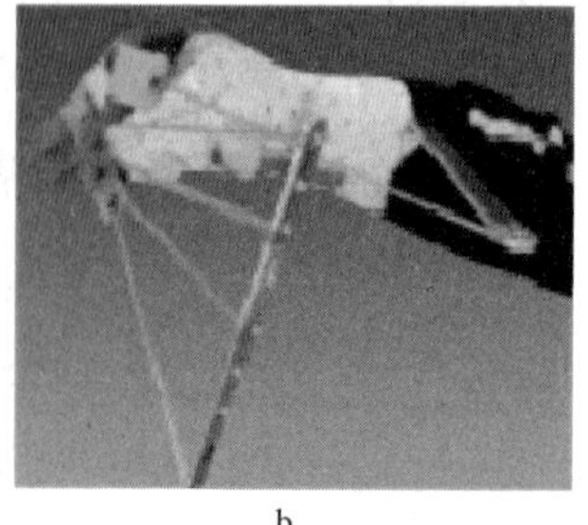
b

图 2-27　掌指关节反曲畸形应用例

a. 患者右手；b. 患者穿戴矫形器

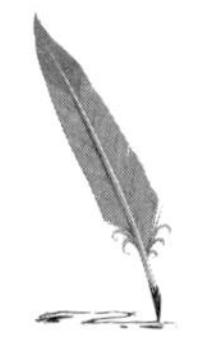

（五）肘矫形器应用

1. 鹰嘴骨折

（1）诊断　左手尺骨鹰嘴骨折。

（2）装配矫形器的目的　骨折复位后制动。

（3）矫形器处方　装配静态肘矫形器对肘关节进行固定。矫形器的近端至左臂腋下，远端至患者手部掌指关节，肘关节固定角度为屈曲 90°（图 2–28）。

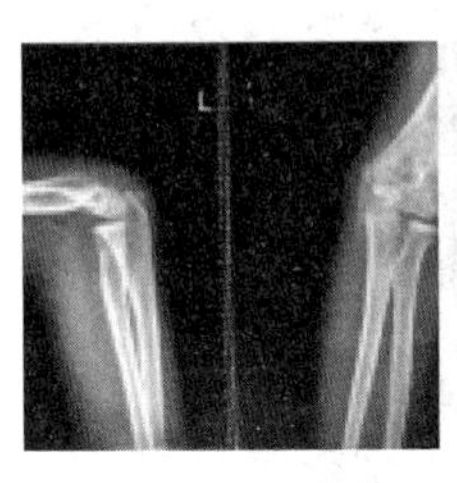

a

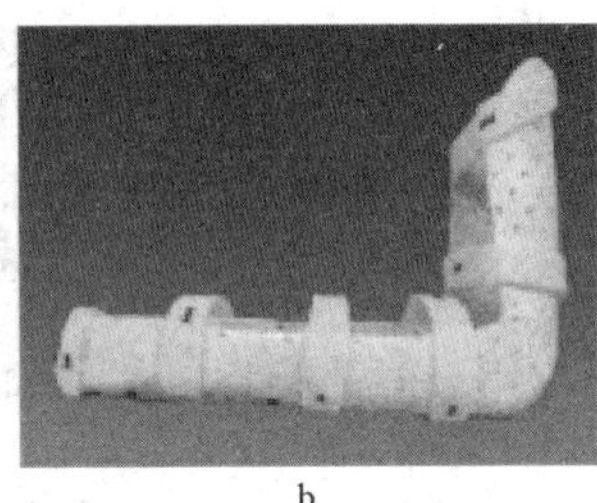

b

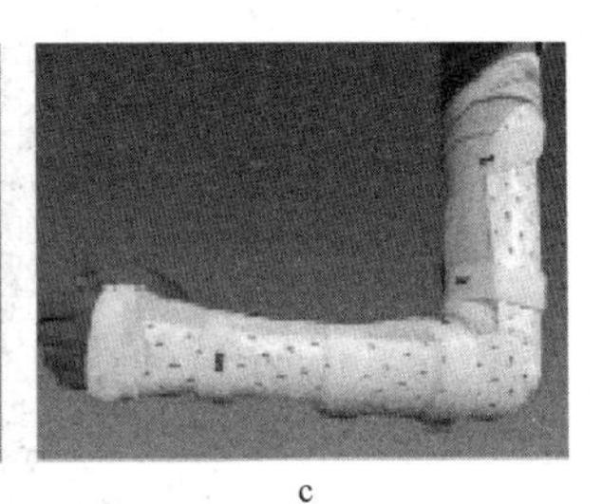

c

图 2–28　鹰嘴骨折应用例

a. X 线片；b. 矫形器；c. 患者穿戴矫形器

2. 前臂骨折

（1）诊断　左前臂病理性骨折。

（2）装配矫形器的目的　制动。

（3）矫形器处方　装配静态肘矫形器，对前臂及肘关节进行固定（图 2–29）。

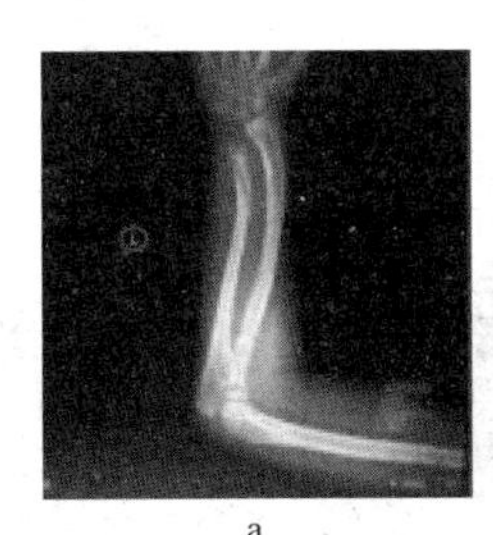

a

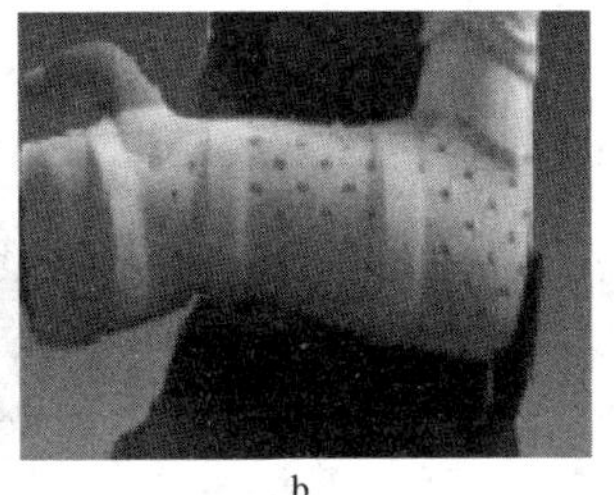

b

图 2–29　前臂骨折应用例

a. X 线片；b. 患者穿戴矫形器

3. 先天畸形术后

（1）诊断　骨肿瘤导致左前臂骨骼发育不全，术后。

（2）功能障碍　肘关节屈曲活动受限。

（3）装配矫形器的目的　在受保护的条件下进行功能训练。

（4）矫形器处方　装配动态肘矫形器进行术后康复锻炼（图 2–30）。

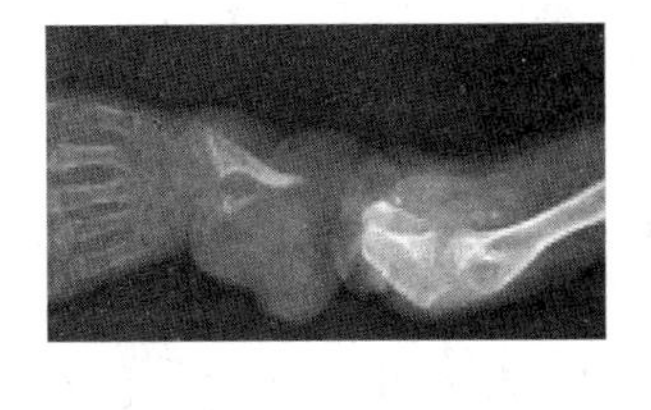

a

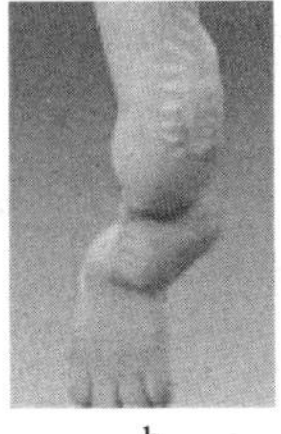

b

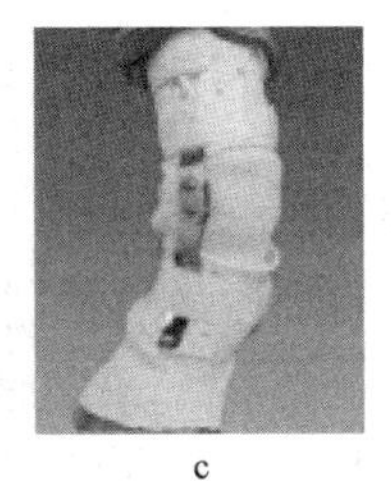

c

图 2–30　先天畸形术后应用例

a. X 线片；b. 外观；c. 患者穿戴矫形器

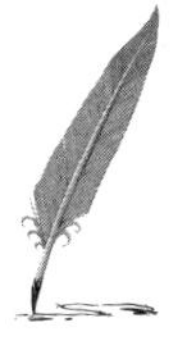

（六）肩矫形器应用

1. 肱骨骨折

（1）诊断　右臂肱骨干骨折。

（2）装配矫形器的目的　骨折复位后制动。

（3）矫形器处方　装配静态肩肘矫形器，对肩关节、肘关节和上臂进行制动。肘关节固定于屈曲90°（图2-31）。

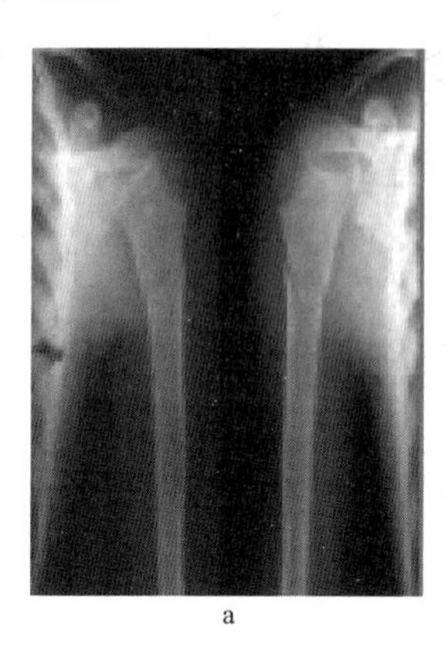
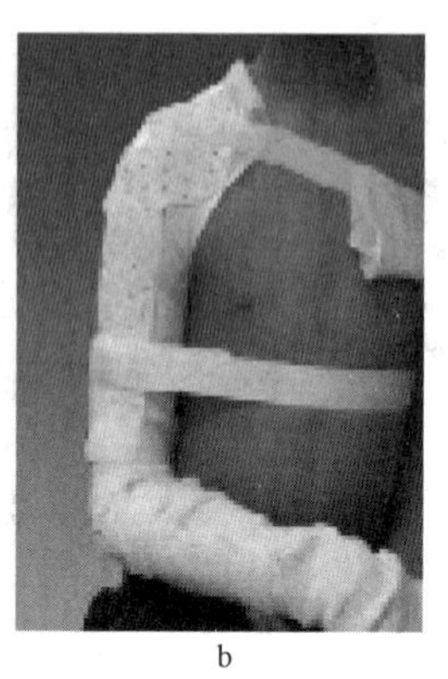

a　　b

图2-31　肱骨干骨折应用例

a. X线片；b. 患者穿戴矫形器

2. 肩关节术后

（1）诊断　右侧肩关节术后。

（2）装配矫形器的目的　术后制动。

（3）矫形器处方　装配静态矫形器保持肩关节外展15°、外旋30°（图2-32）。

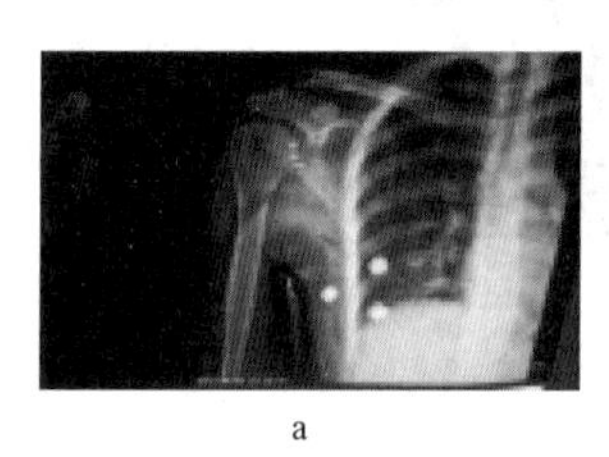
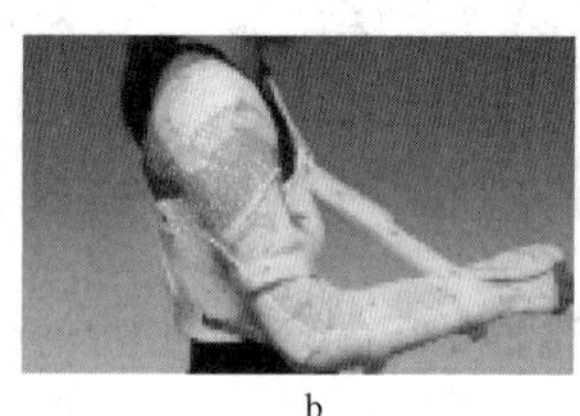
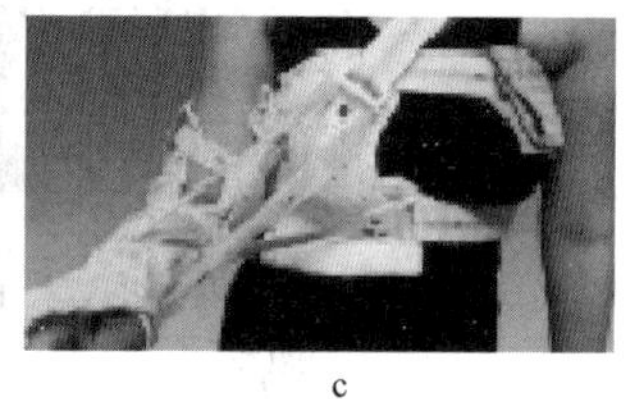

a　　b　　c

图2-32　肩关节术后应用例

a. X线片；b. 矫形器侧面图；c. 矫形器正面图

扫码“学一学”

第四节　脊柱矫形器

一、脊柱矫形器的生物力学基础

（一）脊柱生物力学特点

脊柱维持人体的平衡，承受了许多不同类型的力，如压缩、拉伸、弯曲、扭转及剪切。人体脊柱是一个通过杠杆、运动轴、致动体和限制体操纵的结构。这个力学复合体不仅柔韧性好、运动范围广，且非常坚固稳定。脊柱被稳定在一个静态平衡的功能位置，或被稳定在一个能发挥良好功能的动态平衡的功能位置。肌肉是维持其平衡稳定的重要因素。正常情况下靠肌肉的收缩和松弛来达到脊柱的静态和动态平衡。为了完成需要的体位的

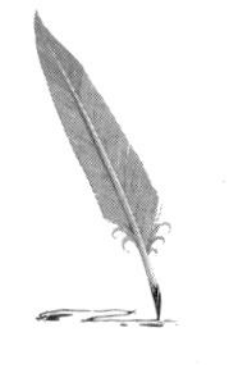

平衡和稳定，肌肉随时都处在适应性变化状态中。另外，脊柱的关节、韧带、椎间盘等结构，不但帮助肌肉正常功能的发挥，也支持肌肉为稳定和平衡脊柱的正常功能而起作用。

冠状面内，脊柱两旁诸肌肉对称，脊柱呈直立形态。当某种因素造成两旁肌肉不对称失去平衡时，则可出现侧弯，并出现多种因代偿相继出现的异常。当两侧下肢长度不等时，重心偏离正中面而破坏脊柱平衡。为了重建新的平衡，脊柱产生向长肢侧的倾斜。为保持头部端正，脊柱呈 S 形弯曲。

矢状面内，脊柱前和脊柱后的肌肉维持脊柱正常的生理弧度。当维持脊柱生理弧度的诸肌肉失去平衡，则可出现过伸、过屈或弧度消失、弧度加剧等异常。为了维持新的平衡，脊柱的其他部位会出现代偿性弯曲。例如，胸椎过度后凸会通过增大腰椎前凸的弯度来保持平衡。反之亦然，腰椎过度前凸会引起胸椎过度后凸。

有很多因素会影响肌腱和韧带的生物力学特性。最常见的包括老化、妊娠、活动及制动、糖尿病、使用类固醇或非类固醇消炎药或血液透析等，肌腱韧带会随着所受负荷而重建。

（二）脊柱矫形器的生物力学功能

1. 矫正　通过被动或主动的方式矫正脊柱畸形，改善脊柱对线，使脊柱恢复正常对线关系。以矫正为主要目的的脊柱矫形器称为矫正性脊柱矫形器，其中的典型代表为脊柱侧弯矫形器。

（1）被动矫正　矫形器通过三点压力系统利用压力垫对人体特定部位施加矫正畸形的作用力，达到矫正目的。

（2）主动矫正　通过矫形器上特殊的窗口设计，使穿戴者通过自身的呼吸运动产生矫正畸形的作用力，达到矫正目的。

2. 控制脊柱运动　通过被动或主动的方式来限制脊柱的活动方式与活动范围、引导脊柱向特定方向运动、控制脊柱姿态。以控制脊柱运动为主要目的的脊柱矫形器称为固定性脊柱矫形器。

（1）被动控制　指矫形器利用三点压力系统或流体压力原理，以对人体躯干施加压力的方式来实现控制脊柱运动的目的的控制方式。

（2）主动控制　指通过极限位置的压力提示穿戴者自主减小躯干活动或调整躯干姿势以避让压力，从而实现控制脊柱运动的目的的控制方式。在矫形器的特定部位设计限制活动范围的压力垫。当人体穿着矫形器的活动达到设定的活动极限位置时，矫形器的压力垫会压迫相应人体部位，产生压力提示作用。穿戴者在压力提示下自主进行避让压力的运动。当穿戴者的活动没有触及极限位置时，压力垫不提示压力。主动控制的优势是让穿戴者通过自身机体组织主动控制脊柱活动和姿态。但也存在失效的风险：①压力垫所设定的极限位置不合理造成不能产生有效的压力提示，从而不能准确限定活动范围或身体姿势；②穿戴者对压力提示不做出正确反应，达不到发挥主动控制的效果。

3. 局部免荷　通过矫正脊柱弯曲、改善脊柱对线对局部承载较大的椎骨、椎间关节、椎间盘、韧带、肌肉等组织进行免荷，改善其受力状况。通过提高腹腔压力减轻脊柱伸肌的负担，改善胸椎、腰椎及椎间盘的轴向负荷。

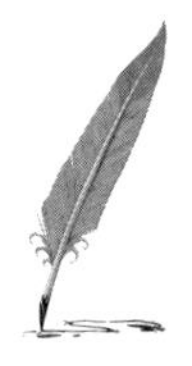

二、类型结构与功能作用

（一）结构特征

根据主体材料特性将脊柱矫形器分为软性脊柱矫形器和硬性脊柱矫形器。

1. 软性脊柱矫形器　用织物、发泡材料等软性材料制作的脊柱矫形器。

2. 硬性脊柱矫形器　用热塑板材、金属框架等硬性材料制作的脊柱矫形器。硬性脊柱矫形器对脊柱运动的控制程度高于软性脊柱矫形器。矫正性脊柱矫形器均为硬性矫形器。

（二）结构类型

1. 颈椎矫形器

（1）围领　属软性固定性矫形器，大多为制成品。结构分为带下颌托和不带下颌托、高度可调和不可调等形式。带下颌托的围领可较好控制颈椎的屈伸活动。没有下颌托的围领通过与皮肤接触给患者以压力提示。当患者颈部运动较大时，提示患者控制颈椎轻度屈伸。

（2）模塑式颈椎矫形器　用热塑性塑料通过模塑成型制作而成，属硬性矫形器。由前后两片组合而成，穿戴于颈部。矫形器下端支撑于胸廓上部，上端支撑于枕骨和下颌骨，对颈椎活动的限制程度较高。

（3）支条式颈椎矫形器　由下颌托、枕骨托、胸廓支撑垫、支条构成，属硬性矫形器。支条位于颈椎的前方和后方，将支撑头部的下颌托和枕骨托与胸廓支撑垫连接起来，成为整体。支条长度可以调节。该矫形器能最大程度地限制颈椎各方位的活动。

2. 腰骶矫形器和胸腰骶矫形器

（1）软性腰骶矫形器和胸腰骶矫形器　通常称为腰围或围腰（图 2－33），是脊柱矫形器中大量应用的一类矫形器。其主要材料为织物。根据需要，可沿竖直方向在后面、侧面、前面插入强度、弹性和长度不等的钢条，以增强矫形器整体刚性。该矫形器：①通过流体压力原理提高腹腔压力，增强腰骶部的稳定性，改善脊椎及其周围肌肉在承重时的负荷；②通过织物和钢条限制脊柱运动，稳定关节，消除疼痛。

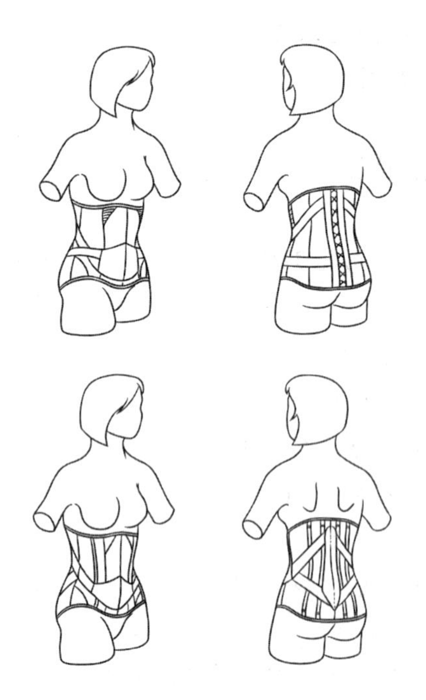

图 2－33　腰围

（2）屈伸控制式腰骶矫形器　又称奈特型矫形器，为框架式结构的硬性矫形器。后部为坚固的硬质框架，通常由金属支条或热塑性塑料制成。上缘高度位于胸腰过渡段，下缘高度位于骶骨部。前部为织物腹托（图 2－34）。腹托对人体施加压力以增大腹腔压力。该矫形器能够：①限制腰椎的伸展、屈曲、侧屈及旋转活动，稳定腰椎和腰骶部；②通过增大腹腔压力改善脊椎及其周围肌肉在承重时的负荷，增强脊柱稳定性；③通过增大腹腔压力对脊柱进行牵引以减小腰椎前凸等。

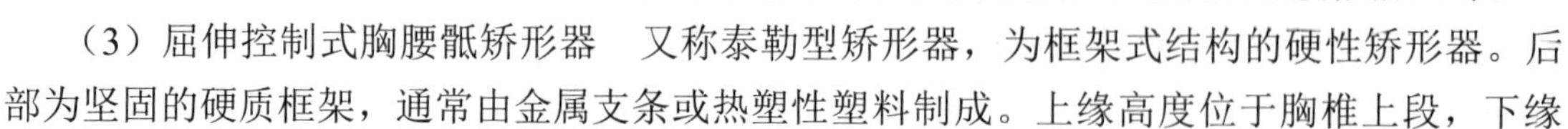

（3）屈伸控制式胸腰骶矫形器　又称泰勒型矫形器，为框架式结构的硬性矫形器。后部为坚固的硬质框架，通常由金属支条或热塑性塑料制成。上缘高度位于胸椎上段，下缘

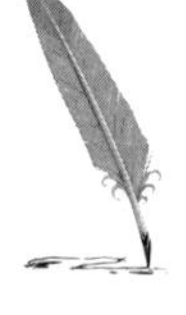

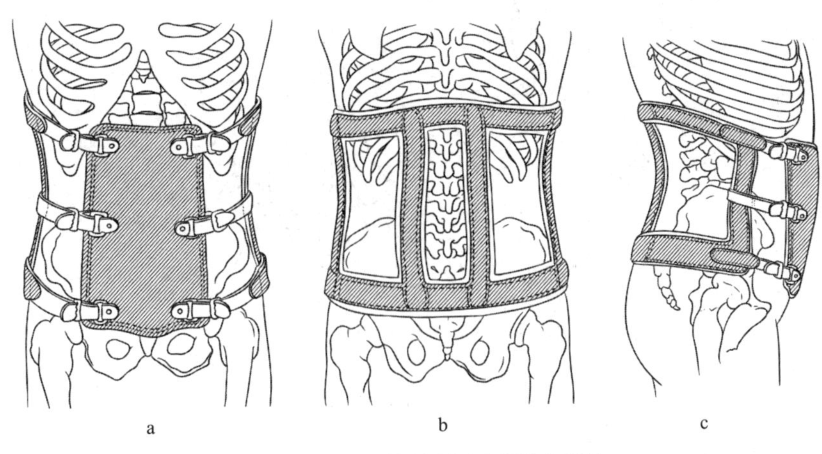

图 2–34　屈伸控制式腰骶矫形器

a. 前面；b. 背面；c. 侧面

高度位于骶骨部，上部有固定肩部的带子。前部为织物腹托（图 2–35）。腹托对人体施加压力以增大腹腔压力。该矫形器：①能限制胸腰椎的屈曲、伸展、侧屈、旋转活动，稳定脊柱；②通过增大腹腔压力改善脊椎及其周围肌肉在承重时的负荷，增强脊柱稳定性；③通过增大腹腔压力对脊柱进行牵引以减小腰椎前凸等。

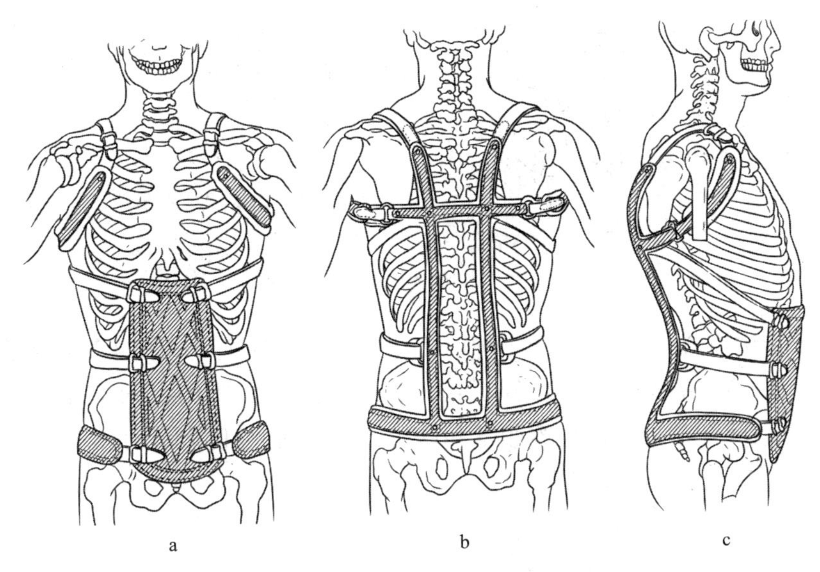

图 2–35　屈伸控制式胸腰骶矫形器

a. 前面；b. 背面；c. 侧面

（4）前屈控制式胸腰骶矫形器　又称过伸框架式胸腰骶矫形器，或朱厄特式矫形器。为金属框架式结构的硬性矫形器（图 2–36）。前侧上部的压力垫支撑于胸骨部位，下部的压力垫支撑于耻骨联合部位。后侧中部的压力垫支撑于胸腰过渡段。三个压垫之间通过支条、金属板和皮带相连。形成的三点压力系统将脊柱维持在伸位，限制脊柱前屈。侧方支条具有限制脊柱侧屈及转动的作用。

（5）模塑式胸腰骶矫形器　泛指用热塑性塑料通过模塑成型制成的穿戴于胸腰骶部的矫形器（图 2–37），属硬性矫形器。其中既有固定性矫形器，又有矫正性矫形器。该类矫形器的形

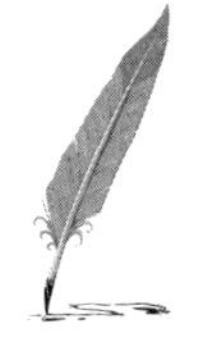

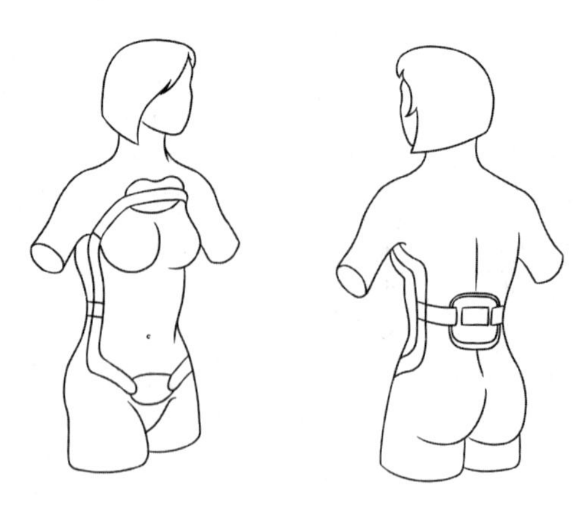

图 2-36　过伸框架式矫形器

式变化较多。有前侧开口、后侧开口、侧方开口等多种开口方式和穿戴方式。开口处多用搭扣带系紧。根据需要，可安装一些支条、横条进行加固。脊柱侧弯矫形器大多是这种结构类型。

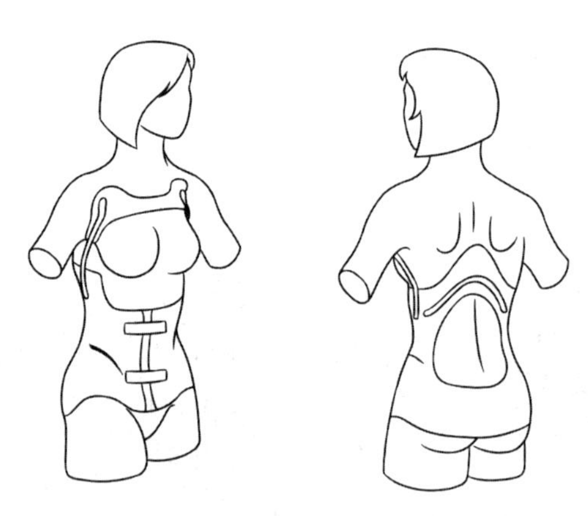

图 2-37　模塑式胸腰骶矫形器

（6）贝克式胸腰骶矫形器　专指一种前后两片式结构的模塑式胸腰骶矫形器。穿戴时前后两片在两侧搭接，用皮带系紧（图 2-38）。后片上部支撑于肩胛骨下的胸廓上，下部支撑于骶骨上，中间开窗。前片包容腹部和肋弓下缘，对腹部施加压力。形成的三点压力系统对腰椎前凸具有较强的矫正作用。

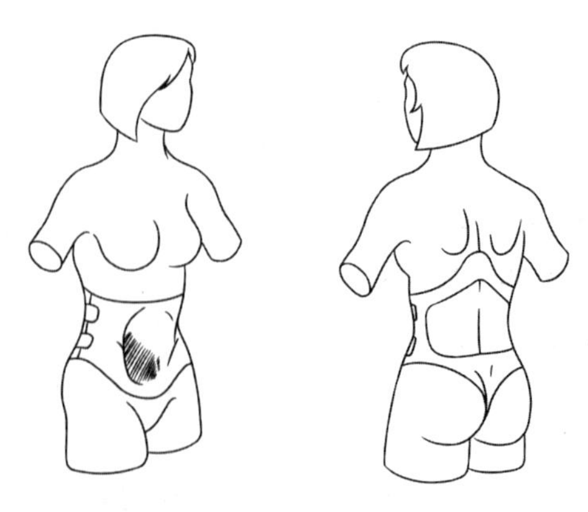

图 2-38　贝克式胸腰骶矫形器

三、临床应用

考点提示 脊柱矫形器应用。

（一）青少年特发性脊柱侧凸

脊柱侧弯矫形器属硬性矫正性矫形器，在青少年特发性脊柱侧凸的非手术治疗中占有重要位置，是脊柱侧凸康复治疗的重要手段之一。它可以阻止侧凸的发展，部分或完全矫正脊柱侧凸，使患者避免手术。对Cobb角度小于45°的青少年特发性脊柱侧凸，脊柱侧弯矫形器可取得明显的矫正效果。对于侧凸角度较大、柔软度相对较差的脊柱侧凸或先天性脊柱侧凸，矫形器可控制脊柱侧凸的发展，以利于择机手术，提高手术效果。

1. 常用脊柱侧弯矫形器

（1）波士顿矫形器　波士顿哈巴德大学儿童医院的霍尔（Hall）等人在综合各类脊柱侧弯矫形器的设计原理和力学矫正方法的基础上，开发出了一种矫正脊柱侧凸的半成品矫形器。因应用广泛而被称为波士顿矫形器。该矫形器为后侧开口的模塑成型的系列化预制半成品。使用时根据患者的躯干尺寸和侧凸部位，选择适合的型号并剪切、修整上下边缘。根据强度要求选择是否安装支条。根据生物力学的矫正原理，在特定区域粘贴压力垫，以构成矫正畸形的三点压力系统。斜位压垫产生的在额状面内的三点压力系统用于矫正侧向弯曲，在水平内的分力用于矫正椎体旋转。腹托的压力用于增大腹腔压力以对脊柱进行纵向牵引。波士顿矫形器适用于Cobb角小于45°、顶椎在腰椎和下胸椎段（T10以下）的脊柱侧凸。

（2）色努矫形器　该矫形器因法国矫形外科医生色努先生于1970年代中期创制而得名，同时具有被动矫正和主动矫正作用。该矫形器通过合理设置压力区和释放区，结合生长机制、呼吸训练和体疗等措施，通过对脊柱侧凸采取被动矫正和主动矫正，实现抗旋、伸展、矫正侧向弯曲的矫正目的。压力区形成的三点压力系统作用于脊柱，对脊柱侧向弯曲和水平面内的旋转进行三维被动矫正。与压力区相对的释放区用于引导脊柱在三点压力作用下及呼吸运动作用下向着减轻弯曲和旋转的方向运动，以实现主动矫正。腹部压力用于增大腹腔压力以对脊柱进行纵向牵引。色努矫形器适用于T6以下，Cobb角小于45°的脊柱侧凸。

（3）密尔沃基矫形器　属颈胸腰骶矫形器，由骨盆围托、颈胸腰骶椎支条、颈环、胸椎垫、腰椎垫、肩套、腋窝吊带等构成（图2-39）。用以矫正T6以上的脊柱侧凸。

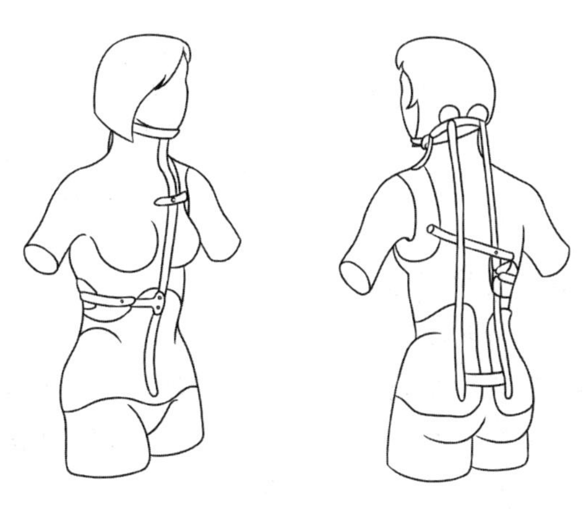

图2-39　密尔沃基矫形器

2. 脊柱侧凸患者临床评估

（1）基本信息采集　包括年龄、性别、病史、遗传史、过敏史、身体发育状况、矫形器穿戴情况、其他治疗情况等。

（2）特检与评估

①观察双肩是否水平与对称、乳房、腰三角、背部云纹是否对称。

②观察脊柱矢状面内的颈椎前凸，胸椎后凸，腰椎前凸和骶椎后凸四个生理弯曲是否正常。

③观察皮肤颜色有无特殊状况，标记位置。

④通过弯腰试验检查胸廓有无隆凸。

⑤通过观察经过 C7 棘突的垂线是否偏离臀中沟初步评估脊柱冠状面平衡。

⑥采用牵引、侧屈或抗阻力试验评估脊柱柔韧性。

⑦在站立位脊柱正位 X 线片上测量脊柱侧凸的 Cobb 角。

⑧在站立位脊柱正位 X 线片上用 Nash-Moe 方法评估椎体旋转。

⑨在站立位脊柱正位 X 线片上用 Risser 征评估骨骼成熟度。

⑩在站立位脊柱正位 X 线片上用经过 C7 棘突或椎体中心的垂线与骶骨中垂线或 S1 棘突中心之间的距离来评估脊柱冠状面平衡。

⑪在站立位脊柱正位 X 线片上直观评估骨盆对称性。

3. 脊柱侧弯矫形器的功能评估

（1）评估矫形器是否符合处方要求。

（2）评估功能

①评估脊柱的偏移是否得以矫正。

②评估脊柱在额状面、矢状面、水平面内的对线是否改善，侧凸 Cobb 角和椎体旋转是否减小，冠状面平衡是否改善。

③评估呼吸。矫形器不能明显影响呼吸。矫形器穿戴者在深呼吸时不能引起压迫或疼痛，在中等程度运动后没有胸闷气短的现象。对于利用呼吸运动进行矫正的色努矫形器等，呼吸运动确实发挥了主动矫正的功能。

④评估软组织受压状况。通过询问、脱下矫形器后观察受压区域皮肤颜色变化等评估软组织受压状况是否合理。

⑤评估舒适性。重点关注髂前上棘、髂嵴和第十二肋骨等处是否有压痛。

（3）穿戴评估

①评估穿戴的难易程度。矫形器易于穿戴；用于穿戴的开口处宽度不应大于 1.5cm，且应安装衬垫，不挤压患者身体。

②评估坐下动作。让患者坐在硬质板椅上。矫形器下缘既不压迫身体，又不支撑于椅面。患者前屈最大可达 45°。

③评估系鞋带、如厕等日常生活活动。

④评估穿戴矫形器站立和行走状况。

（4）外观评估　矫形器应外观平整，内外表面平滑，边缘打磨平滑。

（5）坚固性评估　矫形器应具有一定的坚固性。热塑板材和金属支条应有足够的强度。粘扣带应无明显弹性，粘合牢固，与矫形器连接牢固。

（6）脊柱侧弯矫形器效果评估

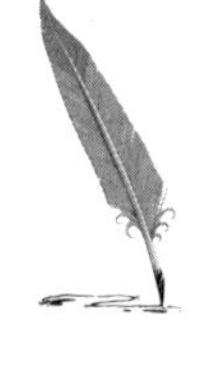

①脊柱侧凸角度得到改善。通常情况下，如果初次穿戴矫形器时能使侧弯 Cobb 角降低 40%以上，则说明治疗效果较好。

②椎体旋转得到改善。通常情况下，如果初次穿戴矫形器时能使旋转度减少一个级别以上，则说明治疗效果较好。

③冠状面平衡得到改善。

4. 应用举例 杨某，女，16 岁，T5～L4 胸腰段脊柱侧凸，顶椎为 T10（图 2－40）。初诊脊柱侧凸 cobb 角为 32°，椎体旋转度为Ⅰ度。没有佩戴脊柱侧弯矫形器史。为其配置了一具色努矫形器。X 线片显示为佩戴脊柱矫形器的矫正状况。在穿戴矫形器过程中辅助进行游泳、单杠练习、瑜伽操锻炼。

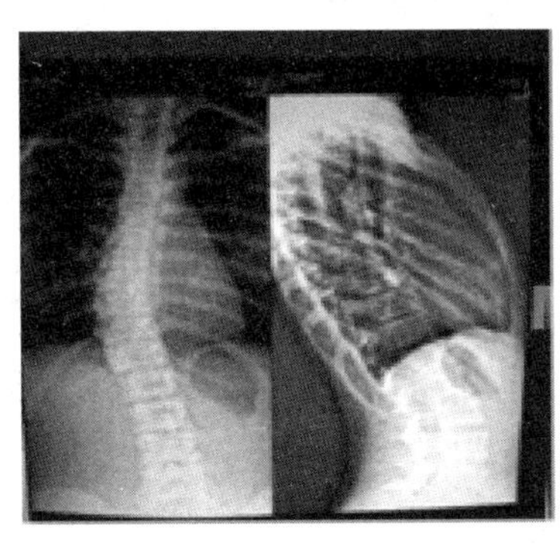
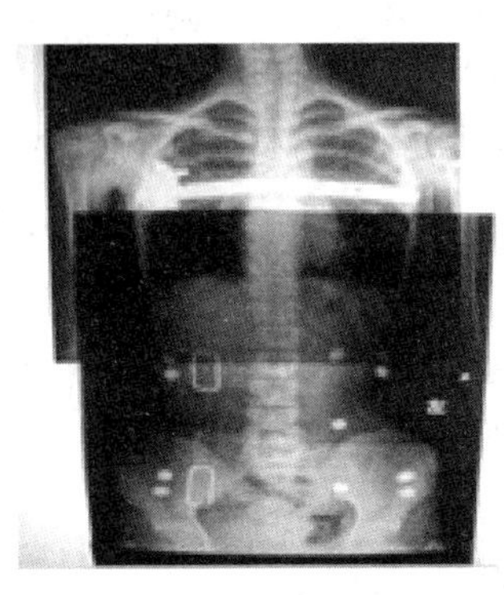

图 2－40 脊柱侧凸矫形器应用例

左：穿戴矫形器前；右：穿戴矫形器后

5. 穿戴及维护 应尊医嘱穿戴脊柱矫形器，并在指导下进行体疗和呼吸训练。穿戴矫形器初期，尤其需要用户本人和家长密切配合。

初始穿戴时，每隔两小时，脱下矫形器查看皮肤是否变红，有否压力点。如果皮肤受到损伤并出现压力点，应停止穿戴矫形器，直至皮肤颜色恢复正常。穿戴如无不良反应，则每天应穿戴 12 小时，就寝时亦可穿戴。以后，白天穿戴 16 小时，夜间可短时穿戴，逐渐加长穿戴时间，直至每天穿戴 22～23 小时。每隔四小时检查皮肤状况。皮肤损伤时请就医。就餐时可松开矫形器搭扣。

每天用中性浴液清洗皮肤。用清水和中性皂液清洗矫形器，擦干。

在治疗师指导下进行穿戴矫形器和脱去矫形器的体疗训练。定期复查，了解穿戴情况，观察治疗效果。制定下一阶段的治疗方案，确定是否须更换矫形器等。

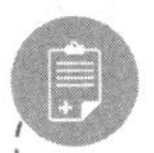

知识拓展

脱下矫形器后利用呼吸进行主动矫正的体操训练

在穿戴脊柱侧弯矫形器期间，可在治疗师指导下，脱下矫形器进行体操训练。针对不同侧弯类型采用不同的训练方法。下面介绍一种利用呼吸进行主动矫正的体操训练。

1. 初始位置 患者于肋木前坐在瑜伽球或防滑椅子上，外展外旋大腿，稳定躯干。将胸凸侧靠近肋木的外侧边缘，留出足够空间允许将胸凸侧移向凹侧。胸凸侧的手握着位于眼水平的横肋，胸凹侧的手则在腰水平握着横肋。屈曲双肘令上臂在冠状面上与肋木的横肋平行，让患者向胸凹侧平移，打开胸凹侧。注意纠正矢状面曲线。

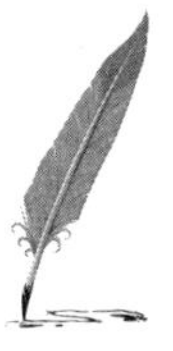

2. 利用呼吸进行主动矫正 在初始位置进行呼吸运动。吸气时，给予患者胸凹侧刺激，引导患者将气吸入胸凹侧，呼气时，胸凹侧手增加向外的张力，同时收紧躯干肌肉，将胸凸侧脊柱用力推向胸凹侧。注意在主动矫正过程中保持头与脊柱在一条直线上。反复练习。

（二）脊柱软组织损伤

1. 颈痛 颈部长时间保持同一位置或颈椎对线不良、颈部用力过伸、颈紧张综合征、神经根压迫等因素可导致颈痛。佩戴围领可保持颈部处于良好位置，防止出现颈伸展或头前伸位的体位，改善颈部生物力学，降低导致颈痛的诱因。

2. 椎间盘突出症 颈、腰椎间盘突出是椎间盘退行性改变刺激、压迫神经而引起的系列症状。穿戴矫形器的目的是保持颈部或腰部正常生理曲度；控制椎间盘突出部位过度前屈或后伸、侧屈运动，降低出现椎间盘突出的风险。可根据病情程度和对脊柱运动控制程度的要求选择不同类型的颈部矫形器、腰骶或胸腰骶矫形器。

3. 腰骶部损伤 腰骶部损伤可导致慢性下腰痛，可伴有一侧或两侧下肢痛、马尾神经症状等。穿戴腰围可控制腰椎屈曲运动，减轻椎体间的压力，对活动中的腰骶部进行保护，以减轻腰骶部疼痛症状。

（三）脊椎骨折与脱位

1. 颈椎骨折与脱位 对于颈椎稳定型骨折与脱位，无论是否手术治疗，均可选择屈伸旋转控制式的颈胸矫形器或屈伸侧屈旋转控制式颈胸矫形器；对于颈椎不稳定型骨折患者可选用哈罗式颈胸矫形器。

2. 胸椎和腰椎骨折 主要由暴力或骨质疏松引起。骨折处明显压痛，并伴有局部疼痛、腰背部肌肉痉挛，不能站立，甚至翻身困难。脊柱各向活动均受限。对于单纯椎体骨折而无神经症状或无明显压缩、移位者，无需复位，可选用具有控制屈伸侧屈功能的胸腰骶矫形器来控制脊柱活动，稳定脊柱。对于伴有脊髓损伤的不稳定型骨折，所用的胸腰骶矫形器还应加强对脊柱旋转的控制。

3. 腰骶椎滑脱 椎骨滑脱通常发生在L5～S1之间。对Ⅰ度和Ⅱ度的轻度滑脱可选用腰骶矫形器，控制脊柱后伸和侧屈。对于大于Ⅱ度的严重椎骨滑脱可在手术治疗后再佩戴脊柱矫形器加以保护、巩固手术效果。

（四）脊髓损伤

1. 急救现场的矫形器应用 在急救现场可用成品固定性脊柱矫形器先固定患者再搬动，以防止移动过程中的二次损伤。常用于现场急救的成品矫形器有费城颈托、前屈控制式胸腰骶矫形器等。

2. 恢复期的矫形器应用 在脊髓损伤修复早期，可采用脊柱矫形器控制脊柱活动范围，稳定保护脊柱，促进修复。可根据损伤部位和对脊柱活动的控制要求选择固定性颈胸矫形器、颈胸腰骶矫形器、胸腰骶矫形器、腰骶矫形器。

3. 功能训练期的矫形器应用 在此阶段，矫形器主要用于促进患者“恢复”站立行走功能，以促进日常生活能力的整体提高，防止并发症。可采用软式脊柱矫形器或屈伸控制脊柱矫形器来支撑、稳定脊柱，对运动中的脊柱进行保护。与下肢矫形器一起使用，可进行直立行走训练。

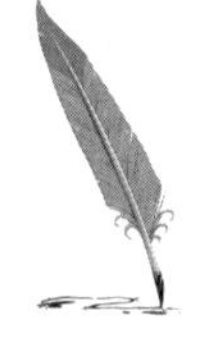

（五）脊柱疾病

1. 脊柱结核术后　脊柱结核病灶清除术中可能切除椎体、椎间关节、椎板等而使脊柱稳定性下降。术后可采用固定性矫形器来维持脊柱稳定性、控制运动、促进病变部位修复和植骨融合愈合。

2. 强直性脊柱炎　可导致纤维性或骨性强直和畸形。应用固定性矫形器可限制脊柱的屈曲活动，减轻疼痛，预防脊柱畸形。

3. 先天性脊柱裂　主要分为脊柱潜在畸形而无症状的隐性脊柱裂和有明显症状的囊性脊柱裂两类。对于隐性脊柱裂，如患儿未发育成熟，应装配矫正性脊柱矫形器矫正患儿畸形；如已发育成熟，应考虑固定性脊柱矫形器稳定脊柱。对于囊性脊柱裂应在手术治疗后佩戴固定性脊柱矫形器；如有下肢功能障碍，还应佩戴下肢矫形器。

4. 椎体肿瘤继发性病理骨折　佩戴固定性脊柱矫形器对脊柱进行保护，可缓解患者疼痛、改善或维持神经功能和恢复脊柱结构完整性。

（六）脊柱后凸畸形

先天性脊柱畸形、脊柱创伤、结核等多种疾病可以导致脊柱胸椎后凸角度增大。正常人胸椎生理性后凸 Cobb 角小于 50°，后凸顶点在 T6～T8 处，与腰椎前凸形成平衡的生理弧度，维持最佳生理曲线和身体平衡。对于 Cobb 角小于 60° 的脊柱后凸畸形，可选用屈伸控制式胸腰骶矫形器。

本章小结

矫形器是一种用于改变神经肌肉和骨骼系统的功能特性或结构的体外装置，分为上肢矫形器、下肢矫形器和脊柱矫形器三个基本类型，具有矫正畸形、控制关节活动、免荷、补偿下肢长度的生物力学功能。矫形器装配包括患者评估、矫形器处方的制定、矫形器的设计与制造、矫形器的使用训练与功能评估、矫形器的交付使用等程序。患者评估的重点是身体评估，但还应包括病史、社会背景和职业、动机、经济负担、使用环境等方面的评估。在矫形器服务中，应围绕康复目标合理应用矫形器，做好患者教育工作，提示并积极预防副作用的发生。

下肢矫形器主要包括足矫形器、踝足矫形器、膝踝足矫形器、膝矫形器、髋矫形器、髋膝踝足矫形器等类型，主要由关节、界面和连接部件组成。界面决定了矫形器的施力部位和方式，关节控制着矫形器的运动方式、运动范围、运动的阻力或助力特性。下肢矫形器设计的核心是界面设计和关节选用。界面和关节根据治疗需要而定。下肢矫形器的对线应符合患肢自身的或矫正后的肢体轴线，并考虑下肢承重的直立稳定性。下肢矫形器施加在穿戴部位的力对下肢整体甚至脊柱都有影响作用。下肢矫形器的应用效果主要从适合性、静态对线和步行能力等方面进行评估。

上肢矫形器主要包括手矫形器、腕手矫形器、肘腕手矫形器、肘矫形器、肩矫形器、肩肘腕手矫形器等类型，每种类型都有静态矫形器和动态矫形器之分。静态矫形器不能活动，用于矫正上肢畸形或对上肢关节进行静置。动态矫形器能活动，还可在活动部位安装弹性元件提供阻力或助力，多用于上肢的功能训练和动态矫正。

脊柱矫形器主要包括脊椎矫形器、颈胸矫形器、腰骶矫形器和胸腰骶矫形器。功能上

分为固定性矫形器和矫正性矫形器，结构上分为软性矫形器和硬性矫形器。固定性矫形器主要用于限制脊柱活动。硬性矫形器的固定效果强于软性矫形器。矫正性矫形器的典型应用是脊柱侧弯矫形器。常用的脊柱侧弯矫形器有波士顿矫形器、色努矫形器和密尔沃基矫形器。脊柱侧凸的高度是选择脊柱侧弯矫形器类型的关键因素。Cobb 角、椎体旋转、冠状面平衡是设计脊柱侧弯矫形器和评估其效果的重要依据。

（方 新 赖 卿）

习 题

扫码“练一练”

一、单项选择题

1. 矫形器的生物力学功能包括（　　）。
   A. 矫正畸形、控制关节活动、免荷、补偿下肢长度
   B. 矫正畸形、静置、免荷、补偿肢体长度
   C. 矫正畸形、控制关节活动、补偿下肢长度、稳定关节
   D. 矫正和预防畸形、促进关节活动、补偿肢体长度
   E. 矫正和预防畸形、稳定关节、免荷、补偿下肢长度
2. 根据矫形器的定义，下列描述中正确的是（　　）。
   A. 矫形器对神经系统有直接作用　　B. 内固定钢板属于矫形器
   C. 矫形器主要用于改变运动功能　　D. 内置膝关节属于矫形器
   E. 功能性电刺激属于矫形器
3. 患者穿戴固定性踝足矫形器步行时，患者的（　　）。
   A. 踝关节运动功能受影响，膝关节运动功能不会受影响
   B. 踝关节运动功能不受影响，膝关节运动功能不受影响
   C. 踝关节运动功能不受影响，膝关节运动功能会受影响
   D. 踝关节运动功能受影响，膝关节运动功能也会受影响
   E. 踝关节不能活动，膝关节也不能活动
4. 对装配矫形器的患者进行检查评估时，（　　）。
   A. 需检查受损关节的活动范围，不需检查其相邻关节的活动范围
   B. 需检查受损关节的肌力，不需检查其相邻关节的肌力
   C. 需检查受损肢体的运动功能，不需关注其经济状况
   D. 需检查受损肢体的运动功能，不需评估其生活环境
   E. 不仅要检查评估身体功能，而且要检查评估环境
5. 膝踝足矫形器穿戴于人体的部位是（　　）。
   A. 从足部至小腿　　B. 从足部至髋关节以下的大腿部位
   C. 从踝部至髋关节以下的大腿部位　　D. 踝足部位
   E. 膝部
6. 肘矫形器穿戴于人体的部位是（　　）。
   A. 前臂部位和上臂部位　　B. 从手至肘关节以下的前臂部位
   C. 从手至肩关节以下的上臂部位　　D. 上臂部位

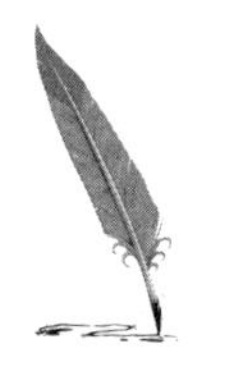

E. 前臂部位

7. 胸腰骶矫形器穿戴于人体的部位是（　　）。

A. 从骶椎至颈椎的躯干部位　　B. 从骶椎至胸椎的躯干部位

C. 与骶椎和腰椎相应的躯干部位　　D. 与腰椎和胸椎向应的躯干部位

E. 与胸椎相应的躯干部位

8. 胸腰骶矫形器穿戴于人体的部位是（　　）。

A. 从骶椎至颈椎的躯干部位　　B. 从骶椎至胸椎的躯干部位

C. 与骶椎和腰椎相应的躯干部位　　D. 与腰椎和胸椎向应的躯干部位

E. 与胸椎相应的躯干部位

9. 定制矫形器的制造一般包括（　　）等生产工艺技术。

A. 测量、取型、修型、成型、组装、试样调整、成品加工

B. 扫描、测量、修型、3D 打印、组装、试样调整、成品加工

C. 准备、扫描、修型、3D 打印、组装、试样调整、成品加工

D. 测量、取型、修型、3D 打印、组装、试样调整、成品加工

E. 测量、扫描、修型、成型、成品加工、试样调整

10. 矫形器设计通常包括（　　）两个方面。

A. 界面设计和材料选择　　B. 功能部件选择和材料选择

C. 生物力学设计和结构设计　　D. 生物力学设计和材料选择

E. 界面设计和结构设计

11. 与金属、塑料矫形器相比，（　　）是碳纤矫形器所特有的优势。

A. 强度高　　B. 重量轻　　C. 材料透气　　D. 不能修改

E. 重量轻、强度高

12. 对于轻微膝关节韧带损伤使用膝矫形器进行保守治疗时，矫形器发挥的作用有（　　）。

A. 助动膝关节　　B. 修复韧带

C. 对膝关节进行抗阻训练　　D. 限制膝关节活动

E. 增强膝部肌力

13. 对于尺神经损伤，应首选（　　）矫形器来保持手的功能位。

A. 静态掌指　　B. 动态掌指　　C. 静态手指　　D. 动态手指

E. 动态腕手

14. 对于因屈肌挛缩造成的指间关节伸展受限，可用（　　）。

A. 静态手指矫形器限制该关节伸展

B. 动态手指矫形器限制该关节伸展

C. 静态手指矫形器对该关节屈肌进行长时间低强度牵引

D. 动态手指矫形器辅助该关节屈曲

E. 动态手指矫形器对该关节伸肌进行长时间低强度牵引

15. 脊柱侧弯矫形器通常适用于 Cobb 角度小于（　　）的青少年特发性脊柱侧凸。

A. 25°　　B. 35°　　C. 45°　　D. 55°

E. 65°

二、共用题干型选择题

患者男，56 岁，中风导致右侧肢体瘫痪。瘫痪侧下肢能行走。但行走时腿画圈、脚拖地、支撑期踝关节外翻。

1. 若该患者髋、膝关节被动活动无障碍，应建议为其装配（　　）。

A. 足矫形器　　B. 踝足矫形器

C. 膝踝足矫形器　　D. 腕手矫形器

E. 手矫形器

2. 在患者装配矫形器后，应嘱咐患者或照护人员（　　）。

A. 妥善放置矫形器

B. 早晚穿戴矫形器各一小时

C. 关注患者皮肤受到矫形器压迫的状况

D. 避免在脱下矫形器后活动患者关节

E. 尽量避免穿着矫形器承重

三、思考题

程某某，男，36 岁，脊髓灰质炎后遗症患者，右侧小腿麻痹，左侧下肢正常。无其他肢体障碍和畸形。后遗症期间未进行任何治疗。直立跛行。右侧踝关节背屈 0°～5°，跖屈 0°～10°，活动受限。呈僵硬性外翻畸形，不能内翻活动。右侧膝关节屈肌肌力 4 级，伸肌肌力 3 级，背屈肌肌力 1 级；跖屈肌肌力 2 级。其他肌肉力量正常。双侧下肢长度不等，右侧比左侧短 2.5cm。试为该患者制定矫形器康复方案。

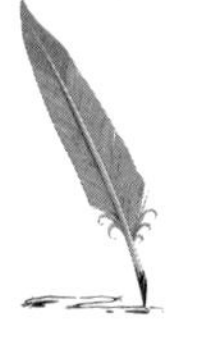

第三章

假肢技术

学习目标

1. **掌握** 假肢、接受腔、假肢对线概念；假肢类型和名称；假肢的使用训练。

2. **熟悉** 残肢特点、假肢装配程序、截肢者评估、上肢和下肢假肢功能评估。

3. **了解** 假肢装配典型工艺技术、上肢和下肢假肢结构。

4. 学会对截肢患者进行临床评估，提出假肢处方建议；学会对患者使用假肢进行使用训练和功能评估。

5. 具备团队意识和责任意识，融入到假肢装配服务团队中，与患者、骨科医师、假肢师进行有效沟通，对患者使用假肢进行功能训练和日常生活训练，评定假肢功能。

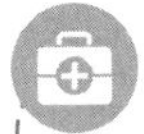

案例讨论

【案例】

患者，男，43 岁，身高 170cm，体重 70kg。2003 年因车祸左侧小腿截肢。除截肢外，身体无其他残缺和畸形。

患者生活在城市小区的 3 楼，出入需上下楼梯。希望穿着假肢后能生活自理，能乘公共汽车到市场购物，能参加小区体育娱乐活动。装配假肢的欲望强烈。

【讨论】

1. 如何为该患者制定假肢装配处方？

2. 如何对该患者制定假肢使用训练方案？

第一节 基本概念

扫码“学一学”

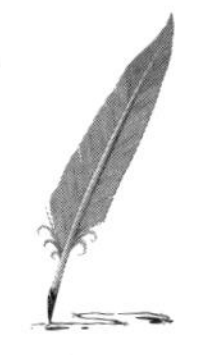

一、术语、分类与名称

（一）术语与定义

1. 假肢 假肢（prosthesis）是用于替代整体或部分缺失或缺陷肢体的体外使用装置。它用来替代已失肢体的部分功能，使截肢者或先天性缺肢畸形的残障者恢复或重建一定的生活自理、活动和社会参与的能力。

考点提示 假肢定义。

2. 假肢学 假肢学（prosthetics）是使用假肢处理患者时所涉及的科学和技艺。具体而言，是关于假肢装配的系统知识和技术，包括假肢部件的选择和调试使用、假肢生物力学、假肢接受腔设计理论与制造技术、假肢对线、假肢使用训练等方面内容。

3. 假肢部件 分为接合部件、功能部件、对线部件、结构部件和装饰部件五类。接合部件是指同穿戴者直接接触，以获得支撑性、稳定性及悬吊性的装置。它包括接受腔以及保持假肢同身体相接合的悬吊部件。功能部件是用于代偿正常肢体部分运动和感觉功能的部件，包括踝足装置（假脚）、手部装置（假手）、假肢关节、控制元件等。对线部件是用于对假肢功能部件间相对位置进行调整的装置。结构部件是连接接合部件、功能部件、对线部件，保持假肢为一整体的部件。装饰部件是模拟正常人体的外观和质感的部件，包括装饰性填充物和外壳、假肢皮肤、装饰性手套等。在某些假肢中，功能部件、对线部件和结构部件融合为一体。

考点提示 假肢结构——构成假肢的部件。

4. 接受腔 是人体残肢与假肢的人机系统接口界面，是影响假肢穿着舒适性的关键因素之一。它容纳残肢、传递残肢与假肢间的生物信息和作用力、连接残肢与假肢的腔体部件，发挥着承重、控制假肢运动、悬吊假肢的作用。接受腔因人而异，需量身定制。不同类型假肢具有不用功能形状的接受腔，须符合运动解剖学和生物力学要求。接受腔与残肢接触的方式分为开放式、吸着式、全接触三类。全接触和全面负重是现代假肢技术对接受腔的基本要求。

5. 假肢对线 假肢对线（prosthesis alignment）是指在空间确定假肢部件之间和患者之间的相对位置。具体而言，是指假肢接受腔、关节、假脚或假手之间的空间位置关系，包括：①假肢高度或长度；②关节高度；③三维空间内接受腔的初始角度；④三维空间内接受腔、关节、假脚或假手之间的位移关系；⑤三维空间内接受腔、关节、假脚或假手之间的角度关系。从假肢生物力学来看，下肢假肢对线是假肢部件及假肢整体受力关系的体现，上肢假肢对线是假肢部件之间运动关系的体现。假肢对线分为工作台对线、静态对线和动态对线。

（1）工作台对线　工作台对线（bench alignment）是指依据患者测量数据得到的假肢对线。工作台对线在加工车间内进行。假肢没有穿戴在患者身上。

（2）静态对线　静态对线（static alignment）是指当患者穿着假肢处于静态时，以患者人体为基准所观察的假肢对线。患者穿着假肢，但没有活动。

（3）动态对线　动态对线（dynamic alignment）是指当患者穿着假肢进行功能活动时的假肢对线。患者穿着假肢活动。

（二）分类与名称

1. 按截肢平面分类 按截肢平面对假肢进行分类和命名是国际标准分类方法。对应上肢和下肢截肢或缺肢部位，假肢分为上肢假肢（upper limb prostheses）和下肢假肢（lower limb prostheses）两大类。

（1）上肢假肢　上肢截肢平面分为部分手截肢、腕离断截肢、前臂截肢、肘离断截肢、上臂截肢、肩离断和肩胛带截肢。相应的上肢假肢称为部分手假肢、腕离断假肢、前臂假

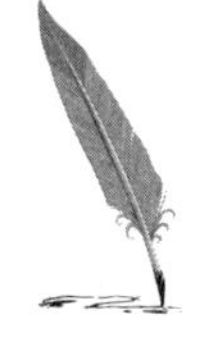

肢、肘离断假肢、上臂假肢、肩离断假肢和肩胛胸廓假肢（表 3－1）。

表 3－1　上肢截肢平面与上肢假肢基本对应关系

上肢截肢平面	上肢假肢类型与名称
腕关节以远部位的截肢	部分手假肢（细分为假手指和半掌假肢）
腕关节离断	腕离断假肢
前臂截肢	前臂假肢
肘关节离断	肘离断假肢
上臂截肢	上臂假肢
肩关节离断	肩离断假肢
肩胛带截肢	肩胛胸廓假肢

（2）下肢假肢　下肢截肢平面分为部分足截肢、赛姆截肢、胫骨截肢、膝离断截肢、股骨截肢、髋离断和骨盆截肢。相应的下肢假肢称为部分足假肢、赛姆假肢、小腿假肢、膝离断假肢、大腿假肢、髋离断假肢、半骨盆假肢和半体假肢（表 3－2）。

表 3－2　下肢截肢平面与下肢假肢基本对应关系

下肢截肢平面	下肢假肢类型与名称
足部截肢	部分足假肢
赛姆截肢	赛姆假肢
胫骨截肢	小腿假肢
膝关节离断	膝离断假肢
股骨截肢	大腿假肢
髋关节离断	髋离断假肢
骨盆截肢	半骨盆假肢、半体假肢

2. 按受力结构分类

（1）骨骼式假肢　假肢以位于中心的坚固部件来承重和传导力量，以覆盖外周的软性材料为装饰。这种受力结构的假肢称为骨骼式假肢，又称为组件式假肢，是现代下肢假肢的主流结构。

（2）壳式假肢　亦称外骨骼式假肢，使用坚固的外壳来承重和传导力量。外壳一般使用铝、塑料板材或合成树脂等材料根据肢体外形制作。传统下肢假肢和现代功能性上肢假肢大多采用壳式结构。

考点提示　假肢结构——受力结构。

3. 按安装时机分类　分为术后即装假肢、临时假肢、正式假肢。

考点提示　假肢分类——按截肢平面分类、按受力结构分类、按安装时机分类。

二、假肢装配

（一）含义

假肢装配是指专业机构和人员利用特定材料和技术、在与用户的互动中、为用户安装

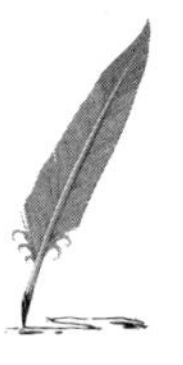

并指导其使用假肢的所有专业活动的总称，包括检查、测量、评估、选用、制作接受腔、组装假肢、训练等环节，包括以安装使用假肢为目的而开展的用户教育、心理抚慰和资源支持等服务。假肢装配是一项康复服务，其目标是让用户得到一具满意的假肢，促进康复，克服和减轻障碍，提高健康水平。

（二）装配程序

包括评估患者、制定假肢处方、设计制造假肢、使用训练、评定假肢功能、交付假肢等程序（表 3－3）。

表 3－3　假肢装配程序

序号	程序	内容要点与目的
1	评估患者	在装配假肢前，对截肢者的身心功能、环境、社会状况进行评估；必要情况下进行残肢适应性训练。在截肢者符合假肢装配的要求后，进入下一个程序
2	制定假肢处方	依据对患者的评估结论开具假肢处方
3	设计制造假肢	按照假肢处方选择假肢部件和材料，通过测量、取型、修型、成型技术制作接受腔，完成假肢的工作台对线、静态对线和动态对线
4	使用训练	在试用中对假肢进行调整，指导、训练患者使用假肢
5	评定假肢功能	对患者使用假肢进行功能评定。若假肢功能未达到要求，须对假肢进行调整或返回上级程序
6	交付假肢	将假肢交付给患者，告知使用方法、维护及注意事项等

（三）典型生产工艺流程

1. 测量　应用与矫形器相同的测量技术测量肢体尺寸，重点是残肢的长度、围长、角度等尺寸，以及对侧肢体的尺寸。

2. 取型　主要用于制作接受腔，有石膏取型法和计算机扫描法两种方法。

（1）石膏取型法　用石膏绷带缠绕残肢，按照接受腔生物力学原理及受力要求用特定的手法塑形。得到的模型称为石膏阴型。将石膏浆灌注到石膏阴型中，凝固后再去除表层的石膏绷带，得到的模型称为石膏阳型。石膏取型法广泛用于各种假肢装配。

（2）计算机扫描法　用扫描技术采集残肢表面数据，用假肢专用软件创建残肢三维形态的方法。目前主要用于小腿和大腿残肢的取型，以制作小腿和大腿假肢接受腔。需要专用设备。

3. 修型　依据测量尺寸和接受设计要求对取型结果进行设计和修正，以得到用于制作接受腔的模型。对应取型方法，有石膏修型法和计算机修型法两种修型方法。

（1）石膏修型法　根据假肢接受腔生物力学原理和人体结构形状对石膏阳型进行设计的方法。通过削减石膏及添补石膏，使石膏阳型达到所需要的尺寸、形状和对线要求（图 2－2）。

（2）计算机修型法　利用假肢专用软件的图形处理工具，按照假肢接受腔的设计要求对扫描创建的图形进行修正、设计，得到数字化阳型。将数据导入数控机床后便可加工出实物阳型。假肢的计算机修型特点与矫形器的类似（表 2－3），区别在于两者所使用的专用软件不同。

4. 成型　指以接受腔模型为基础制作接受腔的生产工艺，包括合成树脂成型、热塑成型和 3D 打印成型。合成树脂成型最常用，可制作各类接受腔。热塑成型使用高温热塑板材。3D 打印成型运用 3D 打印设备直接将计算机数字模型打印成接受腔。用不同的

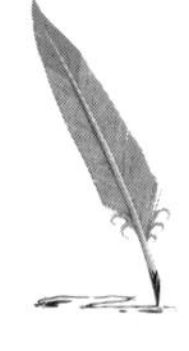

材料可加工不同类型的接受腔，如内衬板材接受腔（内衬套）、软板材接受腔（柔性接受腔）、聚乙烯板材接受腔、透明诊断接受腔、合成树脂接受腔、定制硅胶衬套、3D 打印接受腔等。

5. 组装 即假肢工作台对线，依据假肢工作台对线的一般原则和测量数据，将接受腔、关节、假脚或假手等部件组合成完整的假肢。

6. 试样调整 将组装而成的假肢给患者试穿，对接受腔进行适合性检查与调整、对假肢的静态对线和动态对线进行检查和调整，最大程度地满足患者的功能需求。对下肢假肢重点关注行走功能，对上肢假肢重点关注外观形态和手功能。

7. 使用训练 对患者使用假肢进行基本训练，让患者能基本操作使用假肢。

8. 成品加工 将试样调整好的假肢进行加固、装饰等深加工，满足质量要求后交付给患者使用。

9. 终检 对成品假肢进行最终检验，保障假肢的安全、功能和质量。

（四）假肢装配基本要求

假肢必须让截肢者满意。截肢者对假肢装配的要求集中表现在功能、形态与美观、舒适、重量、装配时长、耐用性、维修服务、费用等方面。有些要求常常互相制约。

1. 功能 一具假肢应具备基本的功能。下肢截肢者期望穿着假肢能在复杂的地况和环境中随意稳定地站立和行走。此外，截肢者穿着假肢后应与截肢前的身体能力相适应。对于有从事体育运动的愿望的患者，应选择运动假肢。

2. 形态与美观 截肢者期望假肢不仅能够重建功能，而且还有逼真的形态。他们希望假肢的外形和颜色尽量逼真，以便能够象正常人一样穿上普通的衣服和鞋子。

3. 舒适 截肢者都希望穿假肢舒适安全。穿脱假肢简单方便和快捷。假肢应牢固地附着在残肢上，不能引起任何不舒适感。穿着假肢不能有压点、不能磨擦皮肤，不能引起过敏反应，不能损害血液循环，不能有噪音等。

4. 重量 假肢重量应尽量小，以减少截肢者的能耗。

5. 装配时长 截肢者希望装配假肢的时间越短越好。但也应让他们理解，制造假肢的用时可以很短，但训练使用假肢需要一段时间。

6. 耐用和维修 截肢者希望假肢能够耐用，有问题时能得到便捷的维修服务。

7. 费用 截肢者都非常关注假肢的费用。假肢装配应符合其经济承担能力。

（五）假肢装配的理想残肢

1. 长度适宜 残肢长度极大影响假肢装配。残肢越长，残肢的承重和控制假肢的能力越强。适宜的残肢长度有利于假肢装配。

2. 五无残肢 残肢无感染、无肿胀、无畸形、无瘢痕、无疼痛。

3. 五好残肢 残肢肌力好、皮肤和软组织条件好、血运好、末端骨骼和神经处理好、承重能力好。

三、患者评估与假肢处方

（一）患者评估

基本思想与矫形器的患者评估一致，即以 ICF 为指导，对患者的截肢史、假肢穿戴史、身体、心理、环境、活动和障碍、社会状况进行评估。重点评估残肢运动功能，内容包括残肢长度、残肢形状、皮肤状况、关节活动度、肌力、血运状况、感觉与疼痛、承重状况

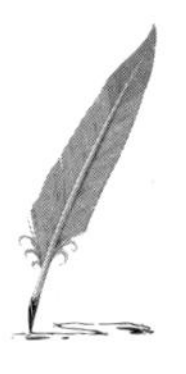

等。这些因素对假肢处方、设计制造均有重要影响。

（二）假肢处方

是指有资质的专业人员对截肢者做出的安装假肢的处理意见。假肢处方的内容包括假肢的类型、结构、控制、主要功能等内容，对特殊情况应特别提示注意事项。合理的假肢处方依赖于两个条件，一是准确评估患者；二是准确把握患者对假肢的要求。

考点提示 假肢处方——处方内容。

四、假肢材料

（一）接受腔材料

理想的接受腔用材应该满足以下要求：密度低、坚固、易加工成型、不易变形、散热好、清洁卫生、不刺激皮肤、透气性好、材料来源广泛、成本低廉。但是现在国内外还没有完全满足以上要求的材料。

现代假肢的硬质接受腔材料主要有热塑板材和合成树脂两大类。合成树脂接受腔常用的材料有树脂、碳纤、玻璃纤维等。热塑板材接受腔常用的材料有改性聚丙烯（PP）、聚乙烯（PE）等。也可选择将两种材料组合在一起，如 ISNY 接受腔。接受腔软衬套常用的材料有硅橡胶、泡沫塑料、EVA 等。随着材料科学和技术的发展，越来的越多的新材料被用来制造接受腔。

1. 合成树脂接受腔 用 PMMA 等合成树脂与玻璃纤维或碳纤维等增强材料制作的接受腔。坚固耐用，不易变形，支撑性好，但是透气性比较差，散热困难，制作工艺比较复杂。加工出来的接受腔与模型的形状尺寸较为符合。

2. 板材接受腔 用改性聚乙烯和聚丙烯板材制作的接受腔。优点是重量轻、强度好、耐腐蚀、易于热塑成型、易修理、成本低。缺点是散热和透气性差，易老化变质。在热塑成型加工过程中板材容易出现回弹，加工出来的接受腔与模型之间的形状和尺寸误差较大。

3. 皮革接受腔 用皮革制作的的接受腔。优点是弹性好、柔软服贴、保暖和透气性好。缺点是难以精确成型、易吸汗变形、较重、不卫生、支承性差、制作成本较高。

4. 木接受腔 用木材制作的接受腔。有皮肤感触好，透气吸汗性能好，重量轻等优点。缺点是怕潮，怕虫蛀，不易修理。

5. 3D 打印接受腔 采用适于 3D 打印的塑料材料制成。

（二）假肢部件材料

用于制造假肢部件的材料有较高的力学性能要求。常用的有合金钢、不锈钢、钛合金、硬铝合金、碳纤与金属复合材料、钢铝复合材料、钛铝复合材料等。

五、截肢康复协作组

截肢康复协作组由截肢者、骨科医师、康复医师、护士、物理治疗师、作业治疗师、假肢师、心理治疗师、社会工作者等组成。截肢者是核心，其他人员共同为其服务。从决定进行截肢手术的评定开始，直到截肢者安装假肢回归社会，截肢者全面康复应以截肢康复协作组的形式进行工作。

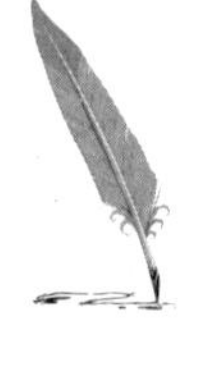

扫码“学一学”

第二节 下肢假肢

一、结构

（一）下肢假肢大体结构

下肢假肢大体上由接受腔、踝足装置、膝关节、髋关节等接合部件和功能部件通过管、管接头、方锥等对线部件、结构部件和装饰部件组合而成。核心结构如表 3－4 所示。

表 3－4 下肢假肢核心结构

假肢类型	核心结构			
	接受腔	踝足装置	膝关节	髋关节
部分足假肢	足套接受腔	个性化定制脚	—	—
赛姆假肢	赛姆接受腔	专用脚	—	—
小腿假肢	小腿接受腔	各种假脚	—	—
膝离断假肢	膝离断接受腔	各种假脚	专用膝离断关节	—
大腿假肢	大腿接受腔	各种假脚	种类众多的膝关节	—
髋离断假肢	髋离断接受腔	各种假脚	少量种类膝关节	髋关节

考点提示 假肢结构——下肢假肢核心结构。

（二）下肢假肢功能部件

1. 踝足装置 包含假脚和踝部装置，用于代偿人体脚的外形和支撑、行走功能。常用的假脚类型有 SACH 脚、单轴脚、静踝脚、储能脚、万向脚等。①SACH 脚以木质材料为龙骨，外层覆盖聚氨酯材料；没有踝关节轴，利用材料的变形模拟人体足部的跖屈和背屈运动。适于功能等级较低的截肢者。②单轴脚有固定的金属踝关节基座与轴。利用缓冲垫调节背屈和跖屈，与 SACH 脚一样适于功能等级较低的患者。两者的主要区别在于，单轴脚的背屈跖屈活动范围较大，脚的缓冲特性可调整，脚重量大。③万向脚能实现踝关节跖屈、背屈、内翻、外翻等运动。但是脚的重量较重。目前基本上已经被储能脚所取代。④储能脚利用碳纤板的高能量回弹性来模拟正常人体在行走过程中胫骨前肌和小腿三头肌的收缩作用，节省患者能量消耗。适于活动度和功能等级较高的患者日常行走与运动。其中的运动型假脚的储能特性较高，适合于体育运动，不适合于日常步行。

新技术产品有液压缓冲碳纤脚、动力踝、仿生智能脚等（图 3－1）。有的假脚只具有背屈跖屈功能；有的假脚具有背屈跖屈、内翻外翻运动功能；有的假脚具有背屈跖屈、内翻外翻、旋转运动功能。

2. 膝关节 是膝离断假肢、大腿假肢和髋离断假肢中重要的功能部件，也是结构最为复杂的假肢部件。

（1）对膝关节功能的要求 ①能屈曲到 135°以上。②支撑期稳定。膝关节在支撑期要安全稳定，不能打弯造成截肢者跌倒。③摆动期屈曲控制。有助伸功能，在摆动初期向前迈步时能够带动小腿向前摆动。在摆动中期要能使小腿加速，摆动结束时要能使小腿减速，防止假肢伸直时膝关节产生过大冲击。④体积小、重量轻、强度大、寿命长等。

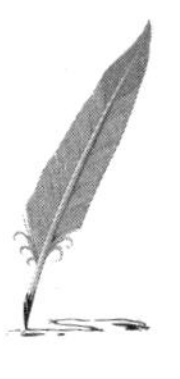

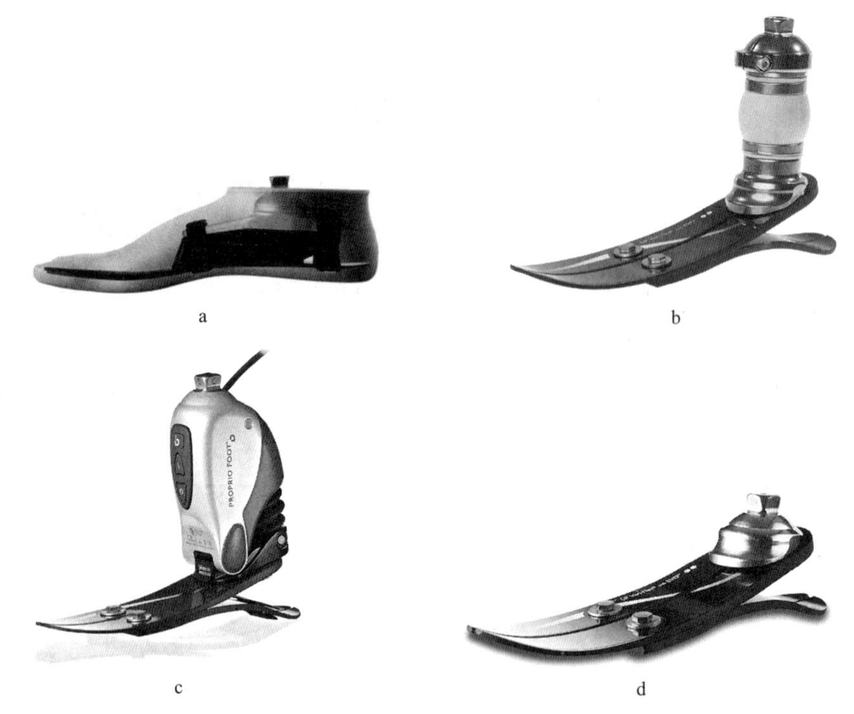

图 3-1　假脚产品

（2）膝关节的控制方式　分为支撑期控制和摆动期控制。支撑期控制是指在支撑期膝关节处于伸直状态保持稳定。摆动期控制是指在摆动期膝关节活动灵活，容易屈曲保证膝关节能够跟随患者步行。支撑期控制和摆动期控制可以通过不同的机械结构来实现。例如使用锁定装置、摩擦装置、气压装置、液压装置、连杆机构实现支撑期的稳定性和摆动期的灵活性。

（3）膝关节种类　膝关节品种多（图 3-2），功能各异。按照转动轴的数量，膝关节分为单轴膝关节和多轴膝关节。按照支撑期稳定控制方法，分为手动锁关节、承重自锁关节、几何锁关节、液压锁定关节。按照摆动期控制方法，分为单摆关节、摩擦控制关节、气压关节、液压关节。根据材料不同，分为合金钢、不锈钢、钛合金、复合材料膝关节。对于膝离断假肢，有专用的膝离断关节。

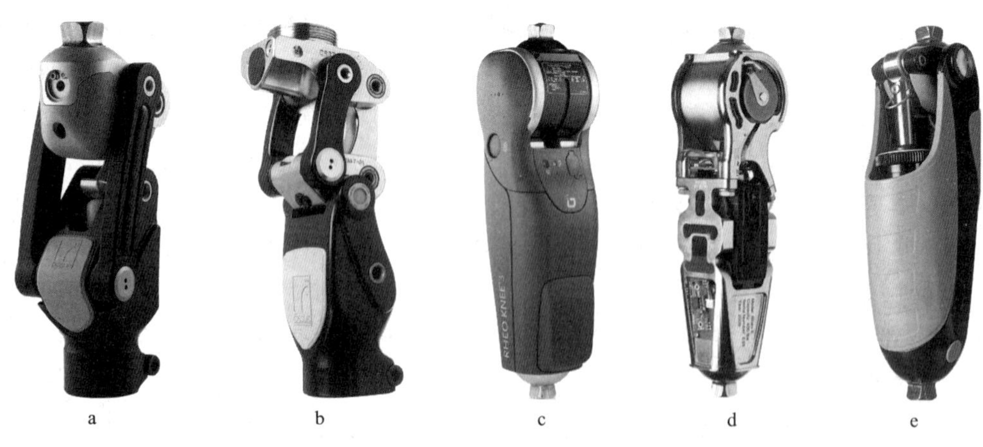

图 3-2　假肢膝关节产品

某些膝关节以支撑期控制功能为主，如承重自锁膝关节。某些膝关节以摆动期控制功

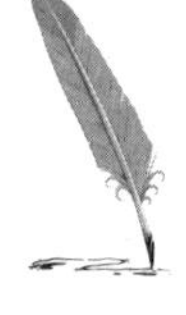

能为主，如单轴气压关节。某些膝关节兼具支撑期和摆动期控制功能，如多轴液压关节。

智能膝关节是智能下肢假肢的核心部件。智能膝关节的控制部分主要由传感器、控制芯片、气压或液压系统组成。其核心工作原理是：传感器获取人体运动的动力学参数；控制芯片在进行数据处理后控制机械、气压或液压系统，从而控制膝关节的活动，以达到最佳的仿生步态。

3. 髋关节 专用于髋离断假肢。对髋关节的基本要求是能够进行屈伸运动。在现代骨骼式髋离断假肢中，有些髋关节的内收和外展角度、内旋和外旋角度可以调整，但步行中髋关节依然不能进行内旋、外旋、内收、外展运动。某些髋关节采用气压或液压系统控制屈和伸的运动特性。

二、处方

（一）部分足假肢

1. 足部截肢平面

（1）足趾截肢 截去单个或多个脚趾的截肢。

（2）经跖趾关节的截肢 截去全部脚趾的截肢。

（3）利斯弗朗（Lisfranc）截肢 经过跗跖关节的截肢，保留了完整的跗骨。

（4）肖帕特（Chopart）截肢 经过跗横关节的截肢，保留了距骨、跟骨和舟骨。

（5）皮罗果夫（Pirogow）截肢 经过踝部截肢，并将跟骨及后跟皮肤置于残肢末端。

2. 足残肢类型 足部截肢后得到的残肢称为足残肢。根据截肢平面将足残肢分为前足残肢和后足残肢。

（1）前足残肢 残肢的截肢平面位于利斯弗朗截肢平面的远端。

（2）后足残肢 残肢的截肢平面位于利斯弗朗截肢平面的近端。

3. 足残肢特点

（1）承重 理想的足残肢能够承受整个身体的重量。患者不穿假肢也能行走。然而理想目标并非总能达到。足残肢上时常出现的疼痛、疤痕、特别是畸形往往给患者带来极大的痛苦。如果出现这种情况，即使安装最好的假肢也很难达到理想的效果，必须先用手术方法对残肢进行修整。

（2）足底支撑面积 截肢造成的足底面积减少将导致站立支撑面积减少。双侧足截肢后，稳定重心平衡的双足支撑面积减少更为显著。

（3）长度 足残肢的长度是指残肢后跟至足前部的最大距离。足残肢功能的发挥取决于残肢长度。跖骨截肢的患者可以不穿假肢长时间地散步行走。

（4）畸形 随着足残肢长度的减小，足残肢更趋向于跖屈和内翻畸形。通过足纵弓部位截肢时，残肢末端外表呈内翻状态。尖足和内翻畸形可导致下肢功能性长度增加和残肢外侧缘过度负重。

4. 部分足假肢装配策略

（1）假肢和鞋共同构成功能整体。部分足假肢不仅要适合足残肢，而且还要适合鞋。对于经跖骨和跖骨以远部位的截肢，患者在较好的状况下可以不用假肢，而用合适的矫形鞋。

（2）残肢越短，越应尽早装配假肢。截肢平面位于利斯弗朗关节以上的残肢应尽早装配假肢或矫形鞋。

5. 部分足假肢特点及选配要点

（1）残肢包容　为了防止出现尖足、内翻畸形，为了实现蹬地有力，足残肢必须包容于背屈、外翻的位置。

（2）足底板　部分足假肢应有坚固的足底板。残肢蹬离地面时，力量向残肢末端转移。如果没有坚固的足底板作保护，足向前滚动时，残肢末端就会承受过大的负荷，受到挤压。

（3）前足　假肢前足部分可以十分坚硬，也可以稍有弹性。稍有弹性的前足可以使步态更接近于正常，但每一步都会给残肢末端带来较大的负荷，适合于年轻有力的患者。

6. 部分足假肢种类

（1）前足假肢　为前足残肢制作的假肢。

①普通假前足：一种常用的低成本前足假肢，由一个硬的足托和一个与其连接在一起的前足填充物组成。穿戴时用袜子和鞋将假肢和残肢连接在一起。

②硅胶假前足：整体用硅胶材料制作，后跟内外侧及残端部位用坚硬的材料进行加固。硅胶接受腔紧密包容残肢，达到紧密的全接触，也能在步行时实现很好的滚动。由于接受腔边缘低，人体踝关节的活动不受任何影响。适用于截肢平面在跗跖关节以远的所有前足残肢。假肢柔软有弹性，穿着舒适、美观，功能较好，能满足较高的假肢穿戴效果要求。

（2）后足假肢　为后足残肢制作的假肢。后足假肢的设计制作与后足残肢的特点密切相关。

后足残肢的足底支撑面积缩小较多，但仍能完全负重。后足残肢普遍呈梨状形。其优点是能稳定地固定假肢，防止旋转，缺点是外观不尽人意。后足残肢会出现腿长缩短。短缩的尺寸对假肢装配极具影响，因为患者穿上假肢后双侧下肢应等长。

肖帕特残肢没有腿长缩短，患者能赤足行走。上距关节虽然保留，但其运动范围和力量受到削弱。如果残肢出现尖足和内翻畸形，则会引起功能性腿长增加，对此要尽可能地予以矫正。

为肖帕特残肢安装的假肢，对后足的处理有两种方式：一是将残肢完全静置于接受腔内，上距关节没有活动范围；一是允许患者的上距关节仍具有一定的活动度。虽然后者比前者技术难度高，挑战性大。但是，后者更有利于患者快速前行和在不平地面上行走；后足残肢的主动运动对血液循环具有更为积极的作用。

所有的后足假肢原则上包着整个小腿，直到膝部，但不超过膝。承重通过足部而不是小腿部。

（二）赛姆假肢

1. 赛姆截肢与残肢特点

（1）赛姆（Syme）截肢　截肢平面经过胫腓骨远端踝部。截肢时对骨骼末端进行了平滑处理。残端底部用足底皮肤包覆。这样得到的残肢称为赛姆残肢。

（2）残肢特点　残肢末端能够较好地完全承重。残肢末端内外踝部分尺寸较大，可以用来悬吊假肢。缺点是对假肢的穿脱和外观不利。由于残肢一侧的腿长比对侧短，给安装假脚留出了宝贵的空间。

2. 假肢结构特点　由赛姆假肢接受腔和专用的赛姆假脚构成。假肢的样式很多。赛姆假肢接受腔有两种基本结构。一种是接受腔开有窗口的开口式；一种是没有开窗口的整体式。开口方式有内开式和后开式等多种方式。开口部位和开口形状根据残肢外形特点来确定。

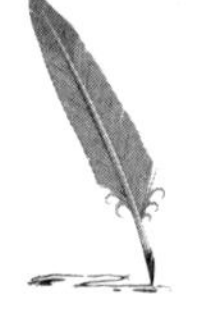

3. 假肢适用范围　适用于残肢末端能完全承重的皮罗果夫和赛姆截肢。如果残肢末端不能承重，则不能装配赛姆假肢，而应装配小腿假肢。

4. 假肢应用特点　①残端完全承重。②通过包容踝部来悬吊。③假肢对线于踝关节中立位。④穿脱困难。设计与制作接受腔时，须特别注意应易于穿脱。

（三）小腿假肢

1. 小腿截肢与残肢

（1）小腿截肢　是指经胫、腓骨的截肢。小腿截肢的下限是赛姆截肢，上限是膝关节离断。

（2）小腿残肢　小腿截肢后得到的残肢称为小腿残肢。

①小腿残肢的承重能力：由于解剖结构上的原因，不同长度的残肢具有不同的承重能力。短残肢的末端可以完全承重。通常，小腿残肢前面的承重区域包括胫骨嵴两侧及髌韧带。后面的承重区域则由除屈膝肌腱之外的整个被肌肉很好覆盖的残肢表面构成。股骨髁两侧、髂胫束、髌骨对压力敏感，不宜承重。

②小腿长残肢：在小腿远端二分之一的范围内进行截肢后形成的残肢，称为长残肢。最长的小腿残肢位于上距关节以上，紧接着赛姆残肢。与赛姆残肢不同的是，小腿长残肢的末端覆盖的不是可以承重的足跟皮肤，而是只能承受很少重量的小腿皮肤。长残肢末端骨骼直径小，能够承受的负荷一般不足身体重量的20%。长残肢易产生骨刺，导致再截肢。长残肢残端肌肉覆盖少，甚至没有肌肉覆盖，血液循环差。对于因血管疾病截肢的病人，应特别谨慎选择。如果没办法对这类病人做赛姆截肢而不得不进行小腿截肢时，则以在胫骨中上部位截肢为佳。如果没有血液循环的问题，保留长残肢可以得到对控制假肢更有利的杠杆臂长度。由于残端面积小带来的负重能力低下，可以通过较好的侧面支撑来补偿。

③小腿短残肢：通过胫骨近端骨松质部位截肢得到的残肢称为小腿短残肢。随着残肢长度缩短，残肢末端截面积逐步增大，残端承重能力也相应增强。短残肢能够承受100%的体重。残肢每缩短1cm，控制小腿假肢的杠杆臂长度相应减少1cm，残肢与接受腔接触面积也相应减少。能够安装小腿假肢的小腿残肢的最短限度，依据的是股四头肌肌腱（髌韧带）在胫骨粗隆上的附着点是否存在。如果股四头肌的附着点被截去，膝关节不能主动伸直，短残肢就成为丧失功能的扰人赘物。因此，一旦残肢长度不能超过胫骨粗隆时，保持小腿残肢对安装假肢就没有多大的意义。原则上短残肢应将腓骨完全摘除。这样能赢得更多的软组织，以更好地覆盖残端。完全摘除腓骨还有一个优点，那就是能够将腓神经从膝间膝上方切断。这样神经便不会位于假肢的承重区域之内。摘除腓骨不会导致膝关节不稳定的后果，而且摘除几乎不能负重的腓骨头，还可增大短残肢的承重面积。保留腓骨头对装配假肢也有益处。它能改善假肢抗旋转的稳定性。

④小腿中等长度残肢：小腿中等长度残肢的长度介于小腿中间到胫骨长约8cm的范围之间。管状骨从这儿开始向松质骨过渡。单纯从解剖学上看，中等长度的小腿残肢具有较好的安装假肢的条件，其末端被小腿三头肌等肌群有效地覆盖衬垫，比长残肢能承受更大的负荷。理想情况下能承受30%～60%的体重。

2. 适用范围　适用于保留了胫骨粗隆的小腿截肢，以及末端不能承重的赛姆截肢。若赛姆截肢者的残肢末端不能负重，则应装配小腿假肢。若小腿残肢过短，膝关节丧失了屈伸功能，则应装配膝离断假肢。

3. 假肢类型及选配要点　按照假肢接受腔的形式和结构特点，小腿假肢分为传统小腿

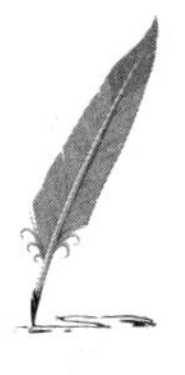

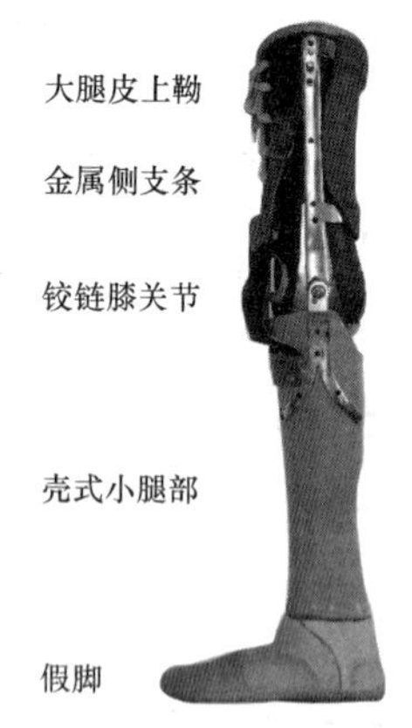

图 3-3　传统小腿假肢结构

假肢和现代小腿假肢两大类型。

（1）传统小腿假肢

1）结构特点　传统小腿假肢由大腿皮上鞡和小腿部分组成，两侧用金属支条和铰链膝关节将两者连接固定成假肢整体（图 3-3）。小腿部分为壳式结构，采用插入式接受腔。大腿为主要承重部位。

2）应用优势　①通过大腿皮上鞡悬吊与负重，对残肢负重能力要求不高。②两侧的金属支条和铰链膝关节具有稳定膝关节的作用。

3）应用劣势　①重量大，穿戴不方便，两侧的铰链关节易磨损衣裤。②假肢承重不符合生物力学原理，易造成大腿肌肉萎缩。③大腿皮上鞡妨碍残肢的血液循环。

4）选配要点　①小腿残肢不能负重或负重能力差。②体力劳动对残肢负重要求过高，超过了残肢承重能力。③残肢膝关节不稳定。④穿戴习惯。

（2）现代小腿假肢

1）结构特点　由小腿接受腔、假脚、连接部件及装饰部件组成的骨骼式结构，没有大腿皮上鞡、金属支条和铰链膝关节（图 3-4）。根据接受腔形式，现代小腿假肢细分为 PTB、KBM、PTK、PTS、TSB 五种基本类型（表 3-5）。

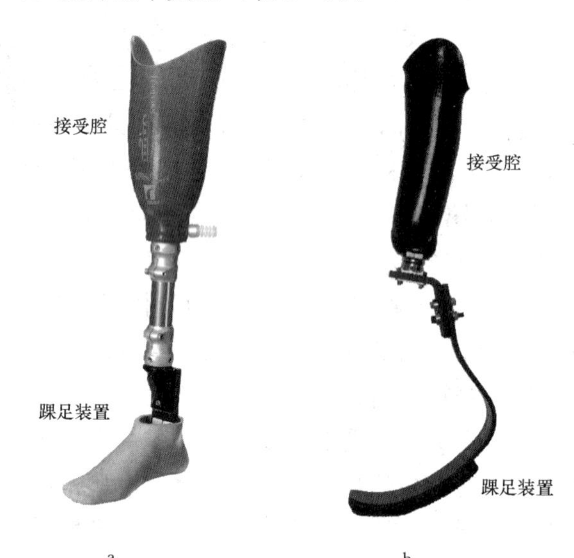

图 3-4　现代小腿假肢结构

表 3-5　小腿假肢特点及应用范围比较

	传统小腿假肢	PTB	KBM	PTK	PTS	TSB
承重	大腿中部和下部	以髌韧带为主	以髌韧带为主	以髌韧带为主	以髌韧带为主	全面承重，不以髌韧带为主
包容	大腿中下部、小腿残端	内外侧至股骨髁中部	内外侧至股骨髁上缘	内外侧至股骨髁上缘	内外侧至股骨髁上缘，前侧至髌骨上缘	内外侧至股骨髁中部
悬吊	大腿部	髌上环带	股骨髁夹持	股骨髁夹持	股骨髁夹持，髌骨包容	硅胶衬套的附着作用

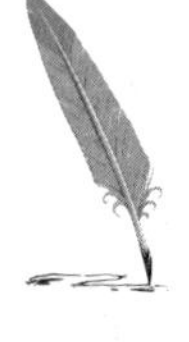

续表

	传统小腿假肢	PTB	KBM	PTK	PTS	TSB
接触	非全接触	非全接触	非全接触	非全接触	非全接触	全接触
适用范围	负重要求大；膝关节不稳定；残肢不能负重	各种残肢	中、长残肢	中、长残肢	短残肢	各种残肢
应用	特定患者	应用较少 越来越少	基本无应用	较广泛	特定患者	越来越广泛

2）应用范围　主要承重部位为小腿残肢，根本改变了传统小腿假肢的承重机制。对于没有必要装配传统小腿假肢的小腿截肢者，均可安装现代小腿假肢。

4. 假脚的选用　根据患者运动功能等级选择假脚。低运动功能等级的选用 SACH 脚、单轴脚和低性能的储能脚。高运动功能等级的选用高性能的储能脚。

知识拓展

现代小腿假肢的细分类型与特点

1. PTB 小腿假肢　亦称髌上环带式髌韧带承重小腿假肢。假肢以残肢髌韧带为主要承重部位。残肢胫骨嵴两侧、小腿后方的软组织承受部分力量。接受腔的内侧壁和外侧壁上缘分别对应于残肢内侧和外侧股骨髁的中部。假肢在髌骨上方安装环带进行悬吊。该类型假肢应用较少。

2. PTK 小腿假肢　亦称髁上悬吊式髌韧带承重小腿假肢，是 PTB 假肢的改进型。将 PTB 接受腔的内外侧壁向上延伸到股骨髁上，去掉环带，便得到 PTK 接受腔。PTK 假肢适用于中等长度残肢和长残肢，应用范围广泛。

3. KBM 小腿假肢　亦称插楔式髌韧带承重小腿假肢。从假肢发展历程来看，KBM 假肢是 PTB 假肢向 PTK 假肢发展的过渡形式。现在已基本消失。

4. PTS 小腿假肢　亦称包髌式髌韧带承重小腿假肢或 PTES 小腿假肢。PTS 接受腔是 PTK 接受腔的变体。将 PTK 接受腔前缘升高至包容髌骨，便形成 PTS 接受腔。PTS 假肢主要应用于短残肢，解决了 PTK 假肢对短残肢悬吊不佳的缺点。但过高的前侧缘带来了穿戴不便、限制膝关节活动等缺点。

5. TSB 小腿假肢　亦称为全面承重式小腿假肢。因其使用硅胶衬套，故又称为硅胶衬套小腿假肢。TSB 接受腔的最大特点在于承重和悬吊。它采用硅胶或凝胶衬套实现了全接触和全面负重。髌韧带虽然承重，但只是承重部位之一，而非主要承重部位。它依靠硅胶或凝胶的附着作用来悬吊。相比 PTB 假肢，TSB 假肢去掉了髌上环带；相比 PTK 假肢，TSB 假肢没有髁上包容。因为实现了全接触和全面负重，不但扩大了承重面积，而且可以预防由于残肢末端不接触、不承重、负压而造成的残肢末端的红肿及炎症。TSB 小腿假肢适用于各部位小腿截肢的患者。

（四）膝离断假肢

1. 膝离断截肢与残肢

（1）膝离断截肢　经膝关节间隙离断股骨和胫骨的截肢。股骨保留完整。根据情况保

留或不保留髌骨。

（2）膝离断残肢　膝离断截肢后得到的残肢称为膝离断残肢。残肢末端呈下端粗的球根形。接受腔穿戴于残肢上后具有抗旋转的稳定性。

股骨髁能够承受胫骨平台上所有的载荷。残肢末端具有在与胫骨平台形状相同的物体上承受全部重量的能力。但是，手术后膝离断残肢末端皮肤、软组织需要一个承重的适应过程。

膝离断假肢应实现残端完全负重。这不仅符合力学要求，而且也符合生理要求。只有轴向载荷才能使股骨的钙质含量适于负重。儿童时期的截肢应保留远端生长骨骺。只有通过完全负重，才能避免出现因截肢造成的人们所熟知的股骨、髋、骨盆生长低下，残肢的血液循环才能够不受到妨碍。残端完全负重对残肢末端的感觉反馈还具有非常积极的意义。

与小腿残肢和大腿残肢相比，膝离断残肢有许多特点。假肢装配也有许多独特之处（表 3－6）。

表 3－6　膝离断、小腿和大腿残肢及假肢装配特点比较

		膝离断截肢	小腿截肢	大腿截肢
残肢	膝关节	无	保留	无
	肌肉平衡	保持	保持	破坏
	残端承重	完全	部分	部分
	形状	末端粗	圆柱	圆柱
	杠杆长度	长	短	短
假肢装配	全接触	是	是	是
	接受腔	双层	双层	多数单层
	坐骨支撑	无	无	是
	膝关节运动	被动	主动	被动
	髋关节运动	不受限	不受限	受限
	穿脱假肢	坐位	坐位	站位

2. 适用范围　膝离断假肢适用于残端能够完全承重的膝离断截肢、经股骨髁部的截肢以及经胫骨髁部的截肢。安装膝离断假肢的前提条件是，残肢末端能完全承重。若残肢末端不能完全负重，应装配大腿假肢。

3. 接受腔的结构特点　膝离断假肢接受腔由内外两层组成。内层为软质的内衬套，亦称软接受腔；外层为硬质的接受腔，简称接受腔。内衬套起着软垫的作用。它能够缓解压力敏感区域的压力，保护残肢免受损害。此外，内衬套还能在一定范围内对体积变化的残肢进行再适配。

4. 装配要求与应用特点

（1）承重　主要承重部位是残肢末端。残肢周围软组织承受部分负荷。

（2）悬吊　主要通过接受腔对股骨髁的包容来悬吊。接受腔对软组织的压缩发挥部分悬吊的作用。

（3）全接触　不论站立还是坐下，残肢与接受腔之间都应该全接触。

（4）髋关节活动　髋关节应能在所有平面内自由活动，特别是屈曲和旋转不能受到任何限制。

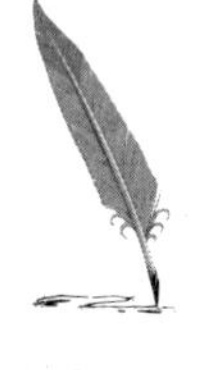

扫码“看一看”

（五）大腿假肢

1. 大腿截肢与残肢

（1）大腿截肢 指经股骨的截肢。大腿截肢的下限是膝离断截肢，上限是髋离断截肢。

（2）大腿残肢 大腿截肢后的残肢称为大腿残肢。

①残肢长度与杠杆作用：残肢长度为坐骨结节至残肢末端的长度。控制假肢的杠杆是小转子以下的股骨干。杠杆越长，控制假肢能力越强。

②承重能力：大腿残肢主要通过对骨盆支撑、软组织压缩和残端支撑来承重。尽管残端管状骨的狭窄截面只能承受少量的轴向力，假肢也应充分利用其残端的承重能力。

③极短残肢：极短残肢的截肢平面经过大转子的骨松质部位。残肢没有股骨干。装配假肢时原则上按髋部截肢处理，安装髋离断假肢。极短残肢的残肢虽短，却也是构成人体坐位面的重要组成部分之一。只要有可能，就应该将其保留，不能随意切除。再短的残肢也对装配假肢有益处，它能使髋离断假肢发挥更好的作用。

④软组织：大腿截肢后，股骨有较好的软组织覆盖。对于安装假肢更为重要的是，残端应有较好的肌肉覆盖。对残端的软组织覆盖应避免两个极端：一是残端肌肉过于隆起粗大；一是骨骼残端完全没有肌肉覆盖。这两种情况对装配假肢都非常不利。

⑤肌肉平衡：膝离断残肢的大腿肌肉都完整地保留着，因此肌群之间保持着平衡。大腿残肢则不然。由于截肢对解剖结构造成破坏的原因，大腿残肢越短，内收肌群和伸肌群的损失越大，内收与外展、屈与伸的肌力平衡的破坏越大，髋关节越趋于外展和屈曲。

⑥血液和淋巴系统：大腿残肢的血液供应来自大腿血管。淋巴管的途径与其相同。在股三角区域，大约在腹股沟韧带中间的下方，血管位于浅层。施加在股三角处的外部压力，即使力度适中，长年的作用也会损害残肢的血液循环。与动脉相比，静脉和淋巴的回流更加不能忍受外部的压迫。当此处受到的压力比残肢周围受到的压力更大时，问题会更为严重。结果不仅造成残肢末端慢性水肿，皮肤发生改变，而且施加在血管上的压力还可以引起动脉闭塞，由此引起的残肢血供不足能够产生严重的后果。

接受腔口型过紧、前侧压挤过大、因残端与接受腔底缺乏紧密接触而导致的负压的存在都会对血液和淋巴循环带来不利影响。其后果是，残端水肿，皮肤颜色变深。更有甚者，导致慢性含铁血黄素皮肤病，残肢变成深褐色，最终还可能破裂。

2. 适用范围 并不是所有经股骨的截肢都适合安装大腿假肢。大腿假肢较适合于截肢平面在坐骨结节下 10cm 至膝关节间隙上 5cm 范围内的大腿截肢者。

3. 假肢结构 现代组件式大腿假肢基本上是骨骼式结构（图 3－5），由组件式踝足装置和膝关节、接受腔、连接件、装饰件等组成。只有在装配传统假肢或患者有特殊要求的时候，才选择壳式结构。

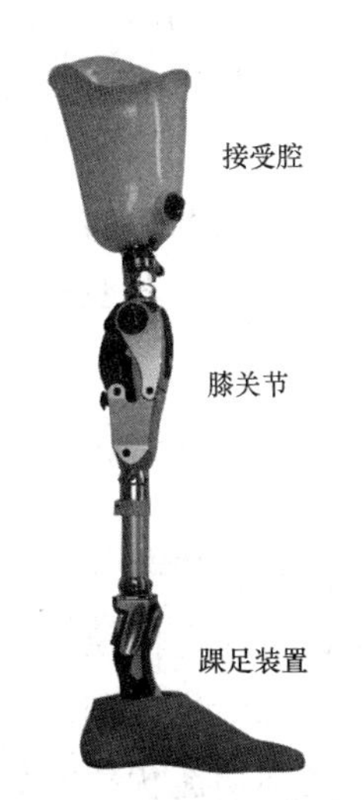

图 3－5 骨骼式大腿假肢结构

4. 接受腔类型及选配要点

（1）插入式接受腔 插入式接受腔因穿戴方式而得名。患者穿戴假肢时，在残肢上套上残肢套后可直接将残肢插入接受腔内。患者需要佩带腰带或者肩带悬吊假肢。接受腔受力点主要在坐骨结节部位。常用于已经习惯于此类假肢的患者以及锥形残肢形状的患者。

（2）四边形接受腔　四边形接受腔因口型形状而得名。口型为扁方形，前后方向窄内外方向宽，亦称横向椭圆形接受腔。此类接受腔的主要支撑部位在坐骨结节，故又名坐骨支撑接受腔。坐骨主要承重点在接受腔后上缘平台处。为了使坐骨结节稳定地支撑于接受腔的坐骨平台上，接受腔前侧相应的位置需要给残肢施加一定的压力。因该压力作用于人体股三角处，对残肢血液循环不利。该类型接受腔逐渐为坐骨包容接受腔所取代。

（3）坐骨包容接受腔　坐骨包容接受腔是一类接受腔的统称，与CAT－CAM接受腔、纵向椭圆接受腔概念相同，经常互换使用。该家族还包括新近衍生出来的坐骨支包容接受腔、马罗解剖接受腔等。坐骨包容接受腔有三个典型特征：第一，通过从内侧对坐骨结节进行包容，形成一个沿着坐骨支方向的结构，来抵抗接受腔向外倾斜。第二，接受腔没有狭窄之处，特别是后侧没有任何向腔内膨出的形状。前侧不过度压迫股三角部位。第三，通过将股骨内收，在坐骨内侧和大转子以下形成骨性支撑。

5. 膝关节的选用　膝关节种类众多。其选用受很多因素影响，如患者残肢条件、功能等级、支付能力、个人喜好等。除了支付能力和个人喜好之外，应按照患者运动功能等级选择膝关节，并考虑患者残肢长短、残肢肌力强弱等因素（表3－7）。

表3－7　影响膝关节选择的因素

影响因素		对关节选择的影响
残肢长度	长	着重摆动期控制功能
	短	着重支撑期控制功能，以安全稳定为主
残肢肌力	强	着重摆动期控制功能
	弱	着重支撑期控制功能，以安全稳定为主
功能等级	高	着重摆动期和支撑期控制功能
	低	着重支撑期控制功能

对于残肢长、肌力强的患者，因患者控制假肢稳定性的条件较优越，能力较强，可选择摆动期控制功能优越的关节，以达到较好的步行。相反，对于残肢短、肌力弱的患者，应选择支撑期控制功能优越的膝关节，以保证步行时的安全稳定。

患者功能等级根据其使用假肢的预期活动度来判断。对于功能等级高的患者应选择支撑期控制功能和摆动期控制功能均优越的膝关节，以保证假肢的功能与患者穿戴假肢从事的高等级活动相匹配。

综合多种因素，选择膝关节可参照如下原则：①对不经常活动的高龄大腿截肢者，主要考虑防摔倒的危险，宜选择锁定式膝关节。②对长残肢等可随意控制膝关节的截肢者，主要考虑摆动期的控制机能选择膝关节。③对短残肢的大腿截肢者，可选择连杆膝关节或稳定的承重制动膝关节。④对从事重体力工作的大腿截肢者和居住在路面条件差的地区的截肢者，可选择手动锁膝关节。⑤对年轻的截肢者使用步频跟随性好的带液压装置的连杆膝关节。

假肢膝关节的功能发挥还受到对线和假脚的影响。倾向于稳定性的假肢对线，会增强膝关节的支撑稳定性而削弱摆动的灵活性。倾向于灵活性的假肢对线，会增强膝关节摆动的灵活性而削弱支撑期的稳定性。假脚功能特性应与膝关节的功能特点相匹配。摆动期控制功能优越的膝关节只有与储能性能优越的假脚配合起来，才能将优越的运动特性发挥出来。

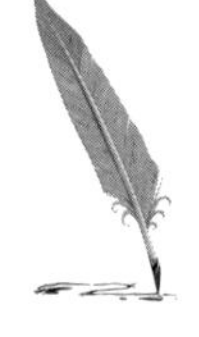

假肢部件的选择结果不仅影响患者将来的步行能力，还会直接影响患者日常生活及职业能力。近年来假肢部件开发成果日新月异，品种众多纷杂。为患者选择适合的假肢部件的责任重大。

（六）髋离断假肢

1. 髋部截肢与残肢

（1）髋部截肢　包括经股骨小转子以上部位的大腿截肢、髋关节离断截肢和经髋骨的骨盆截肢。肿瘤和外伤事故是导致截肢的主要原因。

（2）残肢　髋关节离断截肢后的残肢保留有完整的坐骨。经小转子以上部位截肢后的残肢还保留了极短的股骨。而对于骨盆截肢，不仅部分坐骨被切除，而且髂嵴也或多或少地被切除了一部分。

髋部截肢后的残肢残端面积较大，能完全负重。患者能够很舒适地坐在残肢上。对于安装假肢，髂嵴和腰部也是重要的承重面。如果没有髂嵴，则可以将假肢支撑在胸廓上来承重。控制骨盆的腹肌和背肌对控制和运动假肢起着直接的作用，对侧腿发挥着间接的作用。肌肉强壮、健肢关节尽可能没有障碍、腰椎功能没有障碍是截肢者控制和运动髋离断假肢重要的前提条件。

2. 适用范围　髋离断假肢适用于小转子以上部位的大腿截肢、髋关节离断和骨盆截肢。

3. 假肢结构　常用的是组件式结构的加拿大式髋离断假肢，由骨盆接受腔、组件式髋关节、组件式膝关节、踝足装置、及连接件和装饰件构成（图 3－6）。为了使穿戴更舒适，接受腔的承重部位和安装假肢髋关节的连接部位为硬性材料，其他部位为柔性材料。

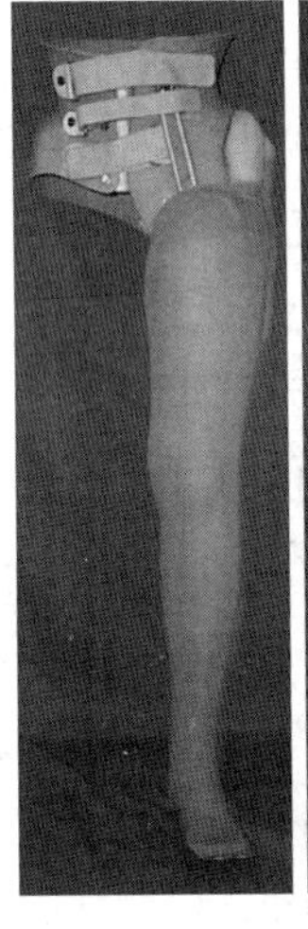

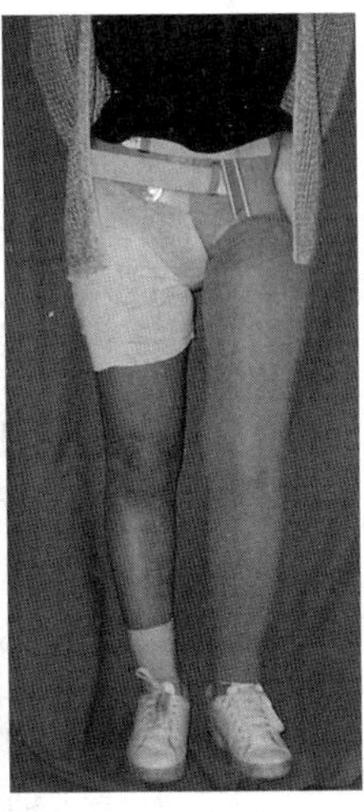

图 3－6　髋离断假肢结构

4. 应用特点

（1）承重　主要承重部位是坐骨。接受腔对髂嵴的包容和其他部位软组织的压缩也有承重作用。

（2）悬吊　主要通过对髂嵴的包容来实现悬吊。

（3）假肢长度　假肢的长度应使患者在双腿站立时假肢与健肢保持高度一致。由于假肢髋关节不能安装在人体生理髋关节的位置，因此在患者坐下时，假肢侧大腿与健肢大腿将不一样长。当关节安装在接受腔前方时，假肢大腿部分比对侧长。当关节安装在接受腔下方时，假肢大腿部分比对侧短。

考点提示　假肢处方——下肢假肢处方。含：部分足假肢、赛姆假肢、小腿假肢、大腿假肢、膝离断假肢、髋离断假肢。

三、使用训练

（一）站立平衡训练

1. 双腿负重站立训练　患者双手扶平行杠，让假肢侧负重由小到大逐渐过渡到双侧均匀承重。逐渐放松握杠的双手，体会假肢负重的感觉，体会关节及身体的位置。

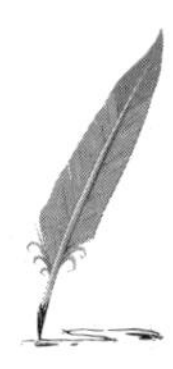

2. 左右平衡训练 在平行杠内，双手扶杠，双眼平视前方，双肩水平，重心左右移动，双腿交替负重。注意骨盆与上身移动的一致性。

3. 前后平衡训练 双手扶杠，健肢向前迈出半步。重心从假肢移向健肢。注意上身和骨盆移动的一致性及髋关节的伸展情况。而后将双腿交换前后位置，作同样的重心转移训练。由双手扶杠逐渐过渡到单手扶杠、双手不扶杠。最后，在不扶杠的情况下作前后左右的重心转移、上身的转动及双上肢的活动。

4. 单腿负重站立训练 平行杠内训练患者假肢侧单腿站立负重。注意躯干不能侧屈。

考点提示 假肢站立平衡训练。

（二）步行训练

1. 平行杠内迈步和步行训练

（1）迈步训练　先进行健肢站立、假肢迈步的训练，而后过渡到假肢站立、健肢迈步训练。先双手扶杠训练，再过渡到单手扶杠、双手不扶杠训练。

（2）交替迈步训练　将"健肢站立、假肢迈步"与"假肢站立、健肢迈步"连续起来进行训练，形成交替迈步训练，即步行训练。从双手扶杠训练开始，经过单手扶杠练习，直到双手不扶杠完成交替迈步。

2. 平行杠外步行训练

（1）重心移向假肢侧　治疗师可采用对骨盆和肩抵抗的方法帮助患者步行时将重心移向假肢侧。健侧下肢迈步要大，带动假肢侧髋关节充分伸展。

（2）沿直线行走　为了更好地控制假肢，可在地面上画一直线，让患者沿着直线走。加强髋关节内收、外展肌群的力量训练有助于直线行走。

（3）步幅和步速控制　用节拍器进行控制步速的训练。在地面上画出间隔相同的脚印进行控制步幅的训练。

考点提示 假肢步行训练。

（三）上下台阶和坡道训练

1. 上下台阶训练

（1）上台阶训练　健侧腿先上一级台阶，假肢轻度外展迈上同级台阶。假肢负重后，健侧腿再迈上一级台阶。初始训练阶段可扶扶手，逐渐过渡到不扶扶手，独立上台阶。

（2）下台阶训练　假肢先下一级台阶，躯干稍向前弯曲，重心前移，接着健侧腿下到同级台阶。健侧腿负重后，假肢再迈下一级台阶。初始训练阶段可扶扶手，逐渐过渡到不扶扶手，独立下台阶。

2. 上下坡道训练

（1）直行上坡道训练　健侧腿向前向上迈出，步幅稍大。假肢向前跟一步，不超过健侧腿。身体稍向前倾。为了防止假肢膝部突然折屈，残肢应向后压迫假肢，促使假肢伸直。

（2）直行下坡道训练　假肢向前向下迈出，步幅稍小。健肢向前跟进，不超过假肢。为了防止假肢膝部突然折屈，注意将残肢向后伸。

（3）侧向上下坡训练　截肢者横向立于坡道下，健侧下肢朝向上坡方向。先用假肢支撑，侧向向上迈出健肢，再支撑于健肢，将假肢提起靠近健肢，走上坡道。下坡与上坡相反，先侧向下移假肢，再下健肢。侧向上下坡适宜于初学步行的截肢患者、年老体弱截肢

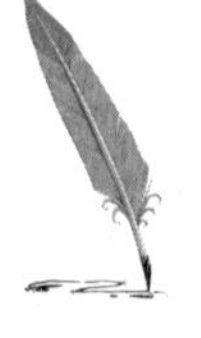

者、残肢长度较短者。

（四）跨越障碍物步行训练

1. 横跨障碍物训练　健侧腿靠近障碍物侧方，假肢腿负重。健侧腿越过障碍物，负重。假肢向前方抬高并跨越障碍物。

2. 前跨障碍物训练　面对障碍物站立，假肢负重。健侧腿跨越障碍物，负重。身体向前弯曲，假肢髋部后伸，然后向前摆动跨越障碍物。

（五）从地面站起训练

1. 单侧截肢者穿着假肢从地面站起的训练　患者坐在地面上。双手触地转身成侧坐位，使假肢位于健侧腿下方。屈曲健侧腿，双手支撑身体，旋转躯干朝地面。用力支起双上肢和健侧腿。假肢移向前方并站起。

2. 双侧截肢者穿着假肢从地面站起的训练　患者俯卧地面，将拐杖置于身体两侧。双上肢和假肢膝部用力把身体支撑起来。双上肢慢慢向假足方向移动，直起身体。一手扶地，另一手拄拐杖，最后双手拄拐杖站立。

考点提示　穿戴假肢站起训练。

（六）其他活动训练

1. 地面拾物训练　患者移至物体旁。健侧腿向前迈一步，屈曲，承重。假肢膝关节伸直状态下弯腰拾起物品。

2. 体育娱乐训练　单侧小腿截肢或大腿截肢者在穿着假肢经过一段时间的适应后，可进行体育娱乐训练。对于立位平衡能力较差的患者，首先应提高他们的平衡能力。训练中应密切关注残肢皮肤是否有破损。若有破损要暂停训练。

3. 生活环境模拟训练　模拟日常生活中可能遇到的各种情况，进行针对性训练，提高截肢者的平衡能力和假肢使用技能，促进其早日融入正常社会生活。

四、功能评估

（一）接受腔适配检查与评估

1. 基本步骤和要求　接受腔是假肢的重要功能部分。患者穿着假肢是否舒适，假肢功能是否能得到充分发挥，接受腔适合是前提。

接受腔适配检查分站位检查、坐位检查和脱下假肢后的检查三个阶段进行。在进行适配检查之前，应先检查接受腔边缘和内表面，确信其足够光滑后，让截肢者穿上接受腔，确保截肢者能舒适地站在接受腔里面。

2. 站位检查项目

（1）悬吊检查　让患者穿着假肢承重，然后提起假肢，看残肢与接受腔之间是否有松动。有松动则说明悬吊不好。

（2）压痛检查　让患者承重，通过询问患者的感受来判断残肢是否有压痛和不适，以及在何处。

（3）接受腔边缘检查　让患者承重，观察或用手指触摸接受腔边缘，检查软组织是否被包容其中，边缘是否受到压迫。活动残肢关节，检查接受腔边缘是否妨碍关节活动。

（4）大腿假肢全接触检查　让患者承重，检查残肢末端与接受腔之间是否有间隙。有间隙表明没有全接触。

（5）承重压力评估　主要通过询问患者穿着假肢承重时的感受，以及观察负重后残肢皮肤颜色变化，来判断残肢的受力分布情况，进而判断接受腔是否合适。若有条件，可用透明的诊断接受腔进行观察评估。

3. 坐位检查项目

（1）屈髋检查大腿假肢前壁高度　让患者穿着假肢坐到一张高度合适、座面硬且平的座椅上。观察患者躯干能否坐直（屈髋 90°），能否弯腰系鞋带。

（2）屈膝检查小腿假肢后壁高度和屈肌腱通道　让患者穿着假肢坐到一张高度合适的座椅上。屈膝至 90°，并用力收缩屈肌。检查者观察残肢有无被顶出，或询问患者腘窝是否有压痛。

4. 脱下假肢后检查　脱下假肢后，通过观察患者残肢皮肤颜色变化和压痕来评估：①皮肤受压情况；②全接触情况；③血液循环情况。若局部颜色鲜红，消退缓慢，表明该处压力过大。若某处皮肤没有压迫的痕迹，表明该处没有承重。若残肢末端颜色变深，表明静脉回流不畅。

（二）静态对线检查与评估

1. 内涵　主要检查在静置站立情况下假肢的长度是否合适；矢状面、额状面内和水平面内假肢接受腔、膝关节、假脚相互之间的位置关系是否正确合理。

2. 检查体位　截肢者穿着假肢双腿站立。双脚穿用同样跟高的鞋，身体站直，双眼平视前方，双足分开约 10cm，双下肢均匀承重，双上肢自然下垂于身体的两侧。

3. 高度检查　高度检查的原则就是患者骨盆水平。判断骨盆水平有三种方法：①双侧髂嵴水平等高；②双侧髂前上棘水平等高；③双侧髂后上棘水平等高。若骨盆不水平，应在短侧脚底添加垫板，直至骨盆水平。最后以垫板厚度确定为高度差。下肢假肢长度一般应与健肢等长。大腿假肢、髋离断假肢的长度可约短于健肢，但不能超过 1cm。在做该项检查时，要确保截肢者能够安全舒适地站着。

4. 矢状面内的对线检查　检查内容：①假脚前后是否均匀承重；②接受腔、膝关节、假脚的前后位置关系是否正确；③接受腔屈曲角度是否合适。

5. 额状面内的对线检查　检查内容：①假脚内外侧是否均匀承重；②接受腔、膝关节、假脚的内外位置关系是否正确；③假肢膝轴是否水平；④接受腔内收外展角度是否合适。

6. 水平面内的对线检查　检查内容：①双侧假脚角度是否对称；②膝关节是否有内外旋；③接受腔、膝关节、假脚的旋转位置关系是否正确。

7. 对线检查方法　在接受腔、膝关节、假脚的前后内外分别标记出对线参考点，用线锤或激光对线仪分别从前侧、后侧和外侧对假肢对线进行测量检查。让线锤和激光对线仪的光束分别通过接受腔上的参考点，便可以依次在矢状面和额状面内测量接受腔、膝关节和假脚相互间的前后和内外偏移量，从而判断接受腔与膝关节、假脚间的前后和内外对线位置关系是否正确。观察线锤或激光束与接受腔纵轴的夹角，判断接受腔的屈曲角度和内收外展角度是否合适。

8. 脚底承重的检查　用测力平台或临床观察的方法检查假脚是否均匀承重。假肢与健肢应均匀承重。

（三）步态分析与评估

1. 目测观察步态分析　通过目测观察进行步态分析是临床上通常使用的、简单易行的方法。要求对正常人体步态和假肢步态有清楚的认识，对步态观察有丰富的经验。

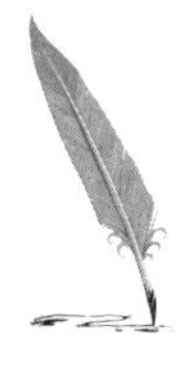

（1）基本要求 目测观察患者步态时，要在必要的空间内让患者能够充分“自由”地行走。观察者应分别从矢状面和额状面观察步行者在三维空间内的运动特征，发现异常。在异常步态中，由于患者的代偿运动，可以观察到矢状面、额状面（冠状面）和水平面的许多偏差。临床上一般通过观察身体部位上的特定点或特定节段的运动来对步态进行判断。在患者身上做一些特定的标记有助于观察和评价。对观察结果，要做详细准确地记录。分析和评定患者步态时，要做到全面客观。

（2）观察内容

1）整体观察身体运动的对称性、协调性、平稳性和节奏性。

2）观察步幅、步长、步宽和步频。

3）观察身体的各环节的运动，包括头、两肩、上肢、躯干、骨盆、髋、膝、踝、足的运动情况。①观察两肩的下降、抬高、前伸、后缩以及自由旋转情况。②躯干是否前倾或后倾，是否向左右倾斜，倾斜的幅度是否对称。③上肢摆动幅度是否正常、增加还是减小，是否对称；是否有异常倾斜、升高、下垂、固定、僵硬等情况。④注意观察骨盆的抬高、下降或固定；是否前倾。⑤观察髋关节时应注意其屈伸、内收外展、旋转运动的情况。髋关节的环转运动也是一个要观察的重要体征。⑥观察膝关节的伸、屈运动的幅度，及其稳定性。⑦观察踝足的背屈、跖屈活动，内外翻以及内外旋运动角度；注意蹬地动作是否充分等等。特别注意观察足与地面的接触方式及摆动姿态。

4）注意是否有疼痛特征。如果有，应注意观察疼痛出现的时间。

用目测观察进行步态分析，需要将目测观察到的结果与正常步态特征进行比较，以发现异常现象，分析其中原因。此外，对患者的步行距离、时间、速度、心率变化等进行技术测量也有助于评估患者的步行能力。由于时间——距离的变量是最可信的步态测量成分，它们可以用来评估患者的步行能力是否有进步。在没有精确的分析设备仪器的情况下，这是一种有价值的评估手段。

2. 量化步态分析与评估

（1）二维视频步态分析评估 让患者穿着假肢在二维视频步态分析系统的跑台上行走。评估者在视频上观察、对比、计算与分析患者步态特征和步行参数，从而对患者步态进行分析与评估。

（2）三维步态分析评估 评估者在患者健肢侧和假肢侧的特征部位固定所需数量的反光球，让患者穿着假肢在三维步态分析系统的测试空间内行走。系统采集患者运动和力学参数，通过软件计算患者步行时的运动学和动力学参数。评估者将患者假肢侧的数据与健侧或正常人体步态特征参数进行对比分析，从而对患者穿着假肢的步态进行分析与评估（图 3－7）。

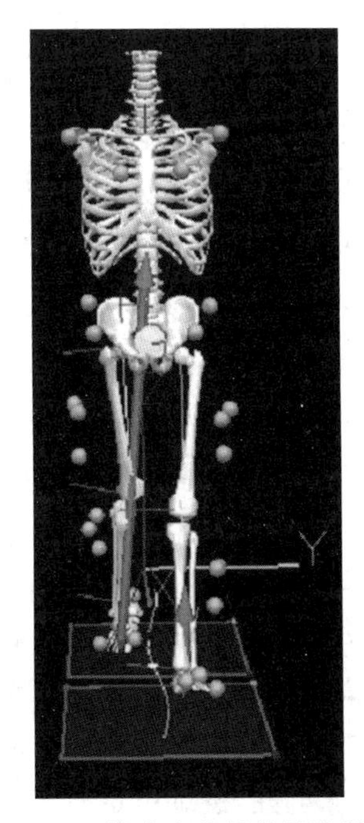

图 3－7 三维步态分析的骨骼图展示

3. 步态分析方法比较 三维步态分析系统是一套完整的人体步态分析系统。能够获得精确的人体运动轨迹。结合测力平台可以综合评价人体肢体运动规律和地面反力对人体关节的效应。是一种全量化设备。但设备操作过于复杂，对操作人员素质要求较高，分析结果多以曲线表

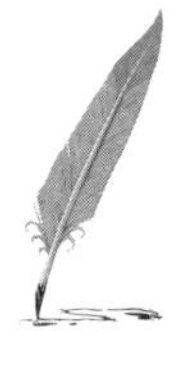

示，直观性和可视性较差。

二维视频步态分析系统测量数据精度远低于三维步态分析系统，但是其可视性非常强，通过肉眼观察视频基本可以获得患者步态分差异。它也可以通过扩充接驳测力平台或者足底压力板，针对患者的动力学进行一定的测量。

比较而言，目测观察方法简单适用，但缺乏量化和标准，依赖于经验。二维视频步态分析方法直观、有效，既可进行定性分析，又可进行定量分析。三维步态分析的定量分析精度高，但对人员和设备的要求过于专业，更适用于科学研究。

（四）假肢异常步态

1. 假肢外展步态 在假肢侧支撑期，假肢侧髋关节外展，假脚远离中线，躯干向健肢侧倾斜。身体重心未完全转移至假肢侧。

2. 假肢侧臀中肌失效步态 在假肢侧支撑中期，骨盆倾斜且躯干向假肢侧倾斜。

3. 假肢划弧步态 在假肢侧摆动期，假肢从外侧划圆弧向前迈步，也称环行步态。

4. 健侧踮脚步态 在假肢侧摆动期，假肢向前摆动时，健肢踮足步行。

5. 假脚足跟提起过高 与健侧相比，在假肢侧摆动初期，假脚跟部提起过高。

6. 假肢膝关节撞击 在假肢侧摆动中期，假肢膝关节伸直时，发出撞击声。

7. 假脚拍地 从假肢侧足跟触地到支撑初期，假脚跟部触地后，假脚急速跖屈拍打地面。可伴随有拍地声音。

8. 腰椎过度前凸 在假肢侧支撑中期和后期，患者以假肢支撑站立时，腰椎过分前凸。

9. 步幅不均 假肢侧与健肢侧步幅不等。假肢侧步幅较小，或健肢侧步幅较小。

10. 膝关节不稳定 在假肢侧支撑期，假肢跟着地后，膝关节有屈曲的趋势。患者有膝关节不稳，打软腿的感觉。

11. 假肢膝关节不能屈曲 假肢侧支撑后期至足尖离地时期，重心从健侧移向假肢侧比较困难。假肢离地时，膝关节不能屈曲。

12. 假脚旋转 在假脚跟着地时期，假脚足跟着地后向外旋转。

13. 假脚内甩 在假肢侧摆动初期，假脚脚趾离地后，跟部向内侧提起，膝部向外。

14. 假脚外甩 在假肢侧摆动初期，假脚趾离地后，假脚跟部向外提起，膝部向内。

15. 提髋步态 在假肢侧摆动中期，假肢侧髋部过于向上提起，抬高。

16. 假肢活塞运动 残肢在假肢摆动期滑出接受腔，在支撑期又滑入接受腔。残肢在接受腔中的运动象活塞运动一样。

17. 手臂摆动不协调 在整个步态周期内，假肢侧手臂贴近身体或扶在接受腔外侧缘，缺乏协调的摆动。

18. 假肢侧膝部过早屈曲 在假肢侧支撑初期和蹬离期，假肢膝关节过早屈曲。

19. 假肢足趾滚动困难 在假肢侧蹬离期，假脚离地困难，不能以滚动运动的方式抬离地面。

20. 假肢向外侧倾斜 在假肢侧支撑中期，假肢向外侧倾斜。

21. 假肢向内侧倾斜 在假肢侧支撑中期，假肢向内侧倾斜。

22. 假脚外侧承重 在假肢侧支撑中期，假脚外侧支撑，内侧未支撑在地面上。

23. 假脚内侧承重 在假肢侧支撑中期，假脚内侧支撑，外侧未支撑在地面上。

24. 假肢蹬地不足 在假肢侧蹬离期，假脚过于背屈，无蹬离地面动作。

25. 假肢侧痛性步态 假肢侧的支撑期短暂。身体重心未完全转移至假肢侧。

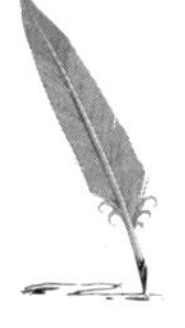

（五）能耗评估

能耗是评价假肢功能的一个重要指标。能耗评估主要评估患者穿着假肢步行时的能量消耗大小。它从患者整体能量消耗的角度来评估使用假肢对患者步行能力的影响，是步态分析的补充。良好的假肢装配不仅要让患者得到良好的步态，而且还要降低患者步行能耗。同等距离同等速度下步行能量消耗越多实用性越差。能量消耗越少实用性越强。在下肢假肢功能评估中，能耗是评估假肢使用价值与合理性的一个重要方面。

1. 间接测量评估法 通过测量患者心率、呼吸等生理指标来评估患者穿着假肢步行时的能耗。该方法简单易行。

2. 直接测定评估法 通过专用设备直接测定和分析耗氧量来评估截肢者穿着假肢步行时的能耗。测量时，患者穿着假肢，带上特制口罩步行。口罩与专用设备相连，将患者呼出的气体收集、导入设备中。设备对气体成份进行分析，计算出氧气的消耗量。该方法需要专业设备和专门的测试条件才能进行。

第三节 上肢假肢

扫码“学一学”

一、类型与结构

（一）上肢假肢分类

1. 按截肢平面分类 分为部分手假肢、腕离断假肢、前臂假肢、肘离断假肢、上臂假肢、肩离断假肢和肩胛胸廓假肢。

2. 按功能分类 上述各类假肢均可分为装饰性、工具性和功能性假肢。

3. 按控制方式分类 功能性假肢的控制方式分为拉索控制和电动控制。相应的假肢类型分别为索控假肢和电动假肢。

4. 按生物信号源分类 控制电动假肢的生物信号源分为肌电信号、神经电信号、脑电信号。由此，电动假肢分为肌电假肢、神经控制假肢、脑电控制假肢。

5. 按力源分类 功能性假肢按力源分为自身力源、体外力源和混合力源假肢。电动假肢属于体外力源假肢，索控假肢属于自身力源假肢。既有自身力源又有体外力源的假肢属于混合力源假肢，亦被称为混合型假肢。

（二）上肢假肢大体结构

上肢假肢大体上由接受腔、手部装置、肘关节、肩关节、结构部件和控制系统组合而成（表3-8）。

表3-8 上肢假肢大体结构

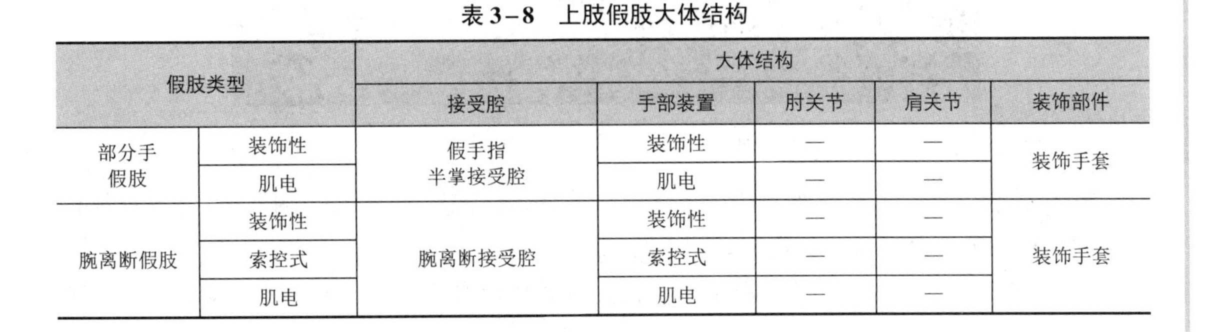

假肢类型		大体结构				
		接受腔	手部装置	肘关节	肩关节	装饰部件
部分手假肢	装饰性	假手指 半掌接受腔	装饰性	—	—	装饰手套
	肌电		肌电	—	—	
腕离断假肢	装饰性	腕离断接受腔	装饰性	—	—	装饰手套
	索控式		索控式	—	—	
	肌电		肌电	—	—	

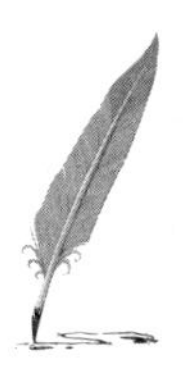

续表

假肢类型		大体结构				
		接受腔	手部装置	肘关节	肩关节	装饰部件
前臂假肢	装饰性	前臂接受腔	装饰性	—	—	装饰手套
	索控式		索控式	—	—	
	肌电		肌电	—	—	
肘离断假肢	装饰性	肘离断接受腔	装饰性	装饰性	—	装饰手套
	索控式		索控式	索控式	—	
	肌电		肌电	肌电	—	
	混合型		肌电	索控式		
上臂假肢	装饰性	上臂接受腔	装饰性	装饰性	—	装饰手套
	索控式		索控式	索控式	—	
	肌电		肌电	肌电	—	
	混合型		肌电	索控式	—	
肩离断假肢	装饰性	肩离断接受腔	装饰性	装饰性	装饰性	装饰手套
	肌电		肌电	肌电	肌电	

考点提示 假肢结构——上肢假肢大体结构。

（三）上肢假肢功能部件

1. 手部装置 包括假手和腕部装置，用于代偿手的外形和基本功能。分为装饰性假手、索控式假手、电动假手、工具手四类。装饰性假手不能主动活动，但可被动张开和闭合，腕部也可被动屈伸、内收外展、旋转活动。索控式假手通过操控拉索来实现主动张开或闭合，但不能主动旋腕。电动假手通过电路控制和电池驱动来实现主动张开和闭合。带电动旋腕装置的电动假手可实现手的主动旋转运动。工具手包括钩状手、电动夹等。

多自由度电动假手是现代科技的最新发展成果。通过电池驱动，假手能够实现指间关节的屈伸运动、掌指关节的屈伸、内收和外展运动（图 3－8）。其功能代偿作用得到极大提高。但假手的重量、操控和使用训练难度也相应增加。

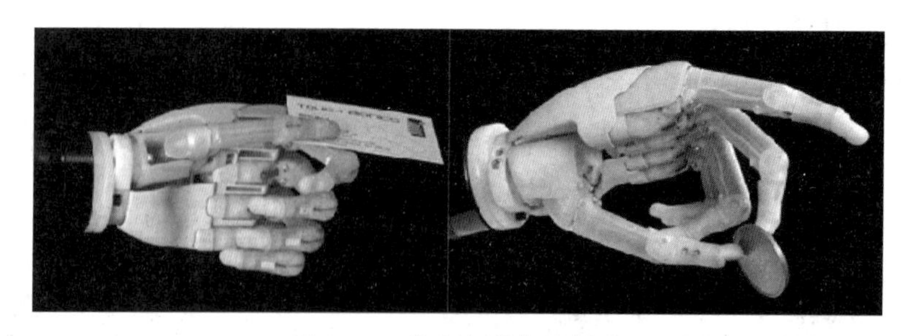

图 3－8　多自由度电动假手

2. 肘关节 代偿人体肘关节的屈伸功能、连接假肢前臂和上臂的结构。肘关节能在任意角度位置锁定，分装饰性、索控式和电动三类。

3. 肩关节 连接假肢上臂和肩部的结构，主要代偿人体肩关节的屈伸功能，可适度被

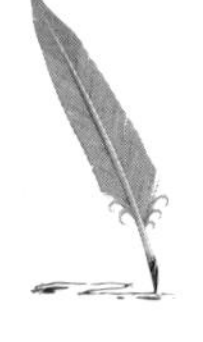

动外展和内收。分为装饰性和电动两类。常用的以装饰性为主。

（四）上肢假肢的控制系统

1. 背带系统 为索控式假肢的控制系统，由拉索和固定带组成，发挥着悬吊和控制假肢活动的作用（图3-9）。背带系统用于操控肘关节的锁定和屈曲、手部装置的开闭。影响背带系统选择的因素有操控拉索的关节活动范围、肌力、操纵能力、耐受性、学习能力、穿戴假肢的既往习惯、性别、职业、使用环境等。

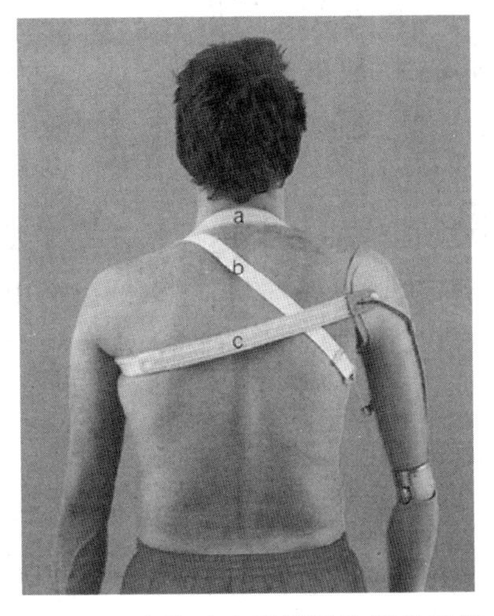

图3-9 索控式上臂假肢的背带系统

2. 肌电系统 为肌电假肢的控制系统，由表面电极、控制电路组成（图3-10）。肌电系统利用表面肌电信号操控电动肘关节和假手的活动，分为单通道、二通道和四通道系统。影响肌电系统选择的因素有肌电信号源、职业、使用环境、学习能力、穿戴假肢的既往习惯等。

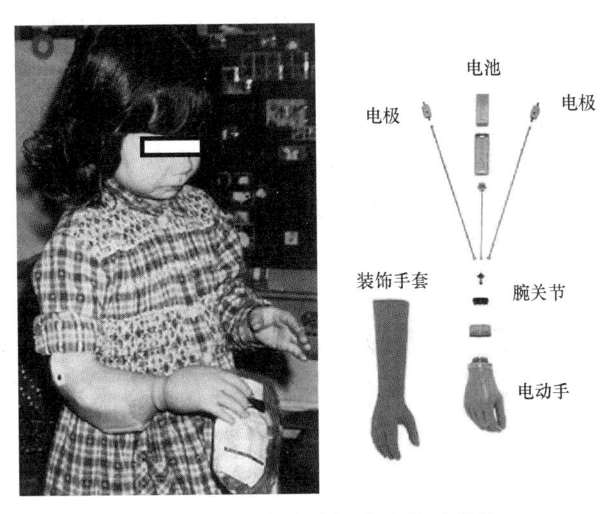

图3-10 肌电前臂假肢及控制系统

（五）肌电信号源

截肢者残肢肌电信号状态是影响肌电假肢选配的关键因素。在装配肌电假肢前，要对截肢者进行充分的残肢训练，准确检测肌电信号源位置。

1. 肌电信号源的检测定位 使用专用的肌电测试仪，对截肢者残肢表面肌电信号进行测试，在残肢表面上确定肌电信号较好的部位。肌电假肢采集该部位的肌电信号，作为控制肌电假肢的肌电信号源。

2. 控制方式与肌电信号源 双通道控制方式的前臂肌电假肢采集前臂伸肌群和屈肌群的肌电信号来分别控制开手和闭手。带有肌电分平信号的前臂肌电假手通常用屈肌、伸肌的低电平信号控制开手、闭手；应用其高电平信号控制腕关节的旋前、旋后。肌电上臂假肢要求的动作多，而肌电信号来源少，装配难度较大。经常应用混合控制方法。常将双通道的肌电上臂假肢的电极放在残余的肱二头肌、肱三头肌部位，应用幻肢屈肘、伸肘动作产生的肌电信号控制假肢的闭手和开手动作。肘关节的屈和伸依靠索控机构操控完成。有的肌电假肢利用两组肌肉同时收缩作为转换开关信号，通过控制转换开关分别控制假手和

肘、腕关节的运动。

3. 肌电信号源的训练 以生物反馈法为依据进行训练。通过反复启发、诱导和训练，患者感觉到肌电信号的强度水平在随着意识控制幻肢动作而发生相应的变化，从中悟出通过控制肌肉活动来控制肌电信号强弱的要领。①想象幻肢动作，进行控制肌肉收缩的自我意识训练；②利用指示灯的亮灭来定性鉴定有无肌电；③将电极与肌电测试仪相联，定量测定肌电信号的强度水平；④用电极直接控制假手，让截肢者在训练中能直观看到假手的动作，提高截肢者训练兴趣。

二、处方

（一）手部截肢与部分手假肢

1. 手指截肢 经过手指指骨的截肢。对于手指截肢者，首先考虑装配假手指能否使手功能得到改进。人的手指功能大部分体现在拇指与食指、中指的运动中。因此，拇指远节截指，食指、中指远节截指、中节截指后，如果残肢皮肤感觉良好，仍存在一些捏取、侧取、握取功能，则不必装配假手指。因为假手指的外套会影响残指的末端感觉。

2. 拇指全部切除或食指、中指全部切除 宜装配假手指或对掌装置。不但可以弥补外观缺损，而且有改善功能的实用价值。

3. 拇指全部切除合并食、中、环、小指切除或经掌骨截肢 只要残肢保留了良好的腕关节屈伸功能，前臂的旋前、旋后功能，则可以装配连杆机构的功能性腕部假手。

4. 经掌近侧截肢 为了轻便和装饰，则装配装饰性假手。为了功能可装配掌部肌电假肢。

（二）腕离断假肢

1. 适用范围 腕离断假肢适用于腕关节离断及残肢长度保留了前臂 80%以上的前臂截肢者。残肢末端距离尺骨茎突的距离通常不大于 5cm。

2. 假肢装配特点

（1）残肢远端膨大，可保证假肢的稳固悬吊。残肢保留完整的旋前旋后功能，不需在假肢上安装旋腕装置。

（2）由于残肢长，不能安装屈腕机构。通常选择比健手尺寸小一号的假手。

（3）选用腕离断专用部件，以尽量减少假肢长度。

3. 假肢选配

（1）装饰性腕离断假肢 重量轻、操纵简便，仅有有限的被动功能，可作为辅助手。装饰性手套在外形、色泽和表面结构上都与正常手相似，装饰效果较好。适于放弃功能性假肢的截肢者。

（2）肌电腕离断假肢 适用于有功能要求、表面肌电信号好、不能使用索控式假肢的截肢者。患者用残肢的自由旋转实现旋前旋后活动，用肌电信号控制假手开合活动。

（3）索控式腕离断假肢 适用于有功能要求、残肢肘关节活动范围与肌力正常、不能穿戴肌电假肢的截肢者。常用“9”字型背带系统操控假手的开合。与肌电假肢相比，它具有重量轻，不需电池的优点。因须配戴背带系统，从而影响穿戴的舒适性。

（三）前臂假肢

1. 适用范围 前臂假肢适用于残肢长度为前臂 25%～80%的前臂截肢者，是装配数量最多、代偿功能较好的上肢假肢。

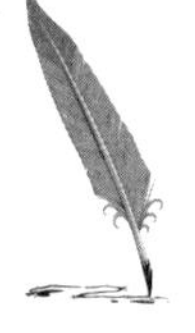

2. 假肢选配

（1）装饰性前臂假肢　适用于放弃穿戴功能性假肢的所有前臂截肢者。装饰性前臂假肢重量最轻，操作简便，但只具备有限的被动功能。可作辅助手或用于携带物品。

（2）肌电前臂假肢　适用于有功能要求、肌电信号好、不能使用索控式假肢的前臂截肢者。截肢者能较好地操控假手的开合。假肢的旋前旋后运动可采用被动式或由肌电信号控制的主动式旋腕机构来实现。截肢者使用肌电假肢须接受充分训练。

（3）索控式前臂假肢　适用于有功能要求、残肢肘关节活动范围和肌力正常而又不能配戴肌电假肢的前臂截肢者。腕关节可被动旋转，实现旋腕功能。与肌电假肢相比，它具有重量轻、不需电池的优点，但必须配戴背带来控制手部装置的功能活动，因而影响穿戴舒适性。截肢者使用索控式假肢须接受充分训练。

（4）影响因素　肘关节的屈伸功能、残肢长度、残肢残留的旋前旋后功能、肩关节功能、残肢表面肌电信号强度等因素影响前臂假肢选配。

（四）肘离断假肢

1. 适用范围　肘离断假肢适用于肘关节离断、上臂极长残肢和前臂极短残肢的截肢者。上臂极长残肢的截肢平面位于肱骨远端，与肱骨外上髁的距离一般不大于 5cm。前臂极短残肢的截肢平面位于尺骨近端，与肱骨外上髁的距离一般不大于 5cm。

2. 假肢选配

（1）装饰性肘离断假肢　适合于放弃配戴功能性假肢的患者。装饰性肘关节离断假肢重量轻、操作简便，但只具备有限的被动功能，可作辅助手或用于携带物品。

（2）肌电肘离断假肢　适用于有功能要求、肌电信号好的截肢者。因安装了电动肘关节，假肢上臂长度明显增加。双侧肘关节位置不对称造成假肢外观有较大的缺陷。

（3）索控式肘离断假肢　适合于有功能要求、残肢肩关节活动范围和肌力正常、但不能配戴肌电假肢的截肢者。与肌电假肢相比，它重量轻，不需电池，没有电路干扰和故障风险，不造成上臂长度过长。但必须配戴背带系统以控制手部装置和肘关节的活动，因而影响了穿戴的舒适性。

（4）混合型肘离断假肢　采用索控式肘关节和肌电假手的组合，适用于大多数有功能要求的肘关节离断截肢者。使用铰链式肘关节还可使上臂和前臂长度达到较理想的状态。假肢装配的前提条件是：要有较好的肌电信号以控制假手；肩部保留了较好的力量和活动以控制肘关节。

（五）上臂假肢

1. 使用范围　适用于上臂残肢长度保留 30%～85%的上臂截肢者。

2. 假肢选配

（1）装饰性上臂假肢　适合于各种对假肢无功能要求的上臂截肢者。其显著特点是重量轻，外形逼真。

（2）肌电上臂假肢　适用于有一定功能要求、肌电信号好的上臂截肢者。解决了残肢短或驱动拉索的自身力量较弱的上臂截肢者使用功能性假肢的难题。通常将肱二头肌和肱三头肌产生的肌电信号在控制系统里转换为四种脉冲信号，用来控制肘关节和假手。故而选配此类假肢的前提条件是必须有较好的肌电信号来控制手部装置和肘关节的功能活动。对截肢者使用训练的要求较高。

（3）索控式上臂假肢　适用于有一定功能要求、具有中等残肢长度、肩关节活动和力

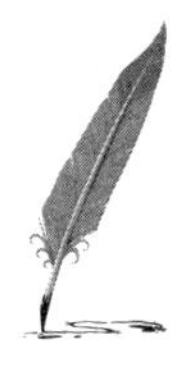

量正常的上臂截肢者。与肌电假肢相比，它具有重量轻，不需要电池的优点，但必须配戴背带系统，从而影响了穿戴舒适性。患者通过较为复杂的肩部动作操控拉索，控制手的开与合、肘关节的锁定与屈曲，需要一定的肩部活动范围、力量与技巧。

（4）混合型上臂假肢　采用索控式肘关节和肌电假手的组合，适用于大多数有功能要求的上臂截肢者。拉索控制肘关节，操作简单，易于学习和掌握。肌电信号控制假手，易于训练掌握。

（5）影响因素　假肢类型的选择取决于残肢的长度、肌肉的功能、双侧肩关节功能、肌电信号、患者意愿等诸多因素。可根据患者条件和需求选配不同类型的上臂假肢。

（六）肩离断假肢

1. 适用范围　适用于肩关节离断、肩胛带截肢及上臂残肢长度极短的截肢者。

2. 假肢选配　因为失去了控制肩部运动的能力，多装配装饰性假肢。尽管也可为肩关节离断的截肢者装配肌电控制的功能性假肢，但技术难度高，使用训练的难度大，对截肢者和康复工作人员的要求也很高。

考点提示　假肢处方——上肢假肢处方。含：部分手假肢、腕离断假肢、前臂假肢、上臂假肢、肘离断假肢、肩离断假肢。

三、使用训练

（一）上肢假肢穿脱训练

1. 索控式假肢的穿脱训练　穿假肢前，将背带系统连接好，调整到适合的松紧度。先将残肢穿入假肢接受腔，再将背带穿到健肢上。脱假肢时次序相反。先从健肢侧脱下背带，然后再将残肢从接受腔中脱出。

2. 肌电假肢的穿脱训练　肌电假肢没有背带系统。穿假肢时直接将残肢穿到接受腔内，脱假肢时直接将残肢从接受腔内脱出。比穿脱索控式假肢容易得多。需要注意，穿上假肢后必须保证接受腔内的电极与皮肤接触良好，压力适度。否则易出现肌电信号采集不理想，导致患者不能随意控制假肢。

考点提示　假肢穿脱训练。

（二）上肢假肢的使用训练

1. 肌电上肢假肢的使用训练

（1）训练目的　①减少误动作；②增强随意控制能力；③提高力度控制水平。

（2）基本动作训练要点　①肌电假手消除了背带系统的约束，使得手的应用空间增大了很多。要注意加强截肢者在尽可能大的空间范围应用假手的训练；②肌电信号控制的随意性好，应训练快速闭手、取物与开手、放物功能。对于指端装有感觉反馈装置的肌电假手应训练捏取软质物体；③避免产生误动作。某些动作可能引起电极的接触不良导致不能开手，或由于干扰信号过大引起错误动作。如果反复出现某种固定的错误动作，需要从假肢装配上检查原因或注意回避某种动作。

（3）高级动作训练　①力度控制的训练，如握持杯子、拿起鸡蛋；②精确控制的训练，如使用汤匙、写字、拿钥匙开门等；③协同控制的训练，如假肢和健肢协同配合，完成穿衣、拧毛巾、切菜等日常生活动作。

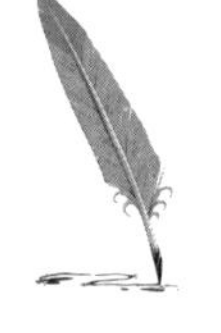

2. 索控式上肢假肢的使用训练

（1）索控式前臂假肢的开闭手训练　前臂假肢的手部开闭有两种方式。一种是不屈肘开手，适合于远离躯干的工作；另外一种是屈肘开手，适合于近体工作。训练开闭手时，先在职业训练台上进行，再逐渐增加水平移动训练，并变换其他高难度的动作，直到截肢者熟练掌握开闭手的动作为止。

（2）索控式上臂假肢的使用训练　索控式上臂假肢的背带系统较为复杂，操控难度较高。假肢的屈肘、开手、闭手训练尤为重要。截肢者只有熟练掌握操控方法，才能准确、无干扰地完成上肢的各种独立或联合动作。

1）双重控制索背带系统的使用训练　训练截肢者前屈上臂使肘关节屈曲，后伸上臂锁住肘关节。在锁住肘关节后，前屈上臂操控手部动作。通过反复练习，截肢者掌握使用双重控制索系统的操作方法，将控制假肢所需的身体动作减小到最低限度。

2）三重控制索背带系统的使用训练　①下沉肩胛带，后伸肩关节，锁定肘关节。②双侧肩胛骨外移扩展，开手。③肩关节前屈，打开肘关节锁，屈肘。训练时，先逐个动作单独训练，再训练各动作的协调性。

3. 利手交换训练　对健侧手臂进行利手交换训练。提高健侧手臂的运动能力、灵活性和协调性，使健侧手臂发挥更多作用。

4. 日常生活训练　包括穿脱衣服、个人卫生、饮食、开关门、开关电器、拿笔写字、打电话等。可同时选配自助具进行训练。通过训练，截肢者掌握实际使用假肢的方法，扩展了假肢用途，实现日常生活自理，进而能从事一些简单工作。在日常生活训练中，应注意：①动作要适应假肢的结构特点。②要充分利用假手的被动装置。③注意双手的配合动作。④为使用假手提供方便。

四、功能评估

（一）适合性检查

1. 内涵　从适配、舒适和外观等方面对患者穿戴假肢时的接触界面适配程度、稳定性、受压程度、悬吊、承重状况、外观形态、长度等进行检查，判定假肢是否满足设计要求，是否符合截肢者使用要求。适合性检查的结果受到患者年龄、全身状况、截肢部位、截肢原因、残肢状况、假肢部件、装配时间、装配质量、训练、假肢使用环境、患者使用假肢的态度等因素影响。

2. 目标　①使患者了解假肢的功能代偿，初步掌握使用假肢的方法。②发现和解决假肢装配的问题，检验假肢的性能指标、舒适程度和外观质量。

3. 要求　假肢装配是一个复杂的“人—机—环境”相结合的过程。只有在截肢者身上进行系统的适合性检查，才能确保得到理想的装配效果。上肢假肢装配完成之后，要在康复医师或治疗师、假肢师、患者的共同协作下，进行适合性检查。在检查中，要认真听取患者对假肢的评价和改进意见。

4. 内容和方法

（1）与处方对照进行检查　首先检查假肢是否符合处方要求，若符合则继续进行下面的检查。

（2）检查假肢的穿戴　通过截肢者反馈和检查假肢在残肢上的状态，检查假肢是否容易穿戴，是否能穿到正确位置。穿戴不到位时，需要重穿。

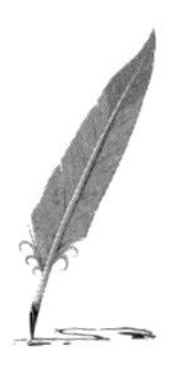

（3）检查接受腔与残肢的适合程度　残肢应与接受腔较好地接触。接受腔边缘与残肢表面符合，无卡压，无间隙。残肢操控假肢时应无疼痛。检查时，模拟假肢的提、拿、推、拉动作对假肢施加一定力量，残肢应当无疼痛。取下假肢后，残肢皮肤应无异常变色现象。

（4）抗下垂拉力的稳定性检查　又称假肢移动长度的检查。截肢者戴上假肢，前臂伸直下垂。在假肢末端加上 20kg 的垂直牵引力，接受腔下移的位移量应小于 2cm。取下假肢后，残肢皮肤应无异常变色现象，背带系统不应有损伤。

（5）对线检查　依据人体上肢解剖学的构造和各部分的配合关系，检查假手、腕关节、肘关节、肩关节和接受腔之间的位置和角度关系。上肢假肢对线既要符合人体的自然肢位，又要便于在日常生活和工作中发挥假肢的代偿功能。

检查时，两手放松垂直于身体两侧，肘关节轻度屈曲，前臂无旋前旋后，腕关节略伸，手掌平行于躯干，掌心向内，指关节轻度屈曲。

对前臂假肢对线主要检查腕关节和假手的安装位置和角度。对上臂假肢对线主要检查肘关节、腕关节和假手的安装位置和角度。对肩离断假肢对线主要检查肩关节、肘关节、腕关节和假手的安装位置和角度。

（5）长度检查　患者穿戴假肢，保持两肩水平。检查者观察、检查假手拇指末端与健侧手拇指末端是否平齐。对于前臂假肢，自肘关节到假手拇指末端长度可比健侧短 1cm。对于上臂假肢，肘关节轴与肱骨外上髁的位置一致，而假肢前臂长度可比健侧短 1cm。

（二）功能检查

1. 检查假肢肘关节的屈曲功能　前臂截肢者戴上假肢后假肢肘关节屈曲活动范围应与健侧相同。检查上臂假肢肘关节的屈曲活动度范围时，应将前臂处于 90° 位置上进行检查。假肢的被动屈肘和主动屈肘均应达到 135° 。假肢肘关节完全屈曲时，同侧肩关节的屈曲角不应超过 45° 。

2. 检查背带系统的操控效率

（1）手指开闭时牵引索的传递效率应在 70% 以上。

（2）将假手放在嘴边时，主动将手张开的开手距离应达到被动开手距离的 50% 以上。

（3）患者戴上假肢屈肘至 90° 时，手指应能完全张开。

（4）上臂假肢的牵引索能有效地控制假手的开闭、屈肘、肘关节锁的锁定和开启等机构。在上臂外展至 60° 时，锁定机构仍可保持稳定。患者在穿戴假肢后正常步行时，肘关节锁定机构不应自动锁定肘关节。

（5）截肢者操控假肢应无勒痛感。

3. 检查肌电假肢的控制功能

（1）电极位置应准确，采集的肌电信号强度好，稳定性高。

（2）肌电信号控制假手开合、腕关节旋转、肘关节屈伸应灵敏且不受干扰。

（3）在肘关节屈或伸的状态下，肌电信号控制假手的活动应灵敏且不受干扰。

（4）能控制假手抓握和放开物体。

（5）控制假肢的动作配合、功能切换连贯。

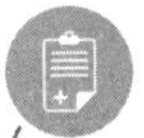

知识拓展

前臂假肢功能评估

1. 手协调性评估

（1）定义　评估截肢者穿戴功能性前臂假肢的协调性、灵活性及手眼协调性。

（2）评估方法　治疗师让截肢者穿戴功能性前臂假肢在木钉盘上操作木钉，完成放置试验、翻转试验、递交试验、置换试验。记录从试验开始到试验结束的时间，进行评估。

2. 手的整体功能评估

（1）定义　评估截肢者穿戴功能性前臂假肢完成抓、握、捏、放置、旋前旋后动作的能力。

（2）评估方法　治疗师让患者穿着功能性前臂假肢完成对长条形物品、正方形物品、球形物品、日常生活用品等的指定操作，评估完成抓、握、捏、放置、旋前旋后等动作的能力。按完成的试验项目进行计分、评估。

3. 日常生活活动能力评估

（1）定义　评估患者穿戴功能性前臂假肢进行日常生活活动的能力。

（2）评估方法　让截肢者穿着功能性前臂假肢完成喝水、吃饭、穿裤子、穿鞋、穿毛衣、梳头、铺床、推开一扇大门、准备饭菜、拧开已拧紧的或新的玻璃瓶盖、将物品放到头部上方的小柜子里、拎购物袋或文件箱、搬运物品（不超过3kg）、用智能手机打电话、从钱包里取公交卡、写字、拧下头顶正上方的灯泡、用钥匙开门等项目。测试者根据患者完成情况（无困难、有点困难 、明显困难、困难但能做到、很困难不能做到）进行评分。注意：本测试不局限于患者是否用假肢来完成，主要评估患者穿着假肢能否完成日常生活活动。

本章小结

假肢是用于替代整体或部分缺失或缺陷肢体的体外使用装置，分为上肢假肢和下肢假肢，由接受腔、关节、假手、假脚、以及对线部件、结构部件和装饰部件等组合而成。接受腔是人体残肢与假肢的人机系统接口界面，应满足全接触和全面负重的要求。假肢对线分为工作台对线、静态对线和动态对线。下肢假肢对线以站立和步行功能为主，上肢假肢对线以手的功能活动为主。

假肢装配包括评估患者、制定假肢处方、设计制造假肢、使用训练、评定假肢功能、交付假肢等程序。典型生产过程包括测量、取型、修型、成型、组装、试样调整、使用训练、成品加工、终检等工序。

下肢假肢包括部分足假肢、赛姆假肢、小腿假肢、膝离断假肢、大腿假肢、髋离断假肢等类型，对应足部截肢、赛姆截肢、小腿截肢、膝离断截肢、大腿截肢、髋部截肢等残肢。假脚和膝关节是下肢假肢重要功能部件，一般应根据患者运动功能等级来选用，同时应考虑残肢长度与肌力。对装配下肢假肢的患者应着重进行站立平衡训练、步行训练、上

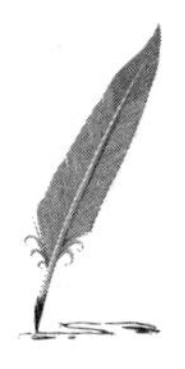

下台阶和坡道训练、跨越障碍物训练等，从接受腔适配性、安全稳定、步态、能耗等方面对患者穿戴假肢进行功能评估。

上肢假肢包括部分手假肢、腕离断假肢、前臂假肢、肘离断假肢、上臂假肢、肩离断假肢等类型，对应手部截肢、腕离断截肢、前臂截肢、肘离断截肢、上臂截肢、肩部截肢等残肢。上肢假肢分为装饰性假肢和功能性假肢，功能性假肢分为索控式假肢和电动假肢，电动假肢分为肌电假肢、神经控制假肢、脑电控制假肢。选配索控式假肢应满足肌力和关节活动度的有关条件。选配肌电假肢应满足提取肌电信号源的有关条件。对装配上肢假肢的患者应着重进行日常生活的使用训练，从接受腔适配性、外观和日常生活能力等方面对患者穿戴假肢进行评估。

（方　新　赖　卿）

习　题

扫码“练一练”

一、选择题

1. 假肢由接合部件、功能部件、对线部件、结构部件和装饰部件五类部件构成。接受腔属于（　　）。
   A. 接合部件　B. 功能部件　C. 对线部件　D. 结构部件
   E. 装饰部件
2. 按截肢平面，上肢假肢分为（　　）。
   A. 手部假肢、腕部假肢、前臂假肢、肘假肢、上臂假肢、肩离断假肢。
   B. 手部假肢、腕离断假肢、前臂假肢、肘离断假肢、上臂假肢、肩离断假肢。
   C. 部分手假肢、腕离断假肢、前臂假肢、肘离断假肢、上臂假肢、肩离断假肢和肩胛胸廓假肢。
   D. 部分手假肢、前臂假肢、肘离断假肢、上臂假肢、肩离断假肢和肩胛胸廓假肢。
   E. 部分手假肢、前臂假肢、肘离断假肢、上臂假肢、肩离断假肢。
3. 安装假肢对残肢的理想要求是（　　）。
   A. 残肢越长越好　B. 残肢力量越强越好
   C. 残肢软组织越柔软越好　D. 残肢关节活动度越小越好
   E. 残肢感觉越敏感越好
4. 安装假肢应重点评估（　　）等残肢状况。
   A. 残肢长度、残肢粗细、肌力、血运状况、感觉与疼痛
   B. 残肢长度、皮肤颜色、关节活动度、感觉与疼痛
   C. 残肢形状、残肢粗细、感觉与疼痛、承重状况
   D. 残肢皮肤状况、关节活动度、肌力、血运状况、承重状况
   E. 残肢长度、残肢形状、皮肤颜色、关节活动度、肌力
5. 假肢装配通常按照（　　）程序依次进行。
   A. 评估患者、制定假肢处方、设计制造假肢、使用训练、交付假肢
   B. 测量取型、设计制造假肢、使用训练、评定假肢功能、交付假肢
   C. 制定假肢处方、测量取型、设计制造假肢、使用训练、评定假肢功能、交付假肢

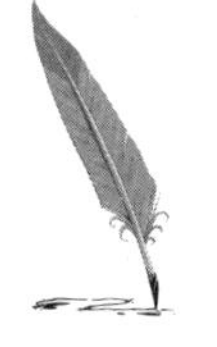

D. 制定假肢处方、设计制造假肢、使用训练、评定假肢功能、交付假肢

E. 评估患者、制定假肢处方、设计制造假肢、使用训练、评定假肢功能、交付假肢

6. 经过胫骨中部截肢的患者通常装配（　　）。

A. 部分足假肢　B. 小腿假肢　C. 膝离断假肢　D. 赛姆假肢

E. 大腿假肢

7. 经过肱骨髁部截肢的患者通常装配（　　）。

A. 前臂假肢　B. 肘离断假肢　C. 上臂假肢　D. 肩离断假肢

E. 肱骨髁部假肢

8. 下肢假肢的站立平衡训练不包括（　　）。

A. 双腿均匀负重站立平衡训练　B. 假肢单腿负重站立平衡训练

C. 双腿支撑左右平衡训练　D. 交替踏步平衡训练

E. 双腿支撑前后平衡训练

9. 进行下肢假肢步行训练时，应先训练患者（　　）。

A. 将重心放在健肢上，迈出假肢　B. 将重心放在假肢上，迈出健肢

C. 将重心放在健肢上，迈出健肢　D. 将重心放在假肢上，迈出假肢

E. 双手支撑在平行杠上，迈出健肢

10. 用计算机扫描技术制作假肢可以省去（　　）的环节。

A. 制作接受腔　B. 工作台对线　C. 测量　D. 石膏修型

E. 患者评估

11. 肌电前臂假肢利用（　　）。

A. 脑电信号控制假手活动　B. 前臂的神经信号控制假手活动

C. 前臂表面肌电信号控制假手活动　D. 前臂肌力驱动假手

E. 上臂肌力驱动假手

12. 混合型上臂假肢利用（　　）。

A. 脑电信号控制假手活动

B. 上臂的神经信号控制假手活动

C. 上臂表面肌电信号控制假肢肘关节活动

D. 上臂肌力驱动肘关节

E. 上臂肌力驱动假手

13. 穿戴索控式前臂假肢的适宜方法是（　　）。

A. 先将残肢穿入假肢接受腔，再将背带在健肢上连接好。

B. 先穿接受腔，再将背带穿到健肢上

C. 先穿好假肢再系背带

D. 不用穿背带

E. 先将背带穿到健肢上，再穿接受腔

14. （　　）对装配肌电假肢尤为重要。

A. 假手的型号　B. 假手的功能

C. 残肢关节活动度　D. 有效的残肢表面肌电信号源

E. 假手的重量

15. 假肢与人体间的接口界面是（　　）。

A. 智能关节　B. 智能脚　C. 接受腔　D. 智能手
E. 背带

二、思考题

某中年女性前臂截肢患者首次装配假肢，对选择装饰性假肢、索控式假肢、肌电假肢拿不定注意，向你咨询。你初步发现，该患者的残肢长度大约属于中等长度。请问，你应该通过哪些检查，方能给该患者一个合理的建议？

第四章

轮椅与坐姿技术

学习目标

1. **掌握** 轮椅、坐姿系统的定义、适配评估和适配方法，轮椅的使用训练方法。
2. **熟悉** 轮椅、坐姿系统的部件构成和临床应用。
3. **了解** 轮椅、坐姿系统的种类，轮椅的质量检查和轮椅处方。
4. 能为患者适配合适的轮椅和坐姿系统。
5. 具有关心患者的疾苦、尊重其民族信仰习惯、保护其隐私的意识。

案例讨论

【案例】

患者李某，男，50岁。3个月前突发头痛后出现左侧肢体活动不利，急送医院就诊后诊断为“脑出血”。经过三个月的治疗后现具体情况如下：左侧 Brunstrom 上肢－手－下肢是Ⅴ－Ⅲ－Ⅲ，上肢屈肌张力1级，下肢伸肌张力1^+级。坐位平衡2级，可在保护下站立，无法独立行走。

【讨论】

1. 该患者现阶段是否需要轮椅？
2. 如果需要，请为该患者选择合适的轮椅？
3. 若该患者要达到独立操控轮椅的目的，需要对轮椅进行哪方面的改造并对该患者进行哪些训练？

第一节 轮椅的类型与结构

扫码“学一学”

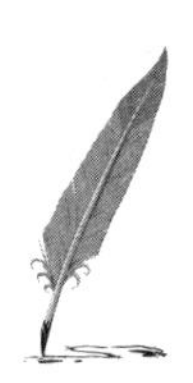

轮椅（wheelchair）是指带有轮子的座椅。轮椅既是常用的代步工具，也是个人转移的重要辅助器具，主要适用于因诸多疾病，如脊椎损伤、小儿麻痹后遗症、截肢、骨折、骨科术后等引发的站立和行走困难的功能障碍者。其基本作用是使站立和行走困难者借助轮椅参与日常生活活动与社会活动，提高其独立性，扩大其生活范围。轮椅使用得当，有利于照护者移动和照顾患者，能避免照护者过多的体力消耗、提高患者的转移能力，减少患者对家人的依赖，有利于患者回归家庭生活和社会生活，提高患者的生存质量。

一、轮椅的类型

（一）分类方法

轮椅的分类方式有很多，通常从以下几方面进行分类：

1. 按驱动方式 分为手动轮椅和动力轮椅。其中手动轮椅又可分为双手驱动轮椅、单手驱动轮椅、摆杆驱动轮椅、电力辅助手动轮椅、脚驱动轮椅、护理者操纵轮椅等。动力轮椅又可分为电动轮椅、机动轮椅及爬楼梯轮椅等。

2. 按轮椅大致结构 分为折叠式轮椅和固定式轮椅。

3. 按使用对象年龄 分为成人用轮椅、儿童用轮椅和婴幼儿用轮椅。

4. 按轮椅的主要用途 分为标准型轮椅、偏瘫用轮椅、截瘫用轮椅、竞技用轮椅等。也可分为站立用轮椅（使人站在有轮子平台上的框架里的移动辅助具）和站起轮椅（将人从坐姿移动到站姿的辅助装置）。

（二）常见轮椅

1. 普通手动轮椅 驱动轮直径在 55～61cm 范围内，小轮直径 12～21cm。扶手、脚托板等位置固定，靠背上端位于腋窝后缘的下方，以乘坐者上肢驱动或陪伴者推动，适合大多数体弱病残者使用（图 4－1）。

2. 护理型轮椅 和普通轮椅的区别在于没有驱动手圈。刹车手柄安装在靠背推手把的位置上，由护理人员操纵，适合没有能力驱动轮椅的患者使用（图 4－2）。

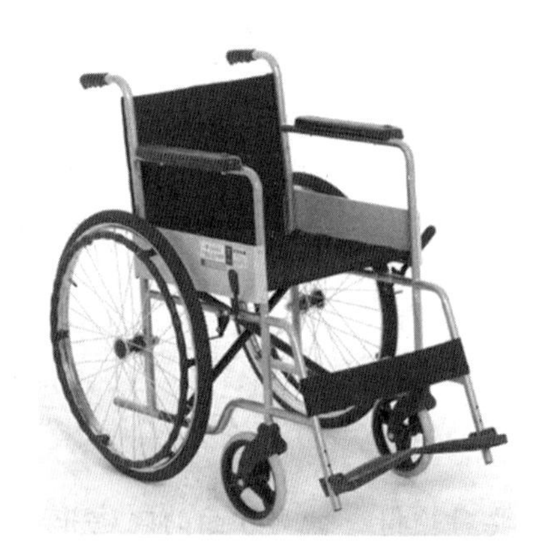

图 4－1　普通手动轮椅

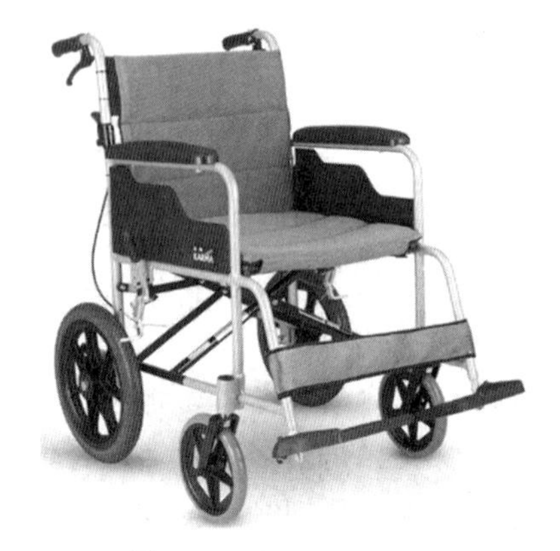

图 4－2　护理型轮椅

3. 多功能手动轮椅 外形与普通轮椅相似，但在扶手、脚托板、靠背等部位可根据医生诊断和患者个体特征进行功能选择。这种具有多种个性化功能位置选择的轮椅，应用面较广（图 4－3）。

4. 盘座位轮椅 座位高度较低（通常位置高度和小腿长度相等），将脚托板打开或摘卸后，用双脚或单脚触地驱动。适合下肢肌力退化、站立困难者和偏瘫患者在室内活动、训练（图 4－4）。

5. 单手驱动式轮椅 在两驱动轮之间安装传动轴，在一侧驱动轮上安装双手圈驱动装置，可用单侧手臂操纵轮椅，适合偏瘫患者或下肢残疾并伴随单侧上肢功能障碍者使用。选择此类轮椅时应注意将驱动轮设置在患者的健侧（图 4－5）。

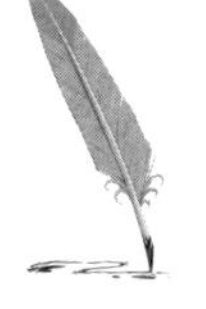

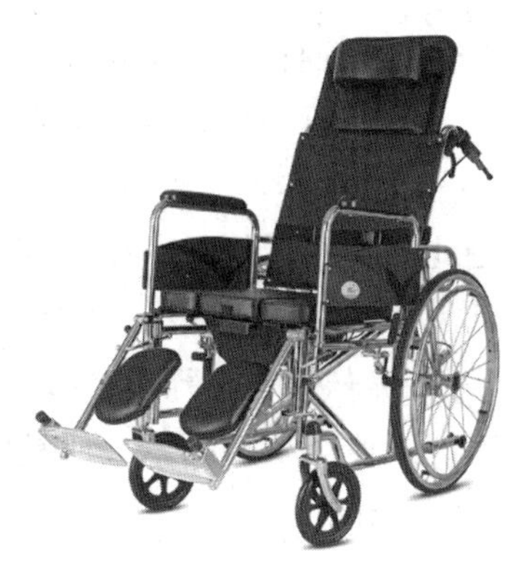

图 4-3　多功能手动轮椅

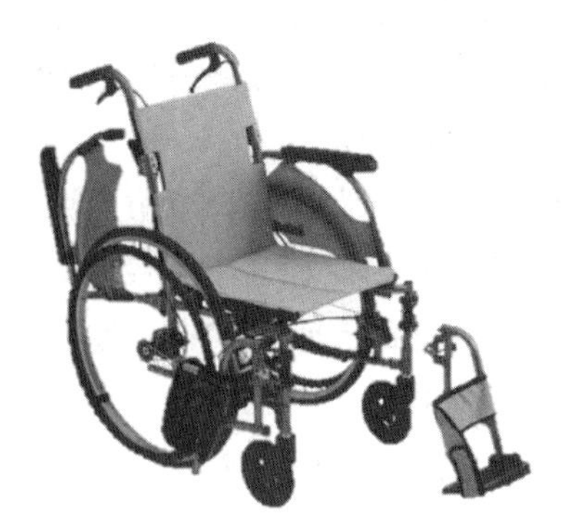

图 4-4　盘座位轮椅

6. 电动助力轮椅　在手动轮椅两侧的驱动轮轴心上安装一对电动助力装置，可根据患者手臂肌力和运动状况选择力放大系数，使患者能以尚存的上肢肌力操纵轮椅。对训练手臂功能、改善体能起到积极的作用，适合肌力偏弱、运动功能欠佳的患者使用（图 4-6）。

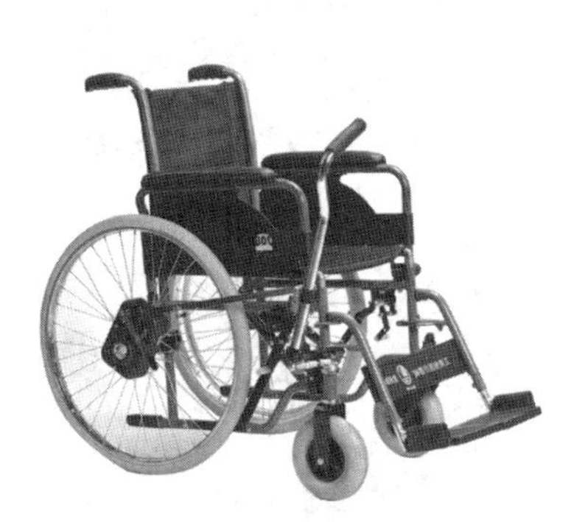

图 4-5　单手驱动式轮椅

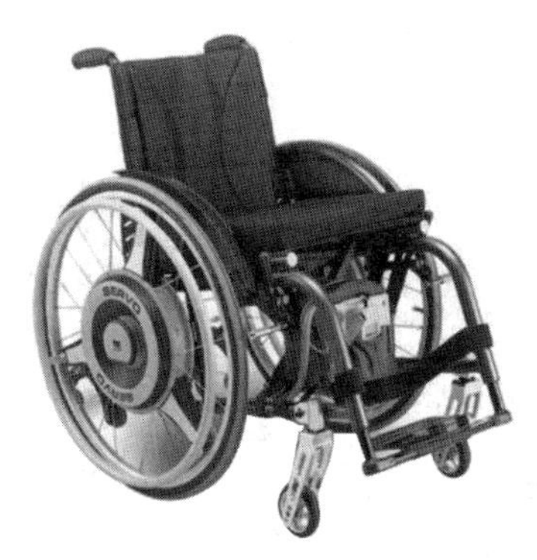

图 4-6　电动助力轮椅

7. 坐便轮椅　座位上有开孔，下面放有便盆，可随时取放，或由护理者将患者直接推至便器上如厕。适合高位截瘫和由各种病症引起的转移障碍、大小便失禁者在室内使用（图 4-7）。

8. 卫浴轮椅　采用耐锈蚀材料制作，配有软性的或柔和的带孔的椅面，具有良好的防滑性和透水性，可供上肢运动功能较好的患者在冲淋时使用。对身体虚弱、平衡控制力较差的患者，需要在护理人员的帮助下使用（图 4-8）。

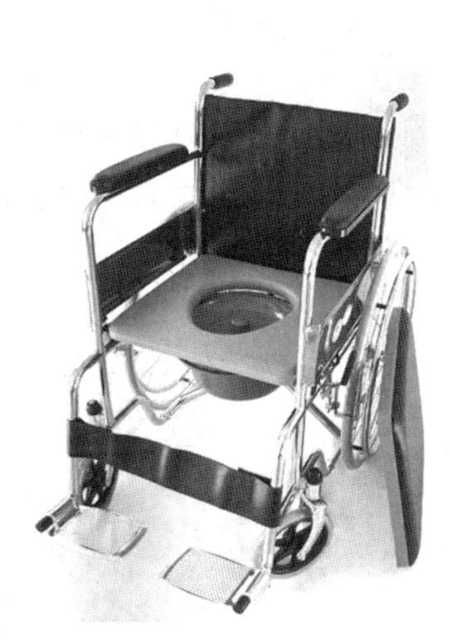

图 4-7　坐便轮椅

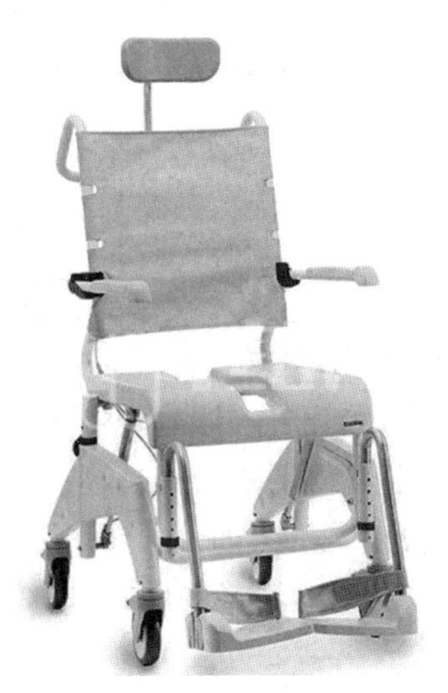

图 4-8　卫浴轮椅

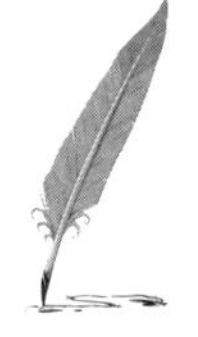

9. 手动三轮轮椅 这类轮椅体积相对较大，乘坐者摇动曲柄驱动大齿轮，通过链条带动前轮并控制方向，行驶速度快于手动四轮轮椅。适合上臂肌力较强的患者在室外的安全环境下使用（图 4－9）。

10. 电动轮椅 以蓄电池为动力源，使用者可通过电子控制装置驱动，分别有手柄控制、键盘控制、面频控制、下颌控制、音频控制、气息控制、护理遥控、环境程序控制等方式，针对不同患者选择。其中手柄控制为最常用产品，操作简易，行止便捷，适合截瘫、偏瘫、截肢以及其他原因造成的下肢功能障碍者使用。其他类型控制方式比较特殊，需要根据患者的身体条件选择，必须在专家指导下训练使用（图 4－10）。

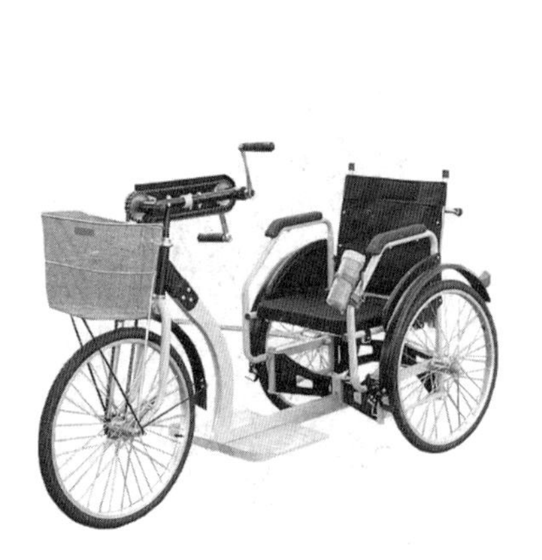

图 4－9 手动三轮轮椅

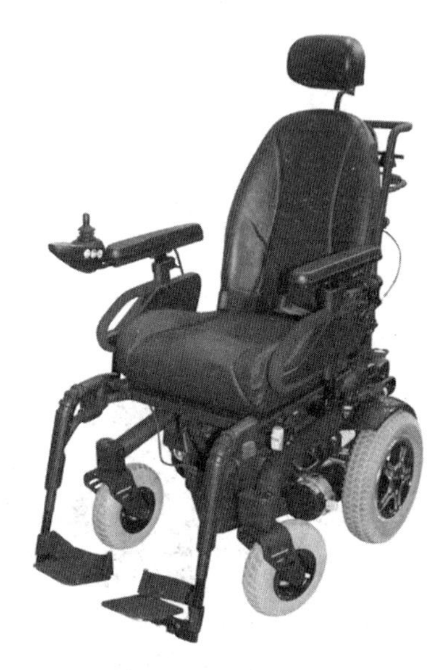

图 4－10 电动轮椅

11. 运动轮椅 根据运动项目，可分为静态类和动态类。动态类的还分对抗型和非对抗型。例如，射击轮椅属于静态类，对轮椅的稳定性、调节性和个性化适配结构要求比较高。又例如篮球轮椅属于动态类对抗型，强调快捷、灵活、耐碰撞、抗疲劳。运动轮椅是残疾人完成康复治疗后回归社会、开始新生活，体验、参与竞技运动项目的重要工具。其制作材料、工艺要求、功能特性以及外型设计高于普通轮椅，并且不同于其他康复轮椅，具有较强的专业性。运动轮椅需求者务必根据所从事的运动项目和自身条件，请专业生产厂家量身定做（图 4－11）。

12. 轻型轮椅 轻型轮椅的样式与标准轮椅相同，但重量大约仅是标准轮椅的 2/3，一般由铝合金、钛或复合材料构成，经常靠轮椅上下汽车的病人及体育运动者宜选择此类轮椅。轻便轮椅可以折叠，轮子亦可拆卸（图 4－12）。

13. 躺式轮椅 躺式轮椅分半躺式与全躺式。半躺式轮椅倾斜 30 度，适用于高位颈椎损伤病人，利于保持平衡和吸吮通畅。但轮椅重量明显大于标准轮椅，总长度亦长，在较狭窄的地方不易操作（图 4－13）。

14. 运送轮椅 运送轮椅是由陪护人员驱动的轮椅，前后轮较小，重量大致与轻便轮椅相同。此种轮椅是使用电动轮椅所必需的，对使用半躺式轮椅的病人也很有帮助（图 4－14）。

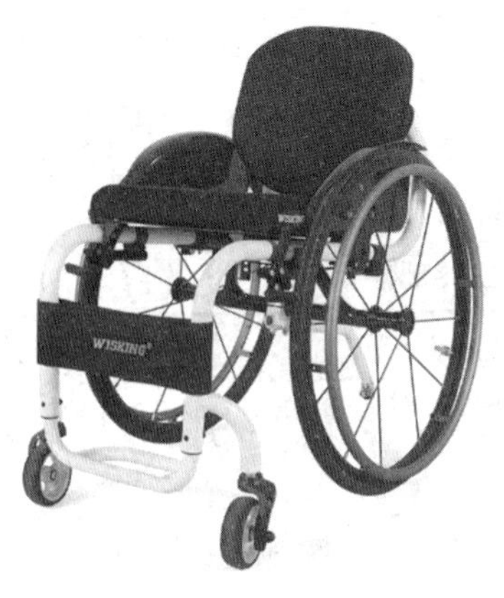
图 4-11 运动轮椅

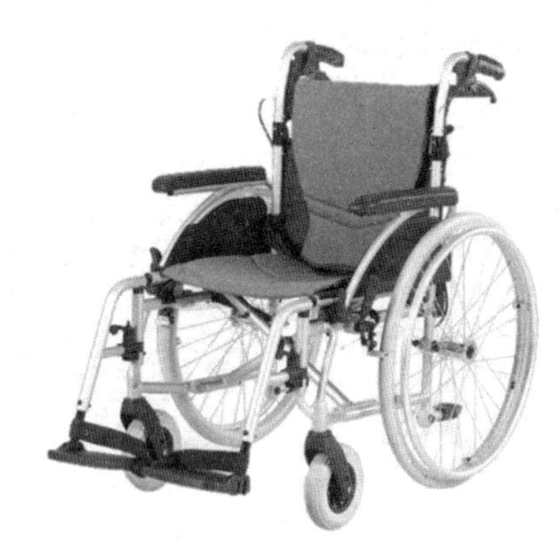
图 4-12 轻型轮椅

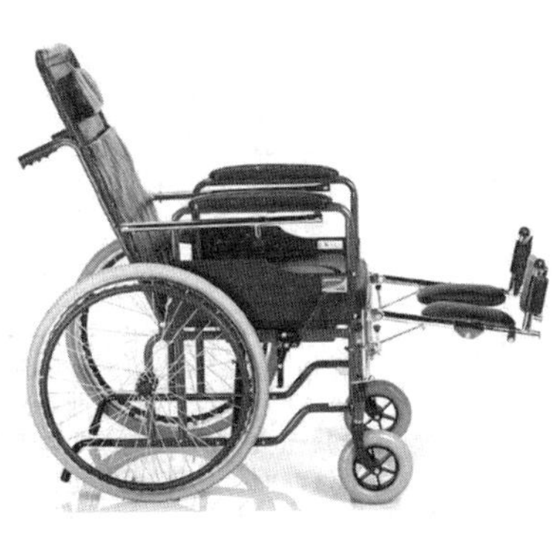
图 4-13 躺式轮椅

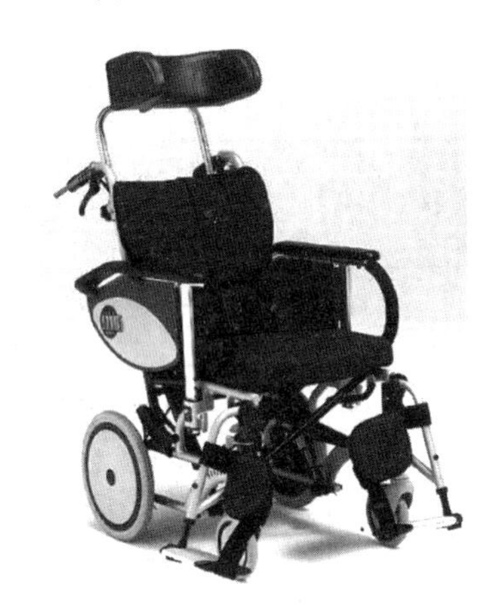
图 4-14 运送轮椅

15. 站立轮椅 此种轮椅可以使病人站立或坐下，以完成某一动作。病人按下一个按钮后，轮椅座位会自动升高或降低至所需高度，适合病人坐、站体位转换（图 4-15）。

二、轮椅的结构

（一）标准型轮椅的基本结构

标准型轮椅又称之为普通轮椅，它由轮椅车架（即身体支撑系统）、驱动转向系统和制动系统共三个系统组成（图 4-16）。

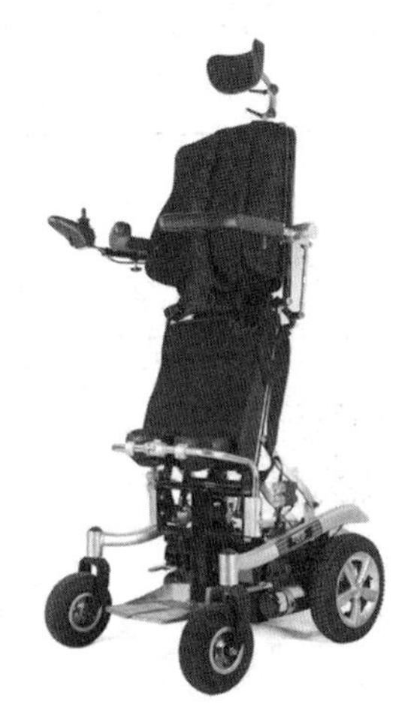
图 4-15 站立轮椅

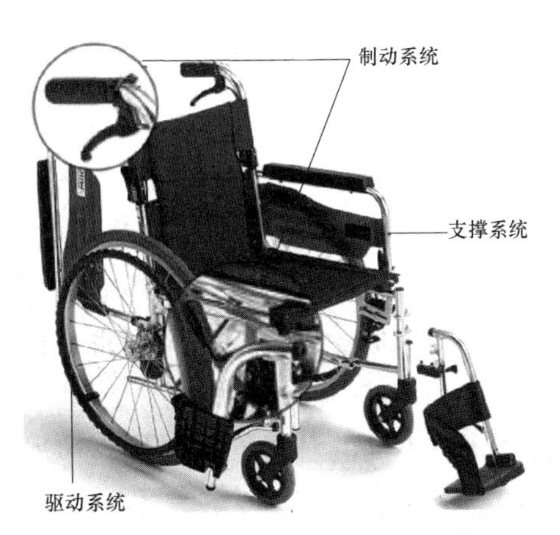

图 4-16 标准型轮椅的基本结构

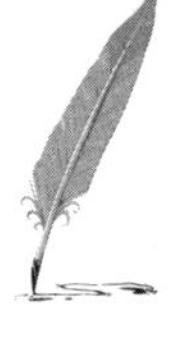

三个系统的组成部件分别包括：①身体支撑系统：坐椅、靠背、扶手、车架、脚踏板及附件。②驱动转向系统：大车轮、手动轮（手轮圈）、转向轮（即小车轮）。③制动系统：制动操纵系统和传动装置（表4-1）。

表4-1　标准型轮椅的主要部件

主要部件名称		作　用
轮椅车架		有固定式和折叠式两种。固定式车架结构简单，强度和钢度好；折叠式车架可折叠，折起后体积小、便于携带。轮椅车架多为薄壁钢管制成，其表面镀铬、烤漆或喷塑；高档轮椅车架采用合金材料，使轮椅重量得以减轻
支撑系统	坐椅	直接承受使用者臀部的部位。一般深为41～43cm，宽40～46cm，距离地面45～50cm。坐椅的深、宽、高可依据患者体型选择
	靠背	与使用者后背部相接触的部位。靠背有高和矮及可倾斜和不可倾斜之分。低靠背的轮椅使患者有较大的活动度，适用于对躯干的平衡和控制较好的患者；反之，选用高靠背轮椅，靠背高度可以超过肩部甚至过头，适用于高位截瘫患者或躯干平衡控制差的患者。普通靠背的上缘位于腋后缘的下方，应不妨碍肩胛骨的运动
	扶手	支托乘坐者手臂的部分。扶手分为固定式和可拆卸式，一般高出椅座面22.5～25cm。在轮椅侧面与扶手一起的又称为侧挡板，最好是可以拆卸的，这样便于患者在床与轮椅之间进行斜向或侧方的转移。有些还可在扶手处架上搭板，为用餐阅读等提供方便
	腿托及脚板	腿托架的长度分为可调式和不可调式，脚托的高度应和患者小腿的长度相一致。脚托过高，坐位时屈髋角度过大，体重就更多地加在坐骨结节上，易引起该处压疮；脚托过低，坐位时大腿后侧受压迫明显。脚托板一般可以向上翻起并向外分开或直接卸下，前者有利于患者将脚放置地面，后者有利于轮椅最大限度地接近桌、床、坐便器等
驱动系统	大车轮	也是驱动轮，承载主要的重量并通过自身的转动转移患者。轮的直径有51cm、56cm、61cm、66cm等数种。轮胎有实心型、有内胎充气型和无内胎充气型3种。实心型易推动，在平地上行驶较快，且不易爆破，但道路不平坦时车体振动大；有内胎充气型的内胎较易被刺破，但振动比实心的小；无内胎充气型因无内胎，故不用担心会被刺破，而且内部也充气，坐起来舒服，但比实心者较难推行。除少数情形用实心轮胎外，大多用充气轮胎
	小车轮	亦称为转向轮、小脚轮。主要作用是便于调整轮椅的行驶方向，另外也承载少量的重量。小车轮直径有12cm、15cm、18cm、20cm等数种。直径较大的小车轮容易翻越过较小的障碍物和一些厚地毯；但直径太大会使轮椅所占空间变大，带来行动的不方便，特别是转向活动。正常情况下，小轮在大轮之前，但在下肢截瘫者用的轮椅，常将小轮放在大轮之后，这样容易使患者保持重心平衡。操作中还要注意小车轮的方向最好可以与大轮垂直，否则易发生倾倒
	车轮圈	是乘坐者用手来进行驱动的部位。手轮圈半径一般比大车轮小5cm。手轮圈多由患者直接推动，若上肢功能欠佳，为了易于患者自己驱动，可进行如下改动：①在手轮圈表面增加橡皮等以增加摩擦力；②沿手轮圈四周增加推动短把手。偏瘫患用单手驱动时，可再加一个直径更小的手轮圈以供选择
	推手	在轮椅的后面，是他人在身后推动轮椅时握持的部位。手推把一般为粗糙的硬橡胶构件
	手推把	有水平推把、垂直推把等，可选择装配
制动系统	刹车装置	分为乘坐者刹车和护理人刹车。乘坐人刹车位于大轮处，为了加大患者的刹车力量，可在刹车上增加延长杆，但此杆易发生损坏。故使用轮椅前应首先检查刹车的安全性，刹车性能不佳的不得在户外使用。护理人刹车位于手推把处，可选装

标准型轮椅的附件包括：

1. 坐垫（座垫）　即座椅表面的垫子。在坐位时，坐骨结节承受压力很大，常超出正常毛细血管端压力的1～16倍，局部组织容易因缺血形成压疮。一个合适的坐垫可增加乘坐者的稳定感和舒适感，降低轮椅在不平坦的地面上移动时的震荡，减轻对臀部接触面的直接压力，避免压疮的形成。合格的坐垫要求有良好的分散压力性能，容易散热、散湿，也容易清洁。

常用轮椅坐垫有不同的种类，如海绵、泡沫、乳胶、凝胶、硅酮、充气坐垫以及复合型坐垫等，不同类型坐垫各有利弊（表4-2）。

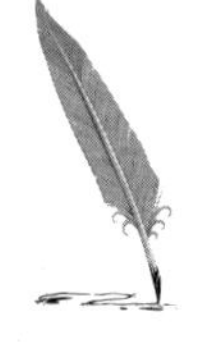

表 4－2　轮椅坐垫类型及其优缺点

坐垫类型	材料	配图	优点	缺点
普通泡沫塑料坐垫	海绵		柔软轻便，便于清洗 价格便宜，应用广泛	散热和吸湿能力差
成形泡沫塑料坐垫	海绵坯块打磨成形，表面喷涂高密度保护层		使之耐用，便于保洁 支持脊柱，可控制变形损伤	通过数控磨床将海绵胚打磨成形，费用高，制作后不易修改
聚合凝胶坐垫	膏状凝胶		均匀分布体重 避免臀部压疮 主观感觉凉快	颇具重量，透气和吸湿性差
气囊坐垫	橡胶		诸多小气囊纵横排列形成可控气室，可保证臀部体表血液循环状态良好。 气囊间隙产生的微小变动形成了良好的透气通路，具有较好的散热性	患者乘坐过程中易发生体位改变，不易及时调整脊柱、骨盆、大腿的位置

2. 固定带　又称为绑带。这类附件由各类织品或皮革制作，根据需要截取长度或形状，工艺简单，使用简便，用于对躯干、肢体各部位的固定保护，是常用的轮椅附件。

3. 防翻轮　安装于底座支架后下方两侧或中间。如果患者单独使用轮椅，当重心超过稳定极限发生后倾斜时，防翻轮首先着地，阻止人车向后翻倒。

4. 轮椅桌　又称为治疗桌，通常采用硬塑料板或木板制作，与轮椅座位尺寸相匹配。桌面为方形或半圆形，边缘部位微隆起，边角部位轮廓柔和。可供患者在轮椅中完成日常活动和康复训练。

5. 其他　拐杖盒、驱动轮护板、靠背横向固定杆、躯干支持托和轮椅手套等。

（二）电动轮椅的基本结构

电动轮椅是在普通轮椅的基础上，增加了马达、电池、控制杆。一次充电可续航 20～60km，最大速度约 8～15km/h，爬坡角度最大为 12°，充电约需 4～6 小时。适用于手部功能不全、重度瘫痪、心肺功能较差以及需要较大移动距离的病人，如高位截瘫或偏瘫等。电动轮椅的使用，需要有良好的单手控制能力、基本正常的认知功能以及较大的活动空间。电动轮椅因采用外加电力能源驱动，其结构主要由模块化动力系统、驱动系统、控制系统组成。

（三）智能轮椅的基本结构

智能轮椅是将机器人技术应用于电动轮椅，也称智能轮椅式移动机器人。智能轮椅通常是在一台标准电动轮椅的基础上增加一台电脑和一些传感器或者在一个移动机器人的基础上增加一个座椅进行构建。作为一种服务机器人，智能轮椅具有自主导航、避障、人机对话以及提供特种服务等多种功能。作为机器人技术的一种应用平台，智能轮椅上融合了机器人研究领域的多种技术，包括运动控制、机器视觉、模式识别、多传感器信息融合以及人机交互等。目前世界各国都在广泛开展智能轮椅相关技术的研究，智能轮椅的交互性、自主性以及安全性都取得了很大的发展。

第二节 轮椅与坐姿适配

坐姿系统（seating system） 又称坐姿保持器，属于静态康复辅助器具。是通过控制患者坐位的姿势或压力，达到矫正畸形、预防压疮、提高姿势舒适度的一类辅助器具。

在为患者选择合适轮椅的同时，也应该为其选择合适的坐姿系统与轮椅搭配使用，以利于患者生活上的行动与照顾，提高患者完成功能性活动的能力，使其更好的回归家庭，回归社会。

扫码“学一学”

知识拓展

姿势保持器的分类

常见的姿势保持器依姿势分为 3 类：卧姿保持器、坐姿保持器和站立训练架。

1. 卧姿保持器如仰卧的吊床可帮助肌肉放松；俯卧的楔形板、滚桶可促进颈背伸直能力及手臂支撑能力；侧卧板可抑制反射动作、降低肌肉张力并置双手于中线以利操作物体。如滚筒、楔形垫、侧卧板等。

2. 坐姿保持器包括各式的摆位椅、移位椅、轮椅、喂食椅。可适用于躯干控制差、坐立困难者。如喂食椅、坐姿椅、倾斜桌、三角椅等。

3. 站立训练架又称站立架，常见的有仰式站立架及俯卧式站立架。可帮助提高头颈控制能力、下肢承重能力，并刺激体内本体感，有助于视觉运动的发展。如倾斜床、三用站立架、站立桌、俯卧站立架等。

一、坐姿系统的主要作用

（一）增进头部与上躯干的控制能力

患者处于坐姿则必须加强头部的控制和上躯干的平衡能力锻炼。坐姿系统为患者提供了坐姿条件，能让患者在日常生活中就能锻炼到头部和上躯干的控制能力。

（二）辅助患者采取正确的坐位，增广视野

若患者长期处于卧位，则视野受限，将严重影响患者的社会交往能力。坐姿系统和轮椅的使用则能促使患者走出家庭或病房，进入到社区活动、社会交往中。

（三）解放双手，增加双手使用率

患者位于卧位和坐位时 ADL 评分差距会很大，主要因为坐位更加方便患者使用双手，增加双手的使用率。

（四）为饮食等日常活动提供姿势基础

处于坐位，患者在完成进食动作时更加容易完成口腔前期的准备，同时由于重力的辅助，食团更容易由口腔进入咽部乃至食道，吞咽动作的完成会更加顺利。

二、坐姿系统的结构

一个典型的坐姿系统，主要由支撑体及附件两部分组成。

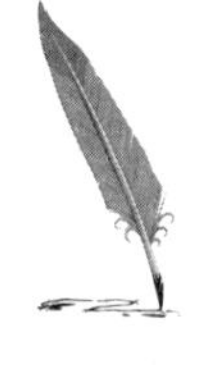

（一）支撑体基本构成

1. 支撑壳体 支撑壳体是保持身体姿势的主体。要求具有足够的刚度、强度，尤其是承受人体重心的支撑底座和参与身体平衡的靠背。制作材料多用木制品、塑料制品和金属制品等(图4－17)。

2. 缓冲层 缓冲层位于支撑壳体之上，具有分散臀部与坐具界面压力的作用，通常采用形态可恢复的材料制作（具体制作材料可参考第一节轮椅坐垫材料）。

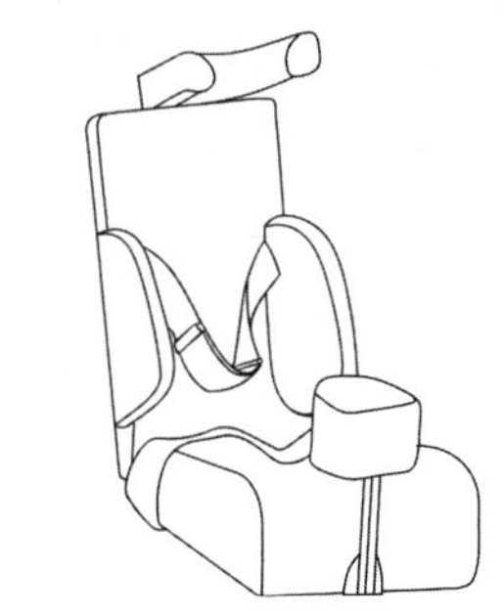

图4－17 坐姿系统支撑壳体

3. 表面覆盖层 覆盖在缓冲层之上，主要起保护作用。一般要求：防水、易清洗、抗菌，不会引起皮肤过敏。多采用各种天然皮革、人造皮革等材料制成。

4. 表面的吸湿散热层 多用棉、麻、丝等织物制成，选用材料时要考虑其吸湿性、散热性和光滑度等。

（二）主要附件

坐姿系统的附件很多(图4－18)，大致分为轮椅桌、轮椅桌附件、头颈部附件、躯干附件、下肢及足部附件、带子（表4－3）。

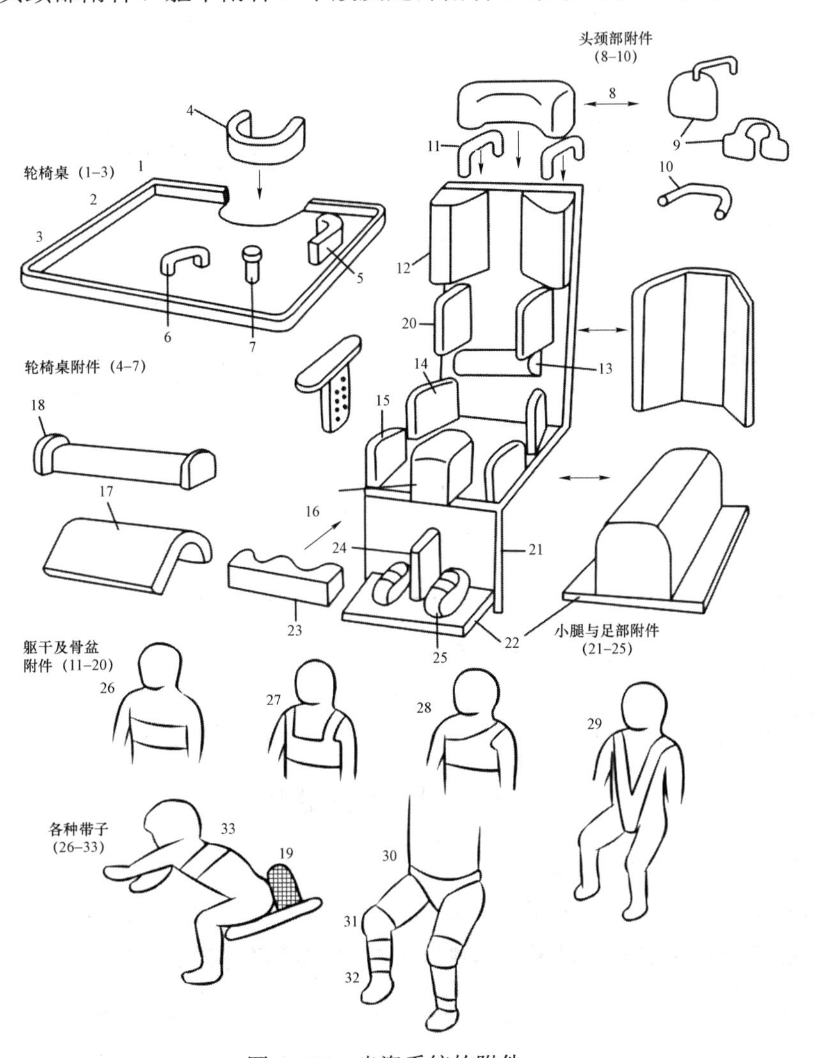

图4－18 坐姿系统的附件

1. 无边轮椅桌；2. 三边轮椅桌；3. 全边轮椅桌；4. 胸垫；5. 肘挡；6. 竖手把；7. 横手把；8. 头托；9. 头托；10. 颈托；11. 肩垫；12. 肩胛垫；13. 腰垫；14. 骨盆挡；15. 外展挡；16. 内收挡；17. 胸挡；18. 侧板；19. 骶部垫；20. 躯干挡；21. 小腿托板；22. 足踏板；23. 膝部垫；24. 足隔板；25. 足套；26. 胸带；27. 肩胸带；28. Y形带；29. V形带；30. 髋带；31. 膝带；32. 踝带；33. 腕带

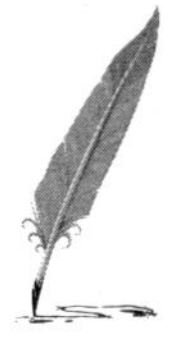

表 4-3　坐姿系统附件名称及其作用

附件名称		附件主要作用
轮椅桌		摆放患者上肢及患者使用的物品
轮椅桌附件	胸垫	防止躯干前倾
	肘挡	抑制肩、肘关节的异常运动
	手把	抑制手的异常运动
头颈部附件	头托	保持头部处于正中位置
	颈托	辅助颈部支撑头部重量
躯干附件	肩垫	防止肩关节上抬
	肩胛垫	防止肩胛骨回缩
	胸挡	防止躯干前倾
	腰垫	辅助腰部支撑体重
	骨盆挡	固定骨盆
	骶部挡	防止骨盆向后移动
	躯干挡	固定躯干，防止左右移动
下肢及足部附件	外展挡	防止髋关节外展
	内收挡	防止髋关节内收
	小腿托板	承托小腿重量
	足踏板	支撑足部
	膝部垫	防止膝部向前移动
	足隔板	防止双足交叉
	足套	预防矫正马蹄足
带子	肩胸带	固定身体，防止躯干前倾
	V、Y 形带	防止躯干前倾，保持躯干正中位置
	腕带	固定手，抑制手的异常运动
	髋带	固定骨盆
	膝带	固定膝关节
	踝带	固定足部，防止膝关节伸展

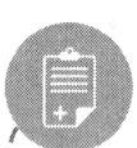

知识拓展

坐姿保持器的分类

1. 按控制身体的部位分类

分为躯干坐姿保持器、头躯干坐姿保持器、躯干下肢坐姿保持器、头躯干下肢坐姿保持器、躯干下肢足坐姿保持器、头躯干下肢足坐姿保持器。

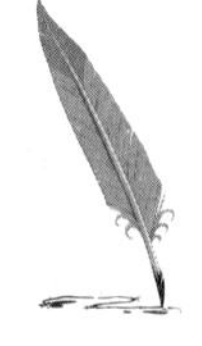

2. 按坐姿的控制能力分类

分为适用于放手坐姿的平面系统、适用于手支撑坐姿的题型轮廓造型系统和适用于支撑坐姿的量制系统。

3. 按制作材料、结构、工艺分类

分为普通型坐姿保持器、模塑型坐姿保持器、可调节型坐姿保持器。

三、坐姿系统和轮椅适配原则和要求

（一）适配原则

1. 个体性　无论是坐姿系统还是轮椅均需要按照患者个人情况定制或选配。座位过宽会使患者在操作驱动轮手圈时增加双臂的张力，极易产生疲劳；座位过窄会使患者双侧髋关节处产生压疮。坐深过大会磨损患者腘窝处；坐深过小影响患者坐位稳定性。偏低的扶手位置会使患者失去侧面支撑而失稳，造成脊柱变形；偏高的扶手容易在肘关节处造成压疮。脚托板过低会使大腿后部承重过大，引起下肢血液循环不良，神经传导受阻；脚托板位置过高，会使大腿后部承重过小，导致坐骨压力过大，形成压疮。故在选配之前必须对患者进行全方位的评估（图 4－19）。

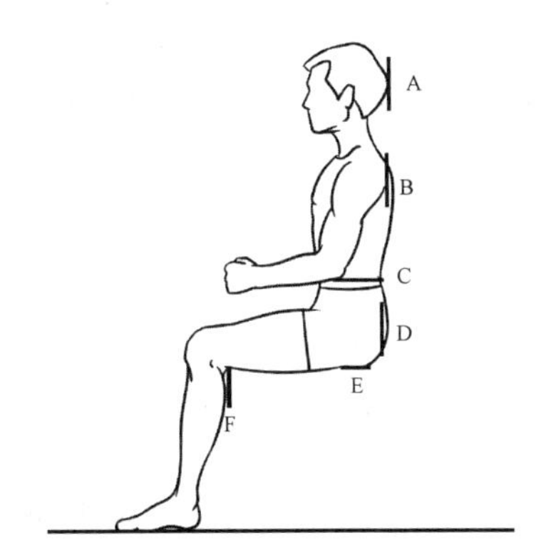

图 4－19　易发生压疮的部位

A. 枕部；B. 肩胛骨；C. 肘关节及前臂；D. 骶尾部；E. 坐骨结节；F. 腘窝

2. 方便性　为儿童选择轮椅时，应当考虑加高推手，便于家长照顾。截瘫患者应选择多功能轮椅，可移动的扶手和脚托板使其易于上下轮椅。如果经常乘坐汽车外出，要选择折叠功能强，脚托、驱动轮等部件可快卸的轻便轮椅。

3. 稳定性　对高位截瘫患者，无论是坐姿系统还是轮椅，均应在高靠背上方加装头颈部附件，腰背处穿戴固定背带，或配置个性化靠垫，臀部两侧或大腿内、外侧附加辅助垫，将更加有助于坐姿的稳定。

4. 舒适性　稳固的坐姿系统和轮椅，对盆骨和脊柱有合理有效的支持，再配以均压透气的坐垫可为患者提供舒适感。

5. 安全性　轮椅稳定的结构和可靠的刹车（制动系统）是保证安全使用的重要条件。此外要求轮椅结构的边角部位呈圆弧状，表面光滑，尤其是脚踏板、扶手和手圈。任何粗糙物或凸起的尖锐物都有可能给患者造成伤害。座位前端应该比后端高出 1～2cm，面料要选择防滑织品，这样可增强座位的稳定性和安全感。对所有的轮椅都应该配备夜灯，在驱动轮上安装反光片，以备夜间外出使用

6. 实用性和趣味性　随着使用轮椅经验的增长，患者可针对自己的需要对轮椅的某些部位进行的调整或改进。比如对拐杖存放器安装位置的调整、输液瓶升降杆在轮椅框架上的便携式固定以及对接尿袋导管设置的小挂钩、个性化或具有社会影响力的小旗杆、用作钓鱼运动的垂竿支架等等。各种轮椅附件的组合和新颖的创意，能为患者带来方便和生活的乐趣。

（二）轮椅坐姿的要求

1. 下肢　腿和足的姿势直接影响到骨盆和骶尾部的定位。合理的下肢姿势应为双下肢

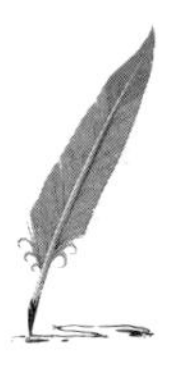

外展 30°，膝关节屈曲 90°，双足底与地面平行，与小腿成 90°，即踝关节功能位。双足的支撑对于大腿后侧股二头肌、坐骨结节和骶尾骨等处的压力再分布具有重要意义。在选配轮椅和坐姿系统时，应关注脚托的位置和腿托的长度，有效预防上述部位的压疮产生。

2. 骨盆 患者坐于轮椅上，骨盆处于理想位置：①冠状位，处于水平或向前微倾斜；②矢状位，处于中线位；③最佳角度为骨盆固定后大腿与躯干呈 90°。对于严重骨盆倾斜的患者需在坐姿系统中配备骨盆固定带。

3. 躯干 完成骨盆和下肢的姿势定位后，之后考虑躯干定位。躯干在矢状位和额状位处于中线是理想的位置，如果患者存在脊柱侧弯或其他畸形，则考虑采用坐姿定位装置进行矫正和固定。注意避免椅座和椅背的夹角接近 100°，因为此时会在背部、臀部与靠背、坐垫之间产生较大的剪切力，这种剪切力造成的危害对老年人和肌体衰弱的患者尤其明显。

4. 头颈部 对于某些颈肌无力患者，如高位脊髓损伤、颈椎骨折等，常常需要对头颈部进行固定。其固定支架既可以固定于坐具靠背上，也可以是独立的。其原则是坚持个体化设计，避免过度矫正或矫正不足。

5. 上肢 上肢的定位支撑原则，以患者姿势的正确性为基础。如果手需要执行某种操作，给前臂和手腕的稳定支撑就变得极为重要。许多上肢瘫痪患者，由于肩关节肌肉萎缩无力，在重力作用下往往出现肩关节脱位或半脱位，将患者肘关节固定在坐姿系统的扶手上，能起到有效的支撑作用。

四、坐姿系统和轮椅的适配前评估

（一）评估团队的构成和职责

坐姿系统和轮椅的评估团队通常是由临床医生、康复治疗师、康复工程师、专业护理人员、社会工作者等组成。

1. 临床医生发挥的作用

（1）掌握病人的一般状况。对患者的年龄、性别、病史、诊断、治疗经过、体能、身体状况、疾病演变趋势、家庭等情况进行问诊。

（2）对病人进行身体检查。包括生命体征、全身骨隆突点及相应部位软组织的完整性、反射强度、脊柱四肢关节的活动范围。

2. 康复治疗师发挥的作用 了解患者的功能障碍程度。对病人的感知觉和运动功能、机体发育、运动协调程度和残疾状态作出评估，也包括病人精神和心理状态的稳定程度。

3. 护理人员发挥的作用 记录日常护理过程中，病人在使用坐姿系统时出现的问题及信息，了解病人在使用坐姿系统的舒适度与匹配度，具有发现问题和处理问题的一般能力。

4. 康复工程师发挥的作用 评估病人在生活、学习、工作环境中是否能安全方便地使用坐姿系统和轮椅，是否需要配置辅助附件，如餐桌板、斜坡读书板、饮料架等。

5. 社会工作者发挥的作用 包括对病人经济状况、支付能力的了解情况，对坐姿系统提供性价比的评估，与康复部门沟通的程度等。

（二）评估内容

1. 现病史与既往史 包括年龄、性别、营养状态、发病经过、诊治经过、家庭经济情况、照顾者的构成及康复愿景。

2. 心肺功能评估 心肺功能是否良好直接决定了患者使用的轮椅类型。心肺功能评定的方法有很多种，既有传统的详细询问病史、系统的体格检查、简单明了的分级标准，更可以借助于仪器、设备的测定和检查。将从不同角度得到的资料相互补充并综合，便能得出心肺功能的全面评价。

3. 认知功能和行为能力评估　患者如果存在认知功能障碍，则只能适配护理型轮椅。当对该项内容进行评估时，需关注到病人对周围环境和事物的认识能力、分析能力和解决问题能力，特别是病人的机动性和自我推动力、自我照顾和排泄功能，以及使用其他设备的能力。

4. 身体形态评估　评估患者的身体形态为坐姿系统的设计和制作提供重要依据。若患者存在脊柱侧弯、关节的挛缩、长短腿等问题，可以通过坐姿系统的设计来矫正畸形，提高坐姿舒适度。

5. 感觉功能评估　感觉包括视觉、听觉和触觉等。在使用坐姿系统和轮椅时，触觉的作用相对于视觉、听觉更为重要，因为病人的特定部位在坐姿系统中是否造成损伤，在一定程度上取决于该部位的触觉灵敏程度。当此部位触觉减弱或消失时，软组织遭受长时间的压迫则有可能产生压疮，因此，准确的感觉评估是安全舒适地使用坐姿系统的必要条件。

6. 运动功能评估　运动功能的评估包括：各关节活动范围、肌张力、肌力、平衡能力、协调能力、步行能力和 ADL 能力等。运动功能评定直接决定了坐姿系统和轮椅的类型。在对患者的运动功能进行评估时，需关注患者的上肢功能，确定患者是否具有自行操控轮椅的能力。

五、坐姿系统和轮椅的适配

由专业的评估团队在完成对患者的需求、身体状况、能力和所需坐姿系统和轮椅的性能进量化评估后，就可以开具坐姿系统和轮椅处方（表 5－3），并根据处方进行设计制作或适配选择。

（一）坐姿系统

合格的坐姿系统处方应明确坐姿系统的应用目的、基本功能、制作机构、品种和附件。坐姿系统的品种和附件选择与病人的年龄、功能障码和使用目的密切相关。

1. 建模　按照坐姿系统处方，由设计制作人员建立坐姿系统模型。模型既可以是实物模型，也可以是计算机虚拟模型，但必须能够真实反应病人在使用坐姿系统时的身体状态，特别是压力参数的变化。

2. 校正与制作　由评估团队和病人共同对模型进行模拟性试验，找到问题并进行改进。在反复的模拟实验过程中，应重视病人的反馈意见，以完成坐姿系统模型的最后设计。然后由制作人员完成坐姿系统的制作。

（二）轮椅测量与适配

1. 座位宽度　是指轮椅两侧扶手挡板之间的距离。座位两侧挡板与臀部两侧之间应各留出约 3cm 或两横指的空隙。座位太窄，进出轮椅比较困难，臀部及大腿组织受到压迫多；座位太宽则不易坐稳，操纵轮椅不方便，双上肢易疲劳。进出大门也有困难。

2. 座位深度　是指轮椅靠背到座位前缘之间的距离。患者端坐，腰、臀贴靠在靠背上，此时腘窝处与座位前缘应空出约 6cm 的距离或约四横指的距离。若座位太浅，体重将主要落在坐骨上，易造成局部受压过多；若座位太深则会压迫腘窝，影响局部的血液循环，并易刺激局部皮肤产生压疮。对大腿较短或有髋、膝关节屈曲挛缩的病人，则使用浅座位较好。

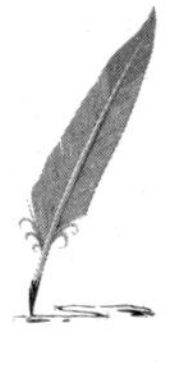

3. 座位高度 是指轮椅座位到地面之间的距离。除了偏瘫轮椅外，一般轮椅的座位高度必须满足患者所需要的脚托板功能位置，同时保证脚托板与地面的距离不小于 5cm。座位太高，轮椅不能靠近桌子；座位太低，坐骨承受重量过大。

4. 座椅角度 是指座位与轮椅之间的夹角，也称为坐姿角。坐姿角的范围一般为 0°～20°；一定的坐姿角可使骨盆稍微倾斜，给躯干提供更多的稳定性，病人乘坐轮椅时更有安全感。

5. 扶手高度 是指轮椅座位到扶手之间的垂直距离。患者端坐，肘关节屈曲 90°位，测量其座位至肘部的距离，扶手的高度则以该测量数据加 2cm 为合适。有坐垫者还应加上坐垫高度，适当的扶手高度有助手保持正确的身体姿势和平衡，并使上肢放置在舒适的位置。扶手太高，上臂被迫上抬，易感疲劳；扶手太长，需要上半身前倾才能维持平衡，不仅容易疲劳，还会影响呼吸。

6. 靠背高度 是指从轮椅座位至靠背上缘的距离。低靠背（低腰承托），不妨碍腰部的旋转和肘臂运动，适合躯干与上肢运动功能较好、经常参加体育活动的患者使用；中靠背（腰背承托），靠背上缘位于腋下 10cm 左右，能保证患者自行驱动轮椅进行日常活动，是常用的靠背选择；高靠背的高度应达到肩峰或后枕部，具有较好的躯干支撑功能。靠背越高，越稳定；靠背越低，躯干上部及上肢的活动范围越大。

7. 轮轴高度 是指地面与轮轴之间的距离。理想的轮轴高度是病人在轮椅中坐直且将手放松至车轮顶部时，肘关节的屈曲角度在 100°～120°之间。轮轴过低，病人可能无法完全触到手轮圈，导致每次推动的距离较短。轮轴过高，推动过程中被动外展病人肩关节，有导致肩峰撞击综合征的危险。

8. 脚踏板高度 是指轮椅的脚踏板与地面之间的距离。脚踏板高度一般应与地面至少保持 5cm 距离。

9. 轮椅全高 是指手推把上缘至地面的高度。轮椅的全高应根据患者的体型具体选择。

10. 坐垫与脚踏板的距离 最佳距离为乘坐者坐好后，双脚放在脚踏板上，轮椅坐垫前缘往内侧 4cm（约两、三横指）的部位不承重，这样可使大腿底部与臀部同时承受重量，而又不压迫腘窝处的血管和神经，同时还要使脚踏板与地面之间保持一定的间隔。坐垫与脚踏板之间的距离过小，可使大腿前端底部与坐垫之间离开过多，造成坐骨结节承重过大，长时间如此乘坐易产生压疮；坐垫与脚踏板距离过大，乘坐者的脚不能够踏在脚踏板上，双脚失去依托而晃动，容易导致碰伤。如果大腿底部完全承受小腿和脚的重量，长时间如此乘坐就会压迫腘窝处的血管和神经。同时小腿自由晃动，也容易造成皮肤擦伤或压迫神经与血管。

考点提示 轮椅的测量。

表 5-3 轮椅处方

姓名：　　年龄：　　病区：　　住院号：

家庭住址：

联系方式：

临床诊断：

康复评估：

使用者类型：　成年人　未成年人　儿童　老年人　截肢患者　其他

患者身体参数：

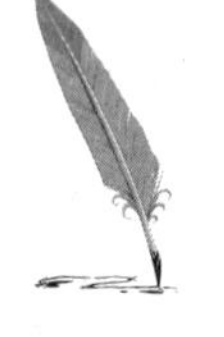

续表

座位宽度：　座位深度：　坐长：　坐位臀足平位距离：
体重：　身高：
轮椅参数：
1. 座椅高度（含坐垫）：「坐垫与脚踏板的距离：　」+「脚踏板到地面的高度」
2. 座椅宽度：
3. 座椅深度：
4. 座椅角度（坐姿角）：
5. 扶手高度：
6. 靠背高度：
7. 轮轴高度（大轮尺寸的一半）：
8. 小轮尺寸：
轮胎：　硬橡胶　一般充气　低压充气　驱动环
座椅：　硬　软　特殊要求
靠背：　普通　有靠头枕　靠背可倾
扶手：　一般　可拆　可装小书桌
脚踏板：固定　趾圈式　跟圈式　跟带式
驱动方式：手动（双轮、单轮：左、右）
电动（手控、颊控、颏控、气控）
其他
特殊附件：手托或手带支撑架　多用托盘　便桶　其他

康复医师/治疗师：
日期：

六、轮椅的质量评估与检查

（一）轮椅的质量评估

进行轮椅质量评估时常从如下问题着手。

1. 轮椅折叠是否顺利？
2. 四轮是否同时着地？
3. 用两手握住轮椅把手均匀向前推动轮椅，是否呈直线行走？
4. 将轮椅横放，用手推动大轮，检查转动是否灵活，有无摆动现象？
5. 前脚轮转动是否灵活？
6. 电镀和喷漆质量如何？
7. 制动器（刹车）是否牢固？
8. 脚踏的开合是否灵活，调节是否灵活？
9. 各部件的安装、开合、调节是否灵活可靠？

（二）轮椅的动态评估

1. 车轮着地性　评估使用者驱动轮椅经过障碍物时，是否出现其他车轮悬空，造成方向失控，而使轮椅突然转向，出现安全隐患的情况。

2. 动态稳定性　评估使用者驱动轮椅上下坡道时，在一定坡度内，是否出现轮椅向各个方向翻倒的情况。

3. 驻坡性能　使用者坐于轮椅上，将轮椅推至斜坡上刹好车闸，是否出现轮椅沿坡道下滑或者翻倒的情况。

4. 滑行偏移量　使用者让轮椅短距离自行滑行时，是否出现侧方滑移现象。若出现侧

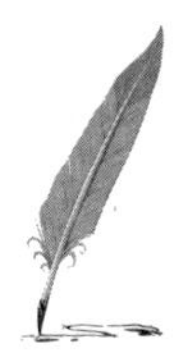

方滑移，可能为轮椅装配不平衡，导致使用者双侧用力不均衡，长期使用将影响躯干及双上肢的发育及发展。

5. 最小回转半径测试 使用者在水平测试面上驱动轮椅做 360° 双向转向，测量轮椅的最小回旋半径，其测试值小于 0.85m。

6. 最小换向宽度测试 使用者在水平测试面上驱动轮椅仅做一次倒退，将轮椅回转 180° 的最小通道宽度，其测试值小于 1.5m。

7. 椅座及靠背垂直静载荷测试 要求在轮椅椅座和靠背上分别单独放置 20kg 的预置载荷，再单独在椅座上加 130kg 和单独在靠背上加 55kg 的静载荷，10 分钟后撤去静载荷，椅座及靠背变形曲度小于 10mm，左右靠背管与扶手管交点的左右间距变形量不应超过 20mm，轮圈内面与扶手管外面的距离变形量小于 5mm（靠背静载荷不考虑该变形量），除去载荷后的永久变形量不超过 3mm。

8. 整车耐冲击测试 将展开的空载轮椅水平抬高 400mm，使其自然落地 3 次，观察有无变形、断裂、脱焊和损坏等异常现象。

9. 小脚轮耐冲击测试 将装有假人的轮椅车从测试斜面平台由上向下行驶，使之与台阶碰撞 3 次，观察有无变形、断裂、脱焊和损坏等异常现象。

10. 椅座耐冲击测试 检测猛然坐下时，椅座是否存在变形及损坏，要求达到一定强度。

七、轮椅的外出使用

（一）外出时使用轮椅应当考虑的问题

1. 检查轮胎是否亏气。如果发现慢漏气，应当立即补漏。最好携带轻便气筒。

2. 检查各部位固定螺栓是否松动。如有松动之处，应当立即用专用工具上紧。如果出远门，应事先更换已经开始磨损或即将失效的旧部件，并携带备用工具。

3. 外出旅行应根据时间长短考虑携带日常易损件以及相关的备用工具。

（二）在使用中常见问题的判断

1. 载人轮椅跑偏 检查四个轮胎的气压是否一致，轮子的安装部位是否松动或变形，辐条是否缺损。如果发现上述问题要及时给予修补或更换失效零件。

2. 行进中发出响声 检查各转动部位和连接部位是否有异物、有不对称的局部松动或过紧。可根据声音判断位置，对其进行检查，重新装配或者清理、施加润滑剂，借助水平仪调整。如遇零件损坏，要尽快更换，以免损伤与其配合的相关零件。

3. 两侧制动力不一致 检查两侧驱动轮气压是否相同，两侧刹车位置是否一致，结构是否有形变。任何一侧制动系统发生松动、位移，都必须对双侧刹车装置重新调整固定。

4. 在平地上行驶有颠簸感 检查两侧轮圈是否变形、轮胎是否破损。如果轮胎未发现任何破损点，在两侧轮胎等压补气后，颠簸现象更明显，则表明一侧内胎已经严重变形，应立即更换。

5. 轮椅驱动费力 检查各轮轴部位有无发丝、纤维、灰尘，轴承是否磨损、偏置。如果因污垢堆积导致轮轴阻滞，可拆卸清洗后施加适当的润滑剂。要注意定期清洁保养。

6. 轮椅座位变形 如感觉座位塌陷或单侧位移变形，请检查坐垫是否损坏，绷布是否松懈，轮椅骨架是否有断裂或开焊之处，要及时探查、维修，更换已损坏的部件，甚至整车。

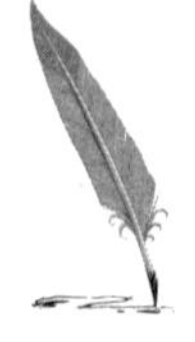

八、轮椅的适用

（一）轮椅的适用范围

1. 步行功能减退或丧失者 如截肢，下肢骨折未愈合，截瘫，其他神经肌肉系统疾病引起双下肢麻痹，严重的下肢关节炎症或疾病等。

2. 非运动系统本身疾病 步行对全身状态不利者，如严重的心脏疾病或其他疾患引起的全身性衰竭等。

3. 中枢神经系统疾患使独立步行有危险者 如有痴呆，单侧空间失认等职能和认知能力障碍的脑血管意外患者，颅脑损伤后有类似前述症状者，严重帕金森病或脑性瘫痪难以步行者等。

4. 其他 高龄老人步履困难，有可能发生意外者。

（二）轮椅的适配举例

1. 偏瘫患者 如果患者偏瘫一侧的上下肢失去自主运动功能，可选择座位较低的轮椅或单手驱动轮椅。前者注重训练健侧下肢肌力，并利用正常下肢的运动滑动轮椅，在小范围内活动。后者可以用正常上肢通过特殊的单手控制机构操纵轮椅。此外，还可根据实际情况在病人偏瘫的一侧配置相适应的手托和腿托。

2. 截瘫患者 可选择多功能轮椅，可移动的扶手和脚托板使患者起居方便，高度可调的扶手；可根据患者的身高和所选择的坐垫厚度调节尺寸，使体位得到合理支持，减少坐骨部位的压力；对高位截瘫患者建议选用高靠背轮椅和防压疮坐垫，配腿带、腰固定带，甚至脊柱矫形器或其他固定托，最好能配置轮椅桌。

3. 帕金森患者 建议选用框架结构稳定的多功能轮椅。注意适当调整靠背和托板角度。对痉挛、震颤严重的患者要有选择地加配支持托、固定带和辅助垫。

4. 双下肢高位截肢患者 在安装假肢前或没有穿戴假肢的情况下可选用无脚踏板的或脚踏板可拆卸的轮椅。不戴假肢的患者在轮椅座位上的重心偏后，应当将驱动轮轴心位置适当向后调节或加装防翻轮，以防止轮椅后翻。对穿戴下肢假肢的患者可以选用普通轮椅，加配小腿固定带。

5. 脑瘫患者 根据患儿年龄、体形，选择尺寸适配的儿童轮椅，有针对性地为他们选择辅件，如马鞍形坐垫、盆骨带、胸带和各种颈托、头托、脚带，配置可拆卸的轮椅桌。对病情严重的患儿，还要在靠背两侧加装软性的躯干支持托，选用特殊形状的固定脚踏板。必要时采用计算机设计制作的一体化模塑坐靠垫（坐姿保持器）。这种完全个性化的轮椅是脑瘫患儿及家长在日常生活中的最佳帮手。

6. 普通老年人 除了生病、体弱需要用轮椅代步，在远距离行走、路面积雪、雨后路滑时也需要。为他们选用普通四轮轮椅或无手圈驱动的小四轮护理型轮椅，在靠背后面配置一个杂物袋或拐杖存放器。要尽量让老人施展自身的体能，同时也要注意保证他们的安全。

7. 下肢骨折患者 选择腿托架角度可调并带软性腿托的轮椅。这种轮椅可根据患者治疗的需要调整患侧腿托的角度，使患肢得到理想的固定位置。

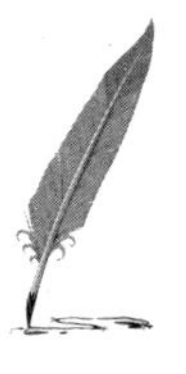

扫码“学一学”

第三节 轮椅使用训练

一、轮椅的使用目的

1. 增加患者的坐位时间，避免长时间卧位出现骨质疏松、下肢深静脉血栓等卧床并发症。

2. 坐位条件下进食有利于增强吞咽反射。

3. 坐位条件容易引起头部和肢体的随意运动，通过训练可以逐渐增强患者的动态平衡控制能力。

4. 通过训练患者对轮椅的操控，可以增加其双上肢的功能。

5. 通过轮椅活动，可锻炼心肺功能，增加肺活量，改善呼吸功能，尤其是有利于咳嗽排痰。

6. 在坐位条件下，通过减压指导改变坐姿，可预防压疮。

7. 有利于恢复大小便的正常排泄，改善膀胱的控制能力。

8. 拓宽视野，有利于与他人平等接触和交流。

9. 丰富患者日常生活内容，调整心理适应能力，提高生活质量。

二、轮椅的使用步骤

以下操作均以标准型轮椅为例。

（一）操作前的检查与调试

1. 检查轮椅的规格、尺寸与所开具的轮椅处方是否相符。

2. 各操作部件是否灵活可靠，轮椅打开、折叠是否顺利。

3. 刹车装置是否灵活、有效可靠。

4. 脚踏板的开合是否灵活，打开后固定是否牢固。

5. 四个车轮是否均匀着地，小轮转动是否灵活，大车轮转动是否平稳灵活，两侧用同样的肌力向前推动轮椅时能否直线前进。

6. 座椅及靠背是否紧绷、无污染和破损。

7. 乘坐是否舒适。

（二）乘坐轮椅前的准备

1. 患者排空大小便。

2. 辅助者移去障碍物，为患者准备好必要的操作空间。

3. 将已打开的轮椅移动到方便转移的位置，使两个转移面尽可能靠近且高度相同，必要时可用转移板相连接。

4. 务必注意的是在转移前一定要关紧车闸，抬起脚踏板。

（三）轮椅中的坐姿与维持

一般要求乘坐者在轮椅中保持躯干直立，两侧对称、安全舒适、功能最好的姿势。某些姿势异常者需定制特殊的轮椅座位及座位系统来校正或维持坐姿使用特制的座椅和各种

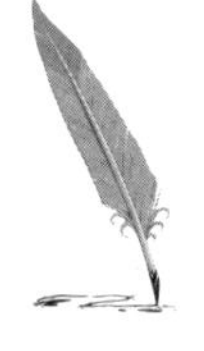

坐垫、扶手和扶手垫、脚踏板，给乘坐者以稳定的支撑，防止局部过度受压，保持舒适和良好的姿势。

扫码“看一看”

三、轮椅的使用技巧

（一）床—轮椅转移技巧

1. 偏瘫患者的床—轮椅转移技巧

（1）床—轮椅转移

①患者坐于床边，确定双脚平稳着地（图 4–20）；

②轮椅放置于患者健侧，并与床成 45° 夹角（图 4–21）；

③刹住手刹（图 4–22）；

④患者将健侧手扶对侧轮椅扶手，以健侧脚为轴旋转坐于轮椅之上（图 4–23）；

⑤调整好坐姿将双脚置于脚踏板上并将安全带系好（图 4–24）。

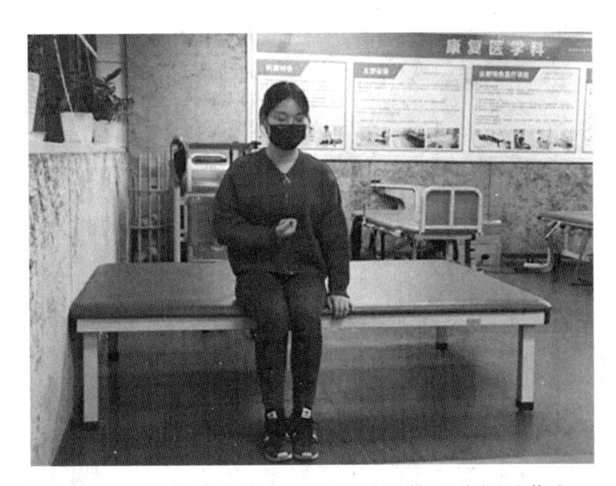

图 4–20　偏瘫患者的床—轮椅转移技巧分解动作之一

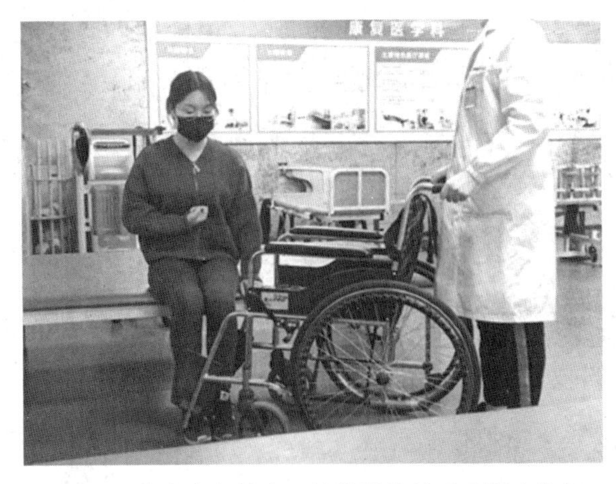

图 4–21　偏瘫患者的床—轮椅转移技巧分解动作之二

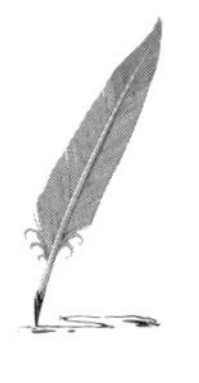

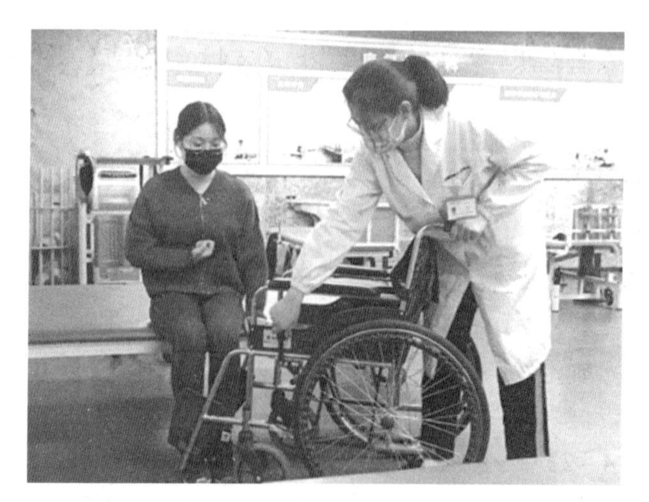

图 4－22　偏瘫患者的床—轮椅转移技巧分解动作之三

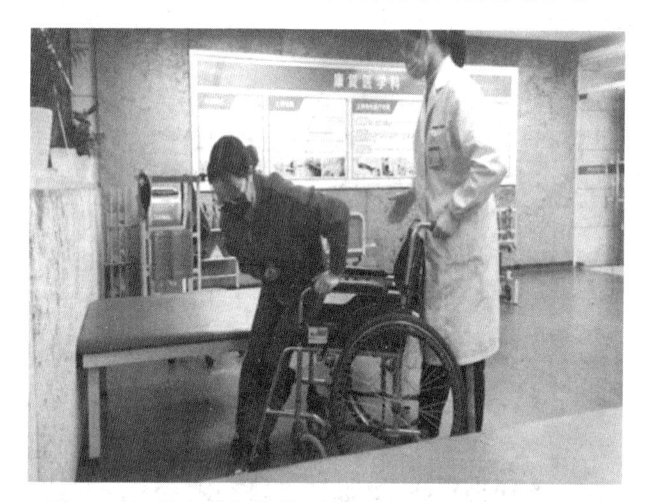

图 4－23　偏瘫患者的床—轮椅转移技巧分解动作之四

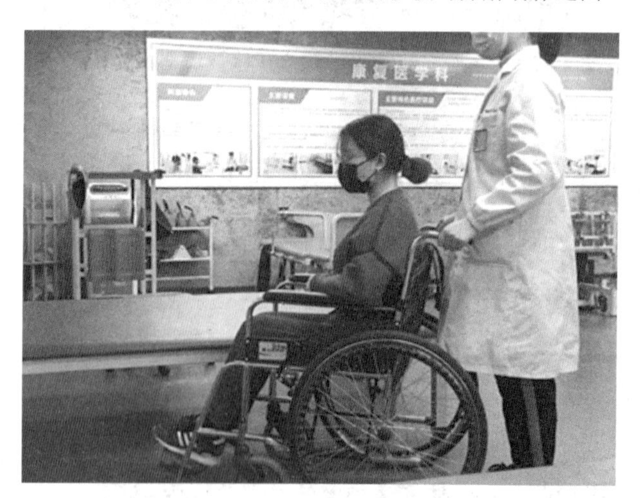

图 4－24　偏瘫患者的床—轮椅转移技巧分解动作之五

（2）轮椅—床转移

①将轮椅调整好位置，与床成 45° 夹角，患者健侧靠近床边（图 4－25）；

②刹住手刹（图 4－26）；

③患者健侧手撑于床面，并留出足够的坐位空间（图 4－27）；

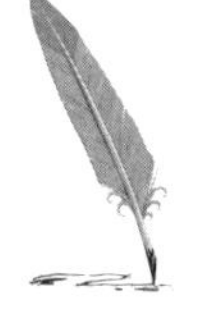

④以健侧腿为轴旋转将臀部转移至床面（图 4－28）；

⑤调整坐姿，确保坐位安全（图 4－29）。

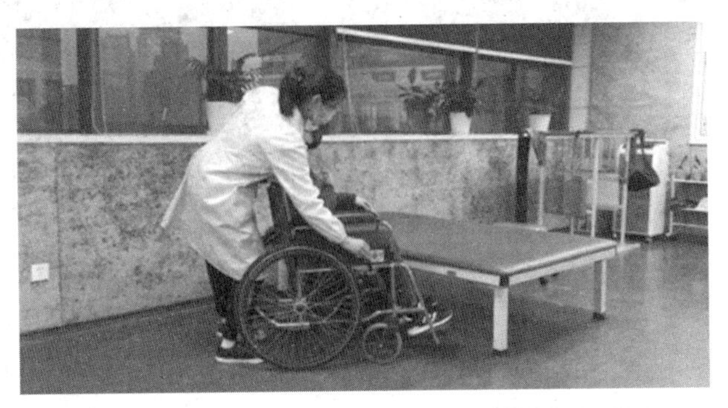

图 4－25 偏瘫患者的床—轮椅转移技巧分解动作之一

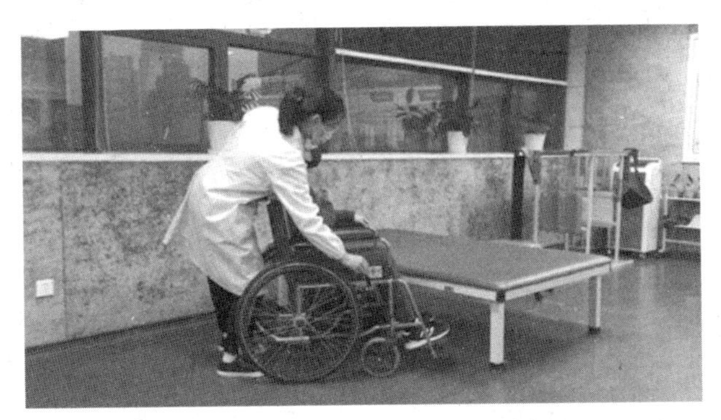

图 4－26 偏瘫患者的床—轮椅转移技巧分解动作之二

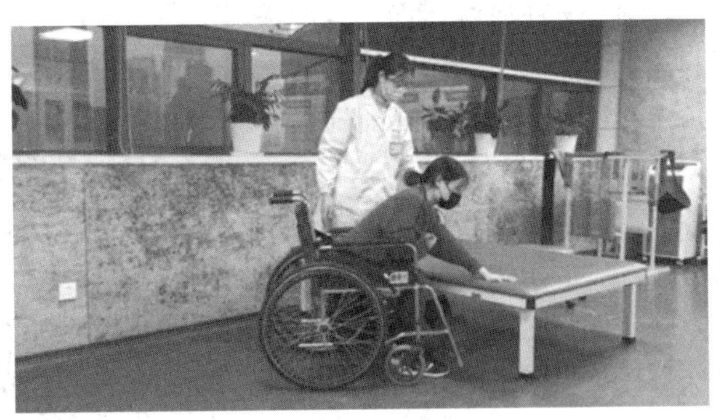

图 4－27 偏瘫患者的床—轮椅转移技巧分解动作之三

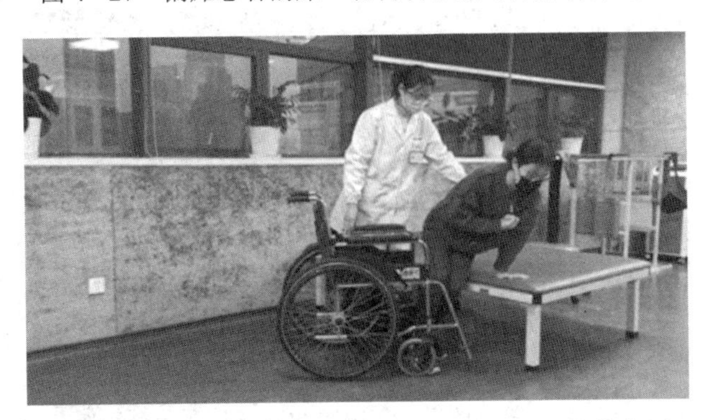

图 4－28 偏瘫患者的床—轮椅转移技巧分解动作之四

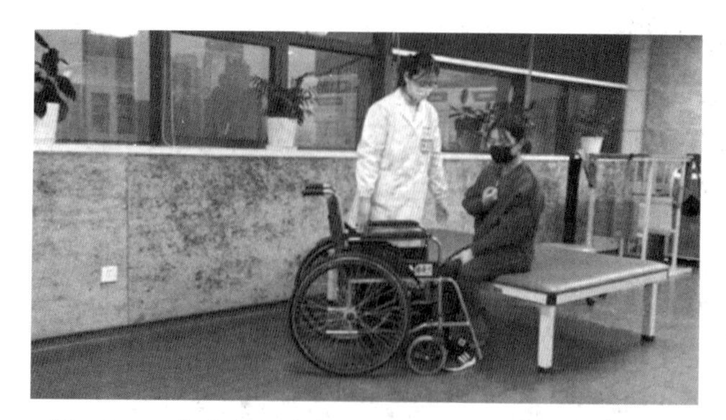

图 4－29　偏瘫患者的床—轮椅转移技巧分解动作之五

2. 截瘫患者的床—轮椅转移技巧

（1）利用移乘板进行转移

①将轮椅靠在床边，与床成 30° 夹角；

②刹住手刹，卸下靠床侧扶手；

③将移乘板架在床和轮椅之间；

④患者通过上肢支撑将身体通过移乘板向床上移动。必要时可使用支撑辅助器。

（2）利用上方吊环进行转移

①将轮椅靠在床边，与床成 30° 夹角，刹住手刹；

②用手将双下肢搬至床面；

③将远离床边一侧的手伸入上方吊环，另一只手支撑床面；

④一只手下拉吊环，另一只手支撑床面，臀部提起，向床上转移。

（3）不用辅助器具的直角转移

①轮椅与床成直角，轮椅与床间距 20cm（图 4－30）；

②刹住刹车（图 4－31）；

③将两手置于双膝下，通过屈肘动作，将左下肢抬起，放到床上（图 4－32）；

④用同样的方法将右下肢放于床上（图 4－33）；

⑤打开轮椅手刹，向前推动轮椅，使轮椅紧贴床缘，再刹住手刹（图 4－34）；

⑥双手扶住轮椅扶手将身体向上撑起，同时向前移动到床上（图 4－35）。

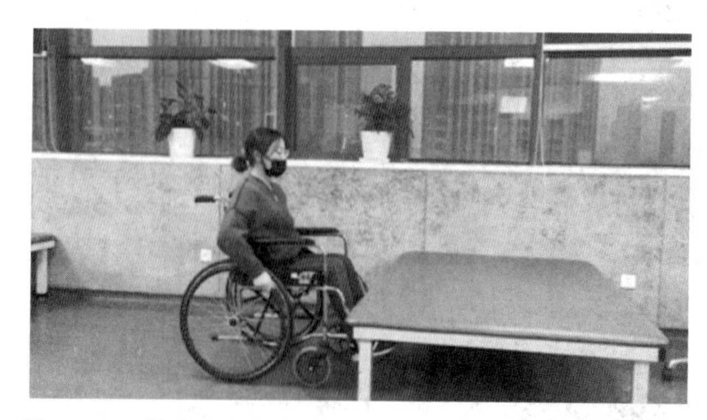

图 4－30　截瘫患者的床—轮椅直角转移技巧分解动作之一

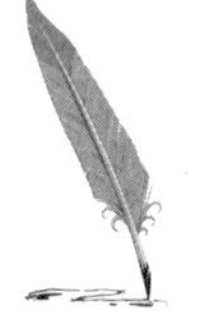

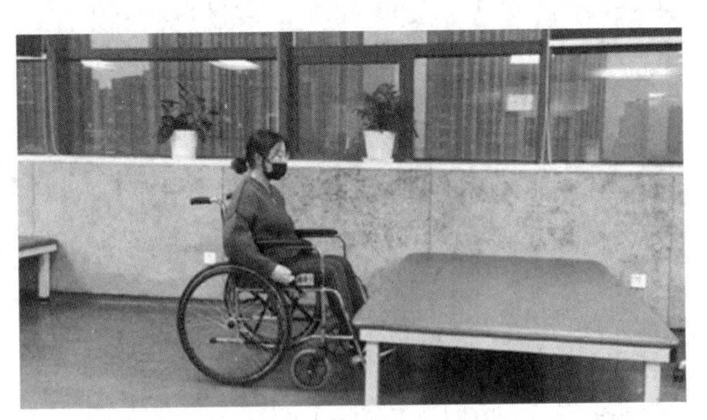

图 4－31　截瘫患者的床—轮椅直角转移技巧分解动作之二

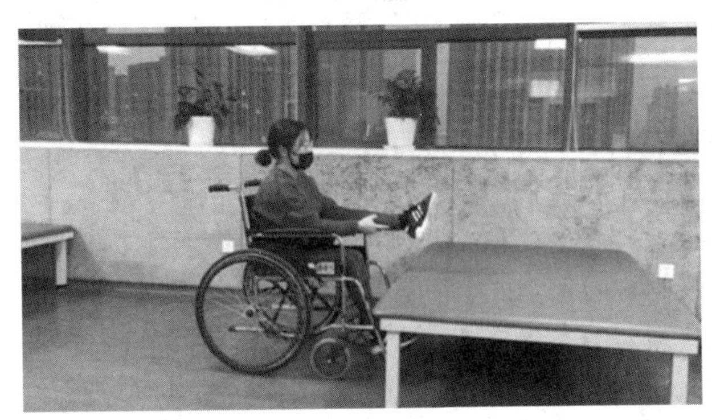

图 4－32　截瘫患者的床—轮椅直角转移技巧分解动作之三

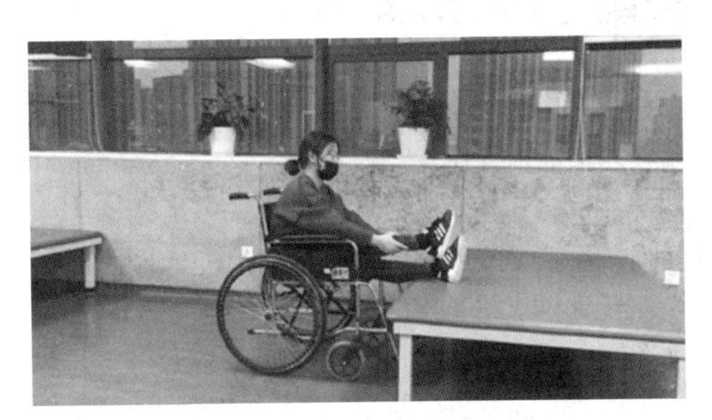

图 4－33　截瘫患者的床—轮椅直角转移技巧分解动作之四

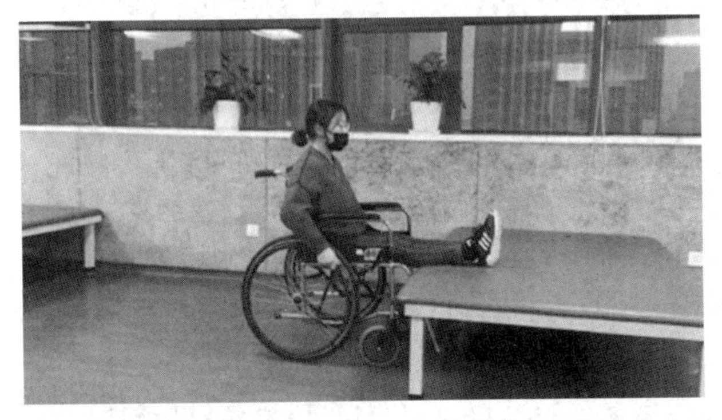

图 4－34　截瘫患者的床—轮椅直角转移技巧分解动作之五

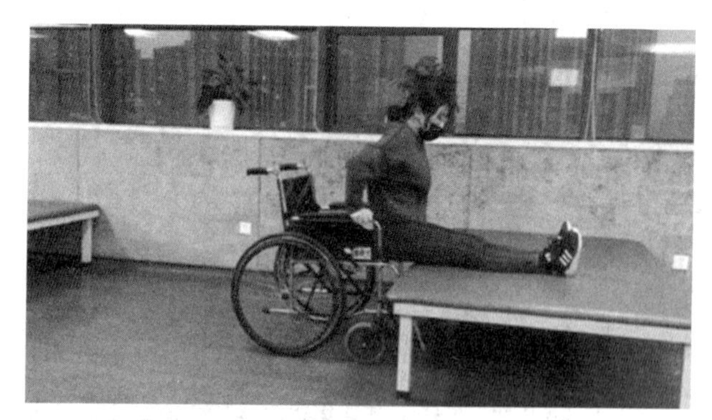

图 4-35　截瘫患者的床—轮椅直角转移技巧分解动作之六

（4）不用辅助器具的侧方转移（以左侧转移为例）

①轮椅与床成 30° 夹角，刹住手刹；

②左手支撑床面，右手支撑轮椅扶手；

③双手同时支撑起躯干并向前向左侧方移动到床上。

（5）不用辅助器具的平行转移（以左侧身体靠床为例）

①轮椅与床平行放置，刹住刹车；

②卸下扶手，用手将双腿抬于床上；

③躯干倾向床缘，将右腿交叉置于左腿上；

④应用侧方支撑移动的方法，一手支撑于训练床上，一手支撑于轮椅扶手上，头和躯干前屈，双手支撑起躯干并向床移动。

（二）地面—轮椅转移技巧（以下肢截瘫为例）

1. 前方转移

（1）前方转移的起始位（图 4-36）；

（2）提起臀部，跪在轮椅面前（图 4-37）；

（3）刹住手刹（图 4-38）；

（4）双手支撑在轮椅扶手上，提起身体（图 4-39）；

（5）放松一只手，扭转身体（图 4-40）；

（6）坐在轮椅上（图 4-41）。

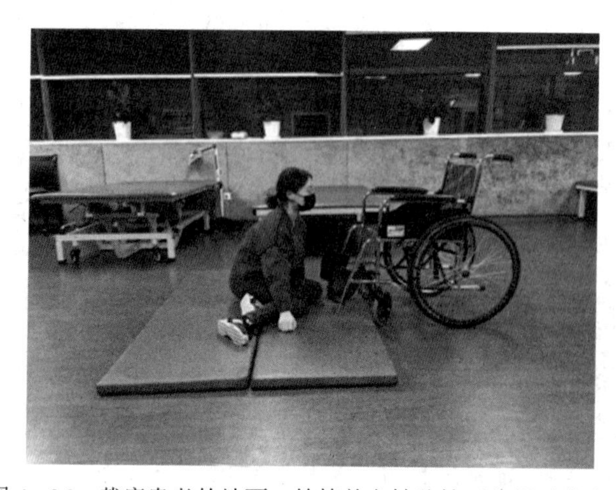

图 4-36　截瘫患者的地面—轮椅前方转移技巧分解动作之一

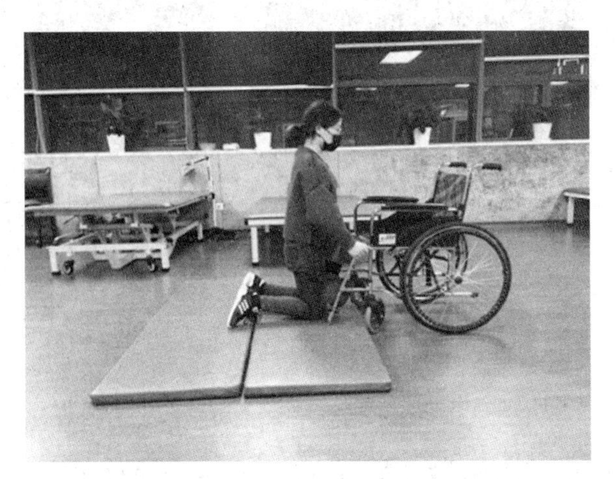

图 4－37　截瘫患者的地面—轮椅前方转移技巧分解动作之二

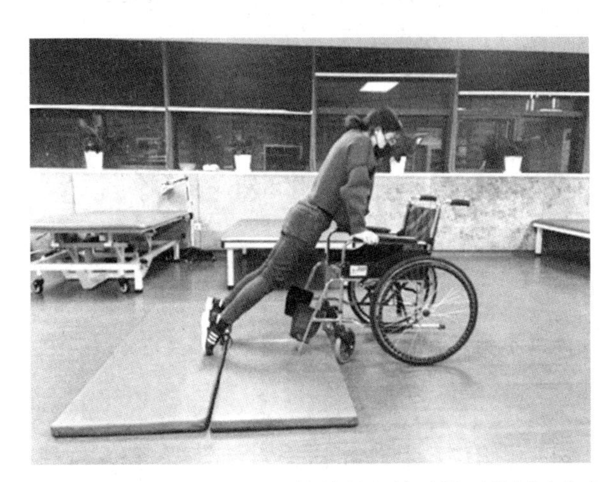

图 4－38　截瘫患者的地面—轮椅前方转移技巧分解动作之三

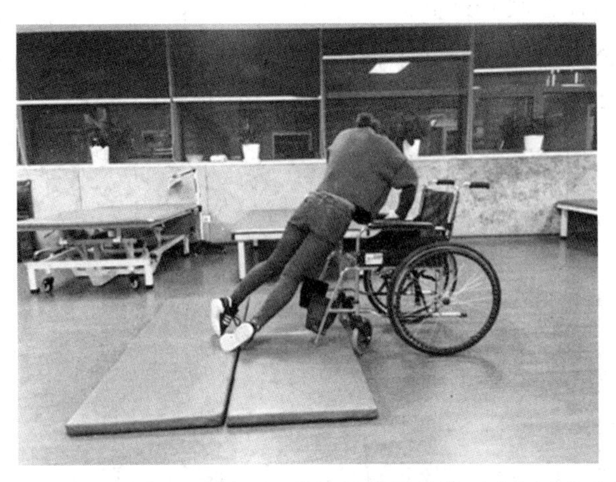

图 4－39　截瘫患者的地面—轮椅前方转移技巧分解动作之四

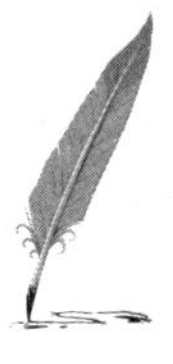

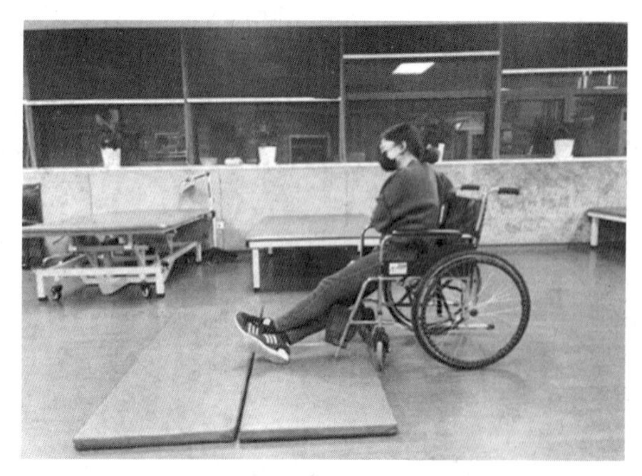

图 4－40　截瘫患者的地面—轮椅前方转移技巧分解动作之五

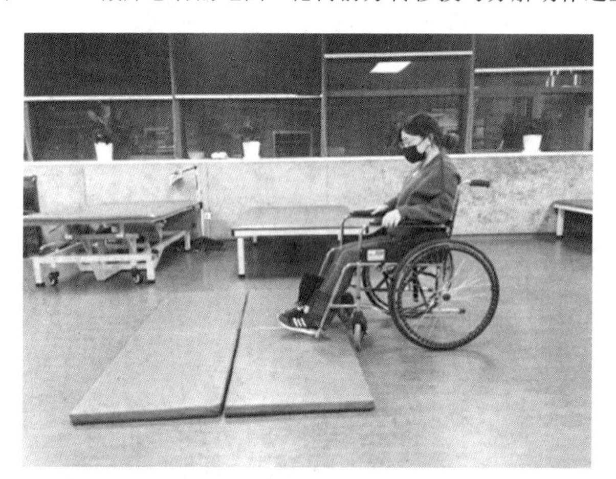

图 4－41　截瘫患者的地面—轮椅前方转移技巧分解动作之六

2. 后方转移

（1）调整到后方转移的起始位，刹住轮椅手刹（图 4－42）；

（2）背对轮椅，两手抓住轮椅下方（图 4－43）；

（3）身体后仰，双手支撑身体向上，将双手前臂置于轮椅椅面（图 4－44）；

（4）身体后仰，前臂支撑身体向后方移动（图 4－45）；

（5）双手支撑身体向上，再将两手依次至于轮椅双侧扶手上（图 4－46）；

（6）双手支撑身体，将臀部抬起并向后移至于轮椅座面之上，调整好坐姿（图 4－47）。

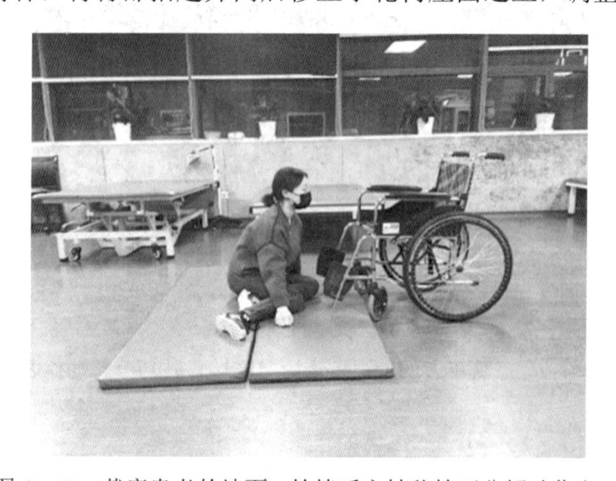

图 4－42　截瘫患者的地面—轮椅后方转移技巧分解动作之一

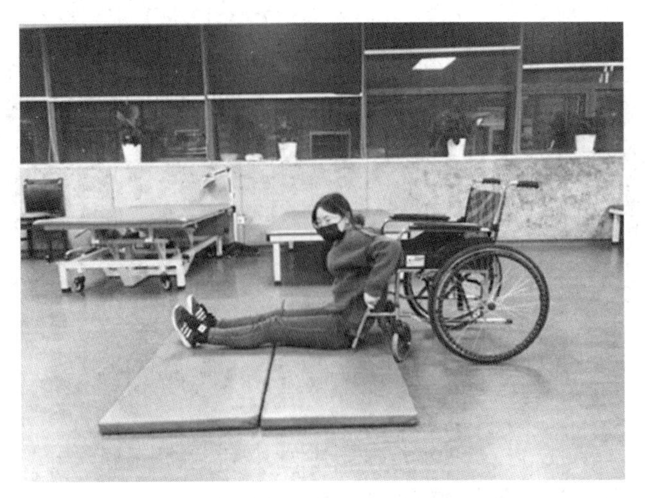

图 4－43　截瘫患者的地面—轮椅后方转移技巧分解动作之二

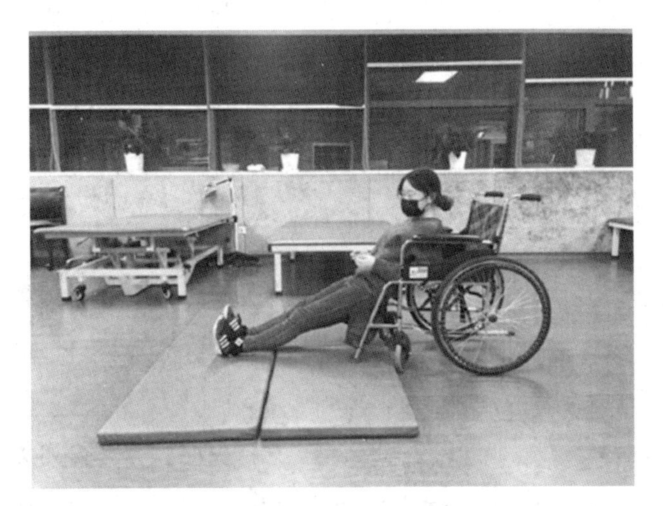

图 4－44　截瘫患者的地面—轮椅后方转移技巧分解动作之三

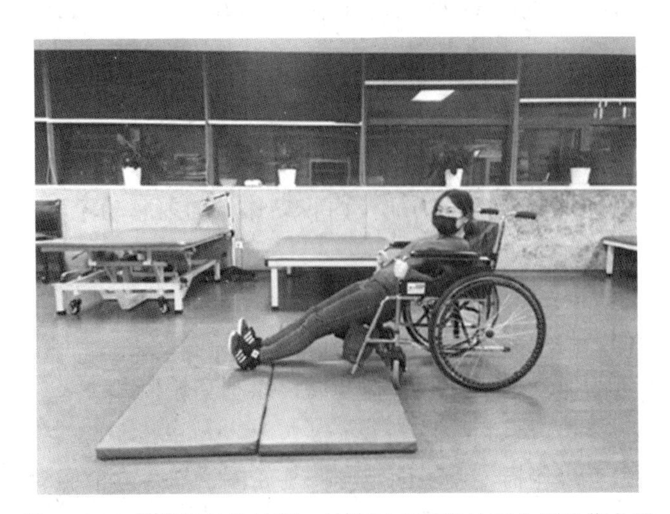

图 4－45　截瘫患者的地面—轮椅后方转移技巧分解动作之四

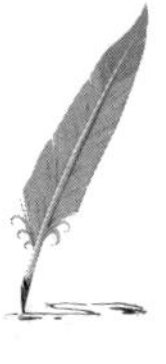

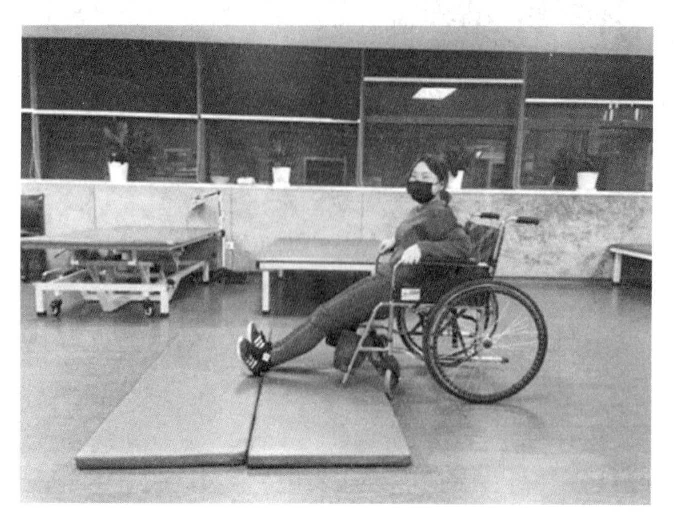

图 4－46　截瘫患者的地面—轮椅后方转移技巧分解动作之五

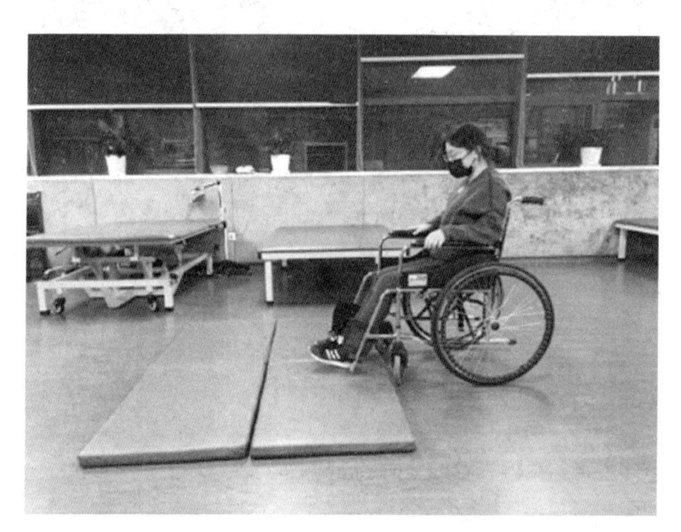

图 4－47　截瘫患者的地面—轮椅后方转移技巧分解动作之六

（三）上下坡及转弯技巧

1. 上坡动作

（1）身体前倾，将两手置于轮胎最高点的后面；

（2）利用肘关节的屈曲和双肩的前屈及内收动作，向前驱动轮椅（也可使用后轮倒转的方法越过斜坡）。

2. 下坡动作

（1）头和肩均后伸，将双手置于轮胎前面；

（2）将第一掌骨置于驱动环下缘，手腕伸展，以制动轮椅。

3. 轮椅转弯

（1）向左转弯　患者坐轮椅，左手固定左侧手轮圈，右手向前驱动轮椅（图 4－48）；

（2）向右转弯　患者坐轮椅，右手固定右侧手轮圈，左手向前驱动轮椅（图 4－49）。

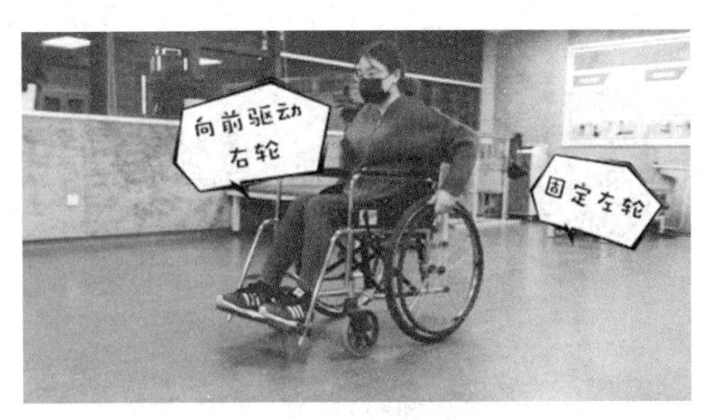

图 4－48　轮椅转弯动作训练（左转）

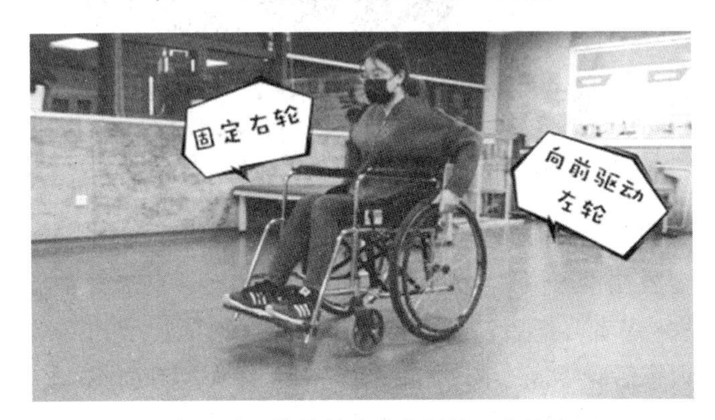

图 4－49　轮椅转弯动作训练（右转）

（四）轮椅向后安全跌倒训练

截瘫患者做轮椅前轮翘起训练时，轮椅随时都有向后翻倒的危险。为防止患者受伤，在做这种训练之前，应先练习向后安全跌倒训练。

轮椅向后安全跌倒要点：①训练时保持头部前屈，一方面利于重心控制，另一方面避免跌倒时头部着地；②防止轮椅倒地时患者自己的腿撞击自己的脸部；③当轮椅倒地时，扭转身体，一只手迅速抓住同侧轮子，另一只手快速抓住对侧扶手（图 4－50，图 4－51）。

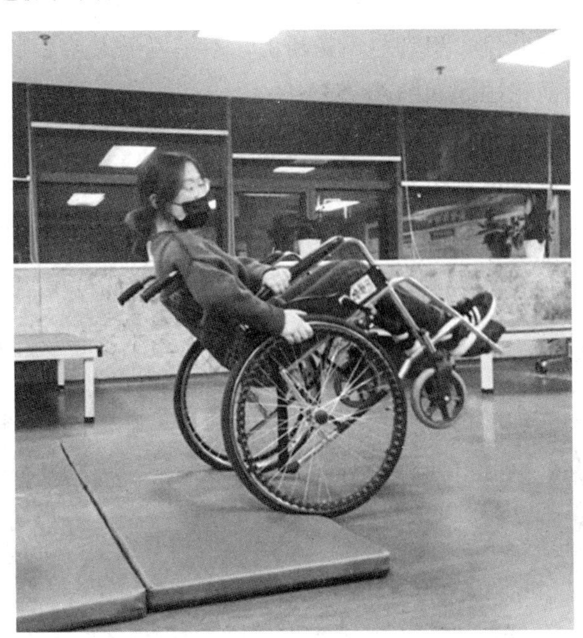

图 4－50　轮椅向后安全跌倒训练分解动作之一

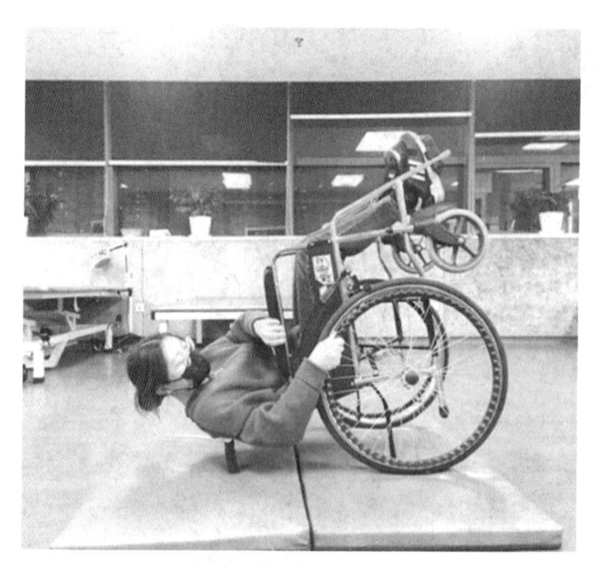

图 4-51　轮椅向后安全跌倒训练分解动作之二

（五）在治疗师帮助下训练后轮平衡

1. 治疗师把患者放在平衡位　当轮椅向前失去平衡时，患者要把后轮向前转动；当轮椅向后失去平衡时，患者要把后轮向后转动。

2. 用安全装置训练后轮平衡　起始位患者的双手在大约钟面 10 点处。握住后轮和驱动环，头轻度后倾；向后转动后轮，然后迅速而有力地向前转动，前轮便会抬起。前轮抬起的高度决定于驱动时的力量。

3. 后轮平衡下的行走和转弯动作　患者一旦掌握后轮平衡技巧，行进和转弯并不困难，其方法与前述转弯动作基本一样。

注意事项：训练时，治疗师一定要站在患者后面，两脚一前一后分开，随时准备在患者失去平衡时用前面的大腿支撑住后倾的轮椅。

（六）越过障碍物训练

1. 跨过门槛训练

（1）调整好训练的起始位　患者坐于轮椅上，双手置于大轮后半部分（图 4-52）；

（2）靠后轮支撑使前轮翘起（图 4-53）；

（3）向前驱动轮椅，使前轮跨过门槛，然后轻轻的放下前轮（图 4-54）；

（4）身体尽量前倾，轮椅先缓慢的向后倒退，直至前轮触及门槛（图 4-55）；

（5）然后再快速用力向前驱动轮椅，使后轮也越过门槛（图 4-56）。

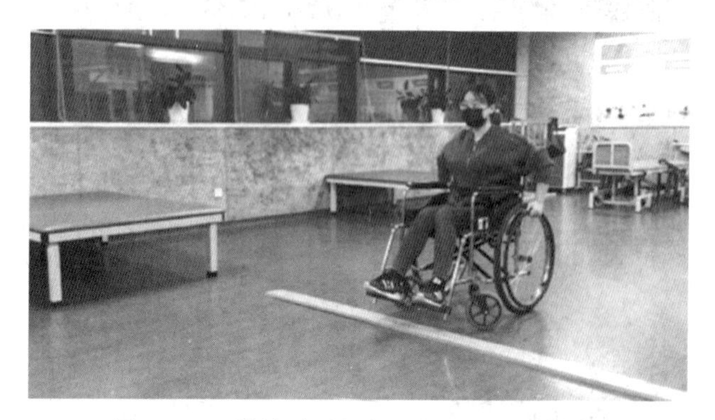

图 4-52　轮椅跨过门槛训练分解动作之一

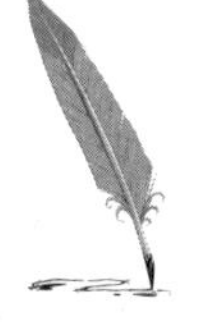

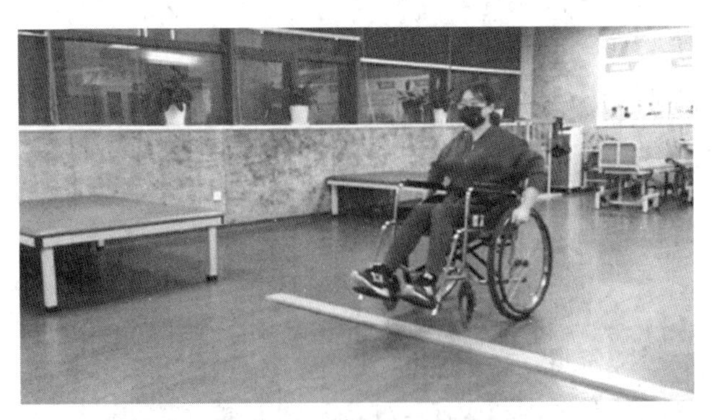

图 4－53　轮椅跨过门槛训练分解动作之二

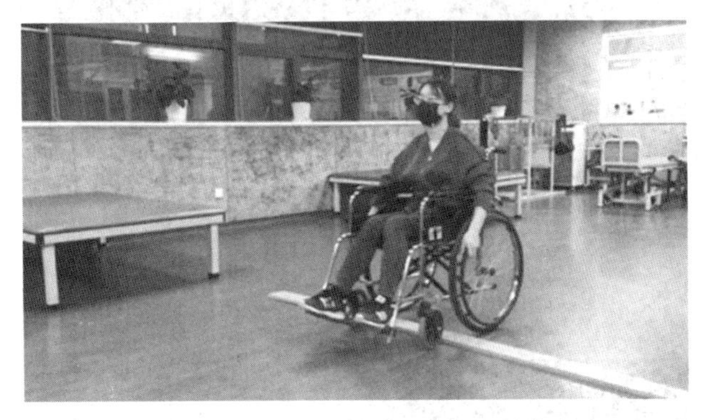

图 4－54　轮椅跨过门槛训练分解动作之三

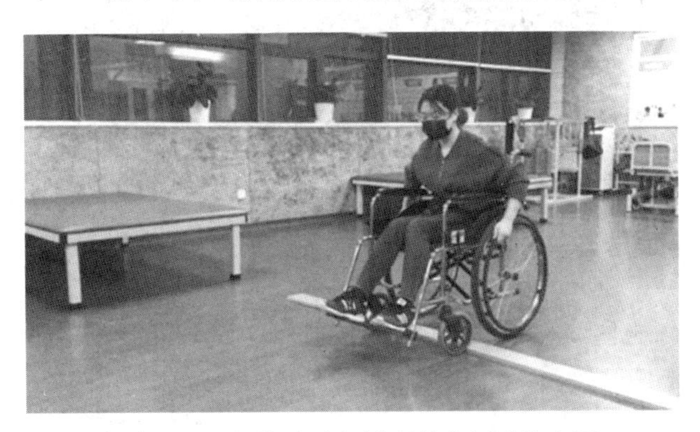

图 4－55　轮椅跨过门槛训练分解动作之四

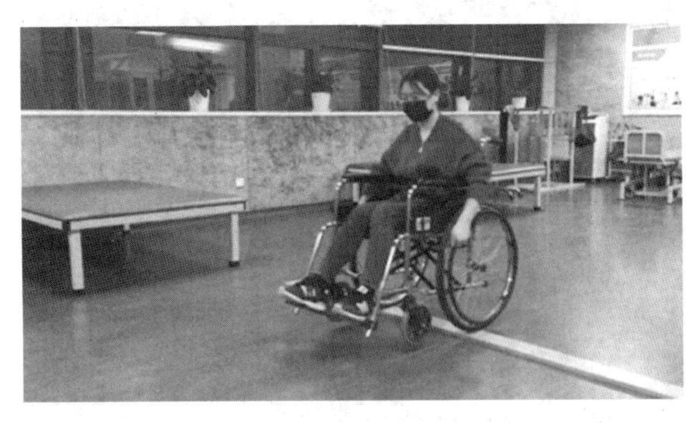

图 4－56　轮椅跨过门槛训练分解动作之五

2. 上台阶训练

（1）调整好训练的起始位　患者坐于轮椅上，双手置于大轮后半部分。轮椅面对台阶，前轮离台阶数公分（图 4－57）；

（2）将前轮抬起并置于台阶上（图 4－58）；

（3）将前轮退到台阶边缘（图 4－59）；

（4）把双手置于驱动手轮的适当位置，完成上台阶（图 4－60）。

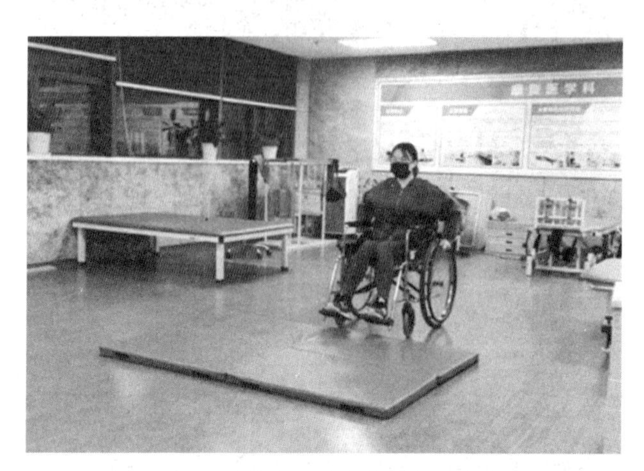

图 4－57　轮椅上台阶训练分解动作之一

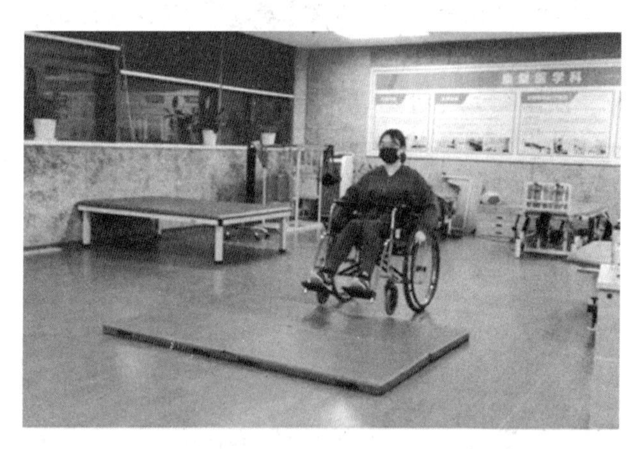

图 4－58　轮椅上台阶训练分解动作之二

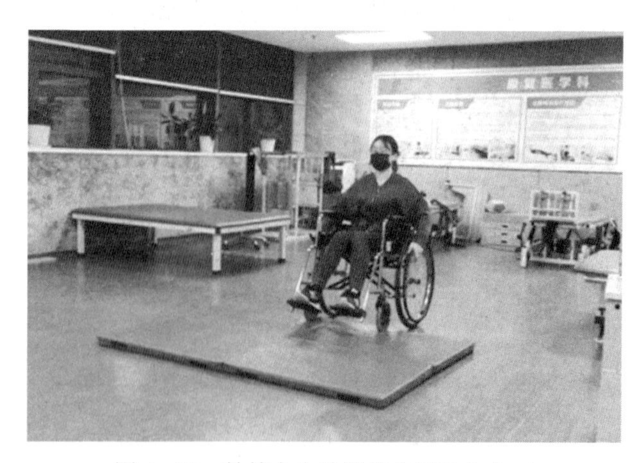

图 4－59　轮椅上台阶训练分解动作之三

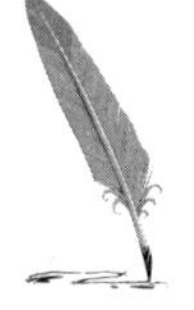

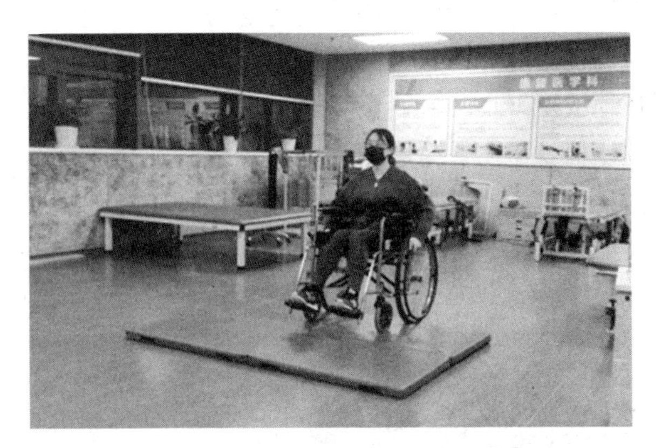

图 4－60　轮椅上台阶训练分解动作之四

3. 轮椅侧方“跳跃”训练

（1）刹住刹车，身体前倾，离开轮椅靠背，双手握住轮椅驱动环的最高点，支撑提起臀部（图 4－61）；

（2）在臀部落到座位上之前，双手迅速向上并向侧方提起轮椅（图 4－62）。

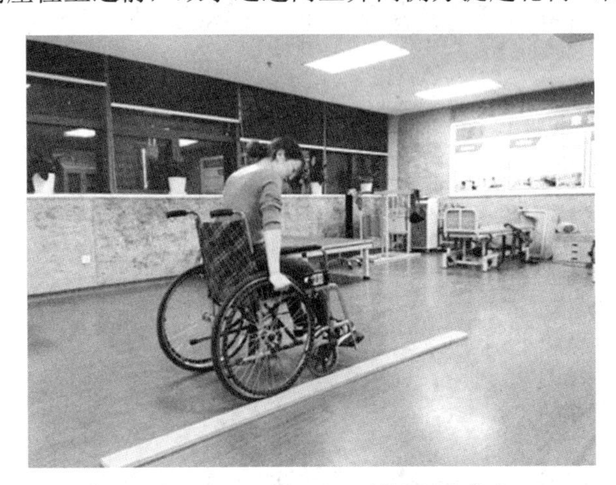

图 4－61　轮椅侧方跳跃训练分解动作之一

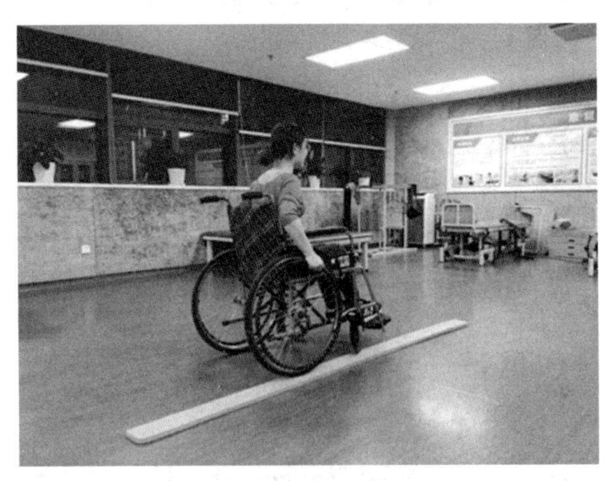

图 4－62　轮椅侧方跳跃训练分解动作之二

（七）轮椅翻倒后的坐起训练

（1）训练起始位　让轮椅翻倒在地面上。患者臀部坐在坐垫上，双腿挂在坐垫边缘上（图 4－63）。

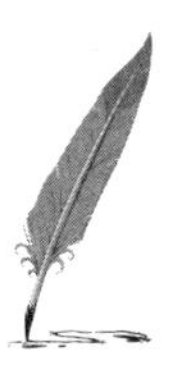

（2）通过拉轮椅前部提起躯干（图 4－64）。

（3）一侧手支撑在地板上（图 4－65）。

（4）另一侧手抓住轮椅扶手（图 4－66）。

（5）支撑手伸直向上推，并支撑臀部向上、向前，使轮椅朝直立位转动（图 4－67）。

（6）支撑手渐渐向前移动，直至轮椅转到直立位（图 4－68）。

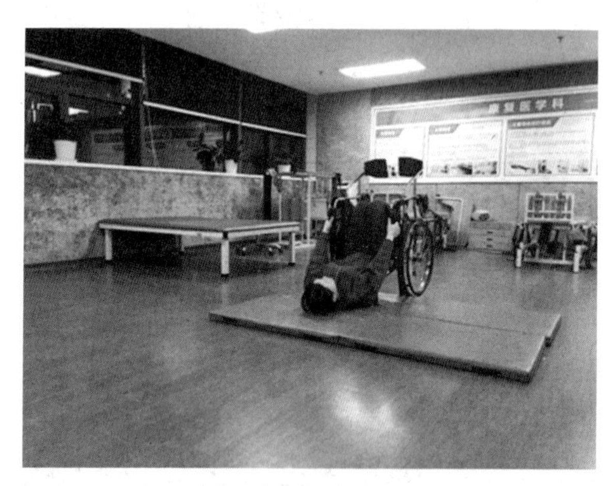

图 4－63　轮椅翻倒后坐起训练分解动作之一

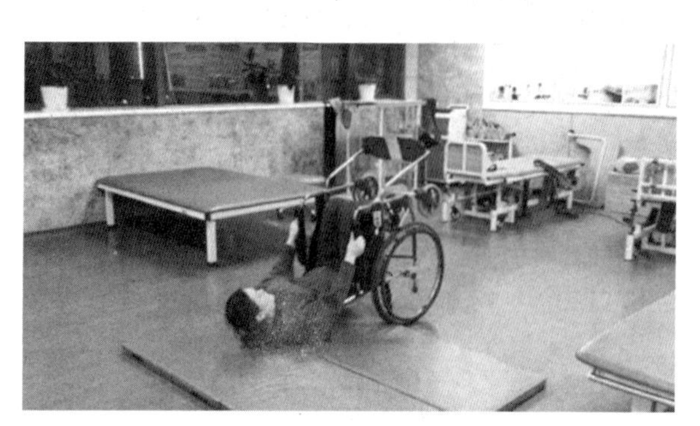

图 4－64　轮椅翻倒后坐起训练分解动作之二

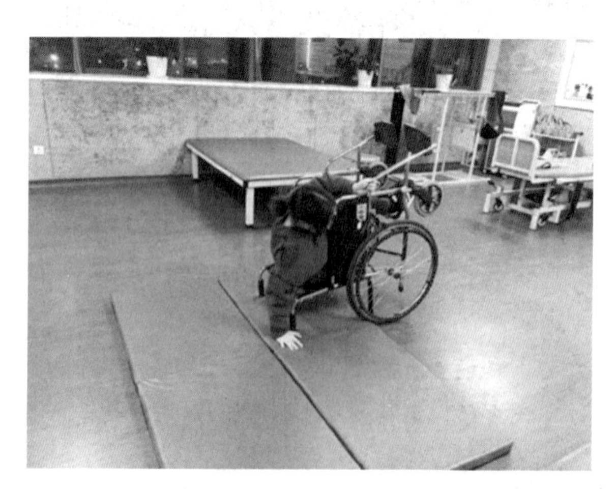

图 4－65　轮椅翻倒后坐起训练分解动作之三

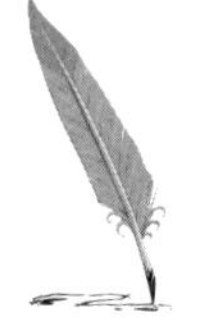

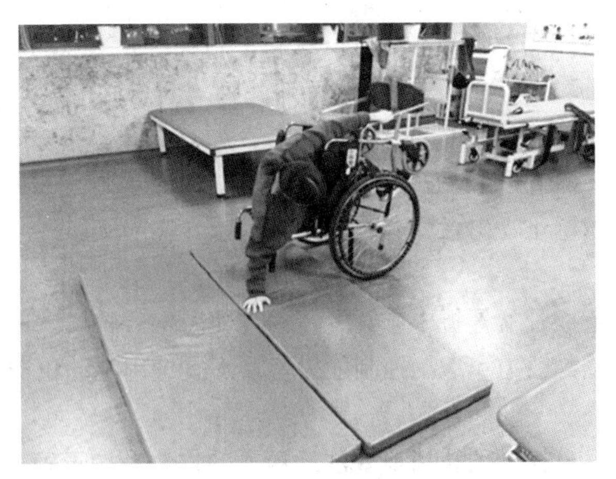

图 4-66　轮椅翻倒后坐起训练分解动作之四

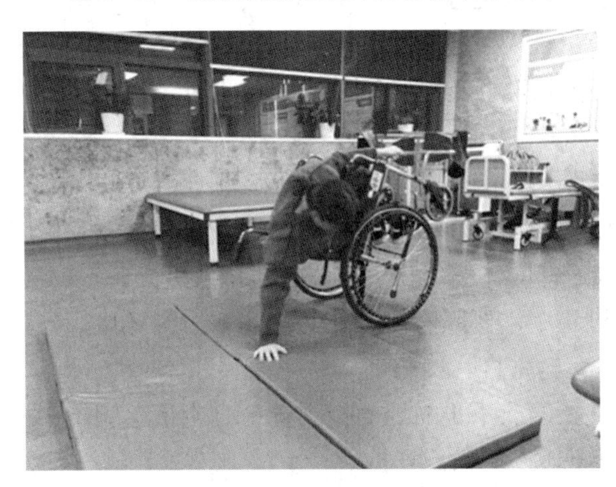

图 4-67　轮椅翻倒后坐起训练分解动作之五

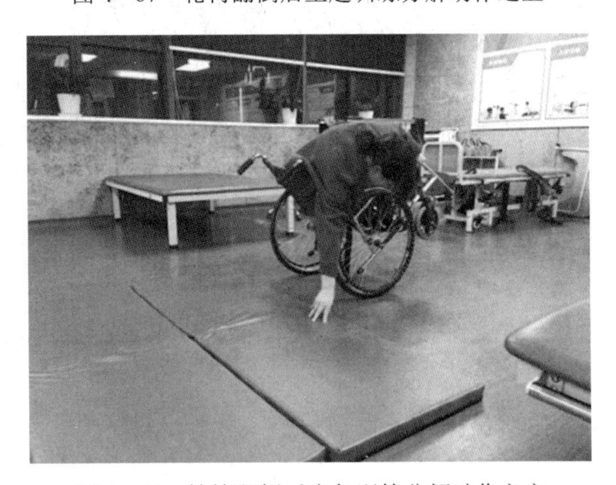

图 4-68　轮椅翻倒后坐起训练分解动作之六

考点提示 轮椅的使用是指治疗师需掌握轮椅使用技巧，并教会患者正确使用轮椅。

四、轮椅使用的适应证、禁忌证与注意事项

（一）适应证

1. 步行功能减退或丧失者，如截肢、下肢骨折未愈合、截瘫，其他神经肌肉疾病引起的双下肢麻痹、严重的下肢关节炎症或疾病等。

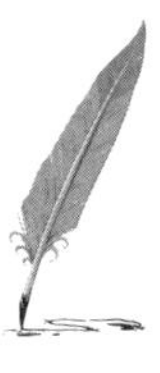

2. 非运动系统本身疾病，但步行对全身状态不利者，如严重的心脏病或其他疾病引起的全身性衰竭等。

3. 中枢神经系统疾病，使独立步行有危险者，如有认知、感知障碍的脑血管意外、脑外伤病人，严重帕金森病、脑性瘫痪难以步行的病人等。

4. 高龄老人、步履困难易出意外者、长期卧床者。

（二）禁忌证

1. 严重的臀部压疮或骨盆骨折未愈合者，不宜使用坐式轮椅。

2. 缺乏足够视力、判断力和运动控制能力者，不宜选用电动轮椅。

（三）注意事项

1. 由他人推轮椅时，在推动轮椅前要注意病人的体位是否正确，有无前倾与歪斜；帮助病人将双手放于扶手上，双足踩住脚踏板，必要时用固定带束紧；对平衡功能障碍，难以保持身体平衡的病人，应采用腰带将其固定，下坡时尤其注意行进速度要缓慢，应随时注意周围环境和观察病人情况以免发生意外。下台阶时，让轮子后方先下；上台阶或门槛时，让轮椅前轮先上。

2. 病人自己操作轮椅时，要掌握轮椅的操作要领，坐姿正确、保持平衡，随时注意周围环境，并对自己的体力要有充分的估计，特别是上街和上坡时更应小心。上、下坡时要注意保持相应的前倾或后仰的体位，防止身体被前抛或后翻。

3. 在推动轮椅的过程中，要眼看前方，随时观察周围环境，不可快速推动轮椅进行嬉耍，避免脚轮方向与大车轮垂直。

4. 推动折叠轮椅或在凹凸不平的地面推动轮椅时应抬起脚轮。抬起脚轮时，用脚踩倾倒杆同时双手下压手推把，以防倾倒杆折断。

5. 长时间乘坐轮椅者，要注意压疮的预防。保持坐面清洁、干燥、平整、柔软、舒适，定时进行臀部减压。一般 30～60 分钟抬臀一次，每次 3～5 秒。

6. 长时间使用轮椅者，应戴无指手套，以减少轮圈对手指的摩擦。

7. 为便于轮椅出入，应在台阶处修建坡道并防滑，在侧面安装扶手。

8. 不使用轮椅时，应把车闸打开。定期对轮椅进行检查与保养，维持轮椅在正常状态。

9. 高位截瘫病人乘坐轮椅时应有人保护。

本章小结

轮椅是站立行走困难的功能障碍者重要的个人转移辅助器具。分为手动轮椅和动力轮椅。手动轮椅又分为双手驱动轮椅、单手驱动轮椅、摆杆驱动轮椅、电力辅助手动轮椅、脚驱动轮椅、护理者操纵轮椅等。动力轮椅又分为电动轮椅、机动轮椅及爬楼梯轮椅等。

标准型轮椅由轮椅车架、驱动转向系统和制动系统三个系统及附件组成。电动轮椅在普通轮椅的基础上增加了马达、电池、控制杆。智能轮椅将机器人技术应用于电动轮椅，也称智能轮椅式移动机器人。

在为患者选择轮椅的同时，也应为其选择合适的坐姿系统。轮椅和坐姿系统均应按照用户个人情况定制选配。选配轮椅和坐姿系统，应从病史、认知、行为、感觉和运动功能、心肺功能、血液循环、使用环境等方面对用户进行评估。在使用前轮以前还要进行质量检

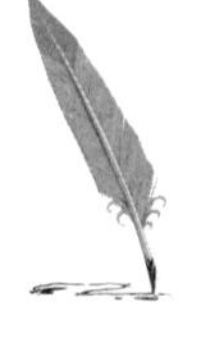

查与评估。

为了充分发挥轮椅作用，对用户使用轮椅应进行指导训练。训练用户及护理人员掌握轮椅转移的基本技巧，以及控制轮椅平衡、操纵轮椅跨越门槛等高级技巧，拓展轮椅用户无障碍生活的能力。

（沈爱明　卫　燕）

习　题

扫码“练一练”

一、单项选择题

1. 轮椅训练时，轮椅选择的参数中轮椅的宽度为测量坐下时两臀间或两股之间的距离，再加（　　）。

A. 3cm　　B. 4cm　　C. 5cm　　D. 6cm

E. 7cm

2. 轮椅训练的座位长度为测量坐下时后臀部至小腿腓肠肌之间的水平距离，将测量结果减去（　　）。

A. 5cm　　B. 6cm　　C. 6.5cm　　D. 8cm

E. 8.5cm

3. 下列哪种轮椅坐垫坐在上面会感觉比较凉快，但却比较重（　　）

A. 泡沫塑料坐垫　　B. 凝胶坐垫　　C. 充气坐垫　　D. 海绵坐垫

E. 塑料

4. 下列哪项不属于轮椅训练的适应证（　　）

A. 下肢截肢　　B. 下肢骨折未愈合

C. 脊髓损伤后遗症　　D. 肱骨骨折

E. 年老体弱者

5. C5 脊髓损伤的患者适合选用的轮椅是（　　）

A. 声控轮椅　　B. 电动高靠背轮椅

C. 手轮圈加水平推把轮椅　　D. 手轮圈加粗推把轮椅

E. 一般普通轮椅

6. 乘坐轮椅者，不属于承受压力主要部位的是（　　）

A. 坐骨结节　　B. 大腿　　C. 腘窝部　　D. 肩胛区

E. 肘关节

7. 在选择轮椅时，患者坐在轮椅上时，应保持大小腿之间的角度最佳为（　　）

A. 70°～90°　　B. 90°～110°　　C. 130°～150°　　D. 150°～170°

E. 50°～70°

8. 轮椅处方中不包括（　　）

A. 临床诊断　　B. 存在的主要问题

C. 轮椅的主要参数　　D. 对轮椅的结构要求

E. 轮椅的价格

9. 患者坐上轮椅后，双大腿与扶手之间的间隙为（　　）。

A. 0.5cm　B. 0.6～2.0cm　C. 2.5～4cm　D. 4.5～6cm
E. 6.5～9cm

10. 轮椅的脚踏板与地面之间的距离。脚踏板高度一般应与地面至少保持（　　）的距离

A. 1cm　B. 2cm　C. 3cm　D. 4cm
E. 5cm

11. 轮椅的下肢坐姿不正确的是（　　）

A. 双下肢外展 30°　B. 膝关节屈曲 90°
C. 双足底与地面平行与小腿成 90°　D. 膝关节屈曲 120°
E. 膝关节屈曲 150°

12. 理想的轮轴高度是病人在轮椅中坐直且将手放松至车轮顶部时，肘关节的屈曲角度在（　　）之间

A. 60°～80°　B. 80°～100°　C. 100°～120°　D. 120°～140°
E. 140°～160°

13. 坐垫与脚踏板的最佳距离为乘坐者坐好后，双脚放在脚踏板上，轮椅坐垫前缘往内侧（　　）的部位不承重，这样可使大腿底部与臀部同时承受重量，而又不压迫腘窝处的血管和神经，同时还要使脚踏板与地面之间保持一定的间隔。

A. 1cm　B. 4cm　C. 7cm　D. 9cm
E. 11cm

14. 中靠背（腰背承托），靠背上缘位于腋下（　　）左右，能保证患者自行驱动轮椅进行日常活动，是常用的靠背选择。

A. 5cm　B. 10cm　C. 15cm　D. 20cm
E. 25cm

15. 患者坐于轮椅上，骨盆处于理想位置：①冠状位，处于水平或向前微倾斜；②矢状位，处于中线位；③最佳角度为骨盆固定后大腿与躯干呈（　　）。

A. 75°　B. 90°　C. 120°　D. 140°
E. 150°

16. 注意避免轮椅椅座和椅背的夹角接近（　　），因为此时会在背部、臀部与靠背、坐垫之间产生较大的剪切力，这种剪切力造成的危害对老年人和肌体衰弱的患者尤其明显。

A. 30°　B. 50°　C. 60°　D. 80°
E. 100°

二、多项选择题

1. 关于轮椅使用的目的正确的是（　　）

A. 增加患者的坐位时间，避免长时间卧位出现骨质疏松、下肢深静脉血栓等卧床并发症
B. 坐位条件下进食有利于增强吞咽反射
C. 坐位条件不容易引起头部和肢体的随意运动，通过训练可以逐渐增强患者的动态平衡控制能力
D. 通过训练患者对轮椅的操控，可以增加其双上肢的功能
E. 有利于恢复大小便的正常排泄，改善膀胱的控制能力

2. 轮椅的质量评估包括检查（　　）等。

A. 轮椅折叠是否顺利

B. 四轮是否同时着地

C. 用两手握住轮椅把手均匀向前推动轮椅，是否呈直线行走

D. 将轮椅横放，用手推动大轮，检查转动是否灵活，有无摆动现象

E. 前脚轮转动是否灵活

3. 下列关于轮椅坐姿说法正确的是（　　）

A. 座位两侧挡板与臀部两侧之间应各留出约 3cm 或两横指的空隙

B. 患者端坐，腰、臀贴靠在靠背上，此时腘窝处与座位前缘应空出约 6cm 的距离或约四横指的距离

C. 除了偏瘫轮椅外，一般轮椅的座位高度必须满足患者所需要的脚托板功能位置，同时保证脚托板与地面的距离不小于 3cm。座位太高，轮椅不能靠近桌子；座位太低，坐骨承受重量过大

D. 坐姿角的范围一般为 0°～20°

E. 患者端坐，肘关节屈曲 90°位，测量其座位至肘部的距离，扶手的高度则以该测量数据加 2cm 为合适

4. 坐姿系统的主要作用（　　）

A. 增进头部与上躯干的控制能力

B. 辅助患者采取正确的坐位，增广视野

C. 解放双手，增加双手使用率

D. 为饮食等日常活动提供姿势基础

三、案例分析题

患者梁××，男，35 岁。一年前由于车祸导致 L3 脊髓损伤，损伤程度为 C。经过治疗目前脊柱骨折情况恢复良好，下肢肌力 3 级。可在拄拐下站立，但无法行走。

请问：

1. 该患者需要使用轮椅吗？若需要请简述所需轮椅的类型。

2. 为该患者配备轮椅时，需注意什么？

3. 配备轮椅后，为了使该患者更好的回归家庭，回归社会，应如何制定他的康复训练计划？

第五章

自助具与助行器

学习目标

1. **掌握**　自助具的选择与应用、助行器的定义与临床应用。

2. **熟悉**　自助具的选用与制作原则、助行器的基本作用与常见类型。

3. **了解**　自助具的定义、自助具的种类。使用自助具的目的、助行器的选配原则。

4. 学会根据功能障碍患者的不同日常生活需求选配合适的日常生活自助具；学会对患者进行功能评估，提出助行器的处方建议；学会对患者使用助行器进行功能训练。

5. 具备团队意识和责任意识，能围绕患者康复与康复团队人员进行有效沟通合作，参与制定并有效执行康复训练计划，以使患者全面康复。

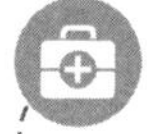

案例讨论

【案例】

患者，女，68 岁，左股骨颈骨折行内固定术后 7 周，X 片显示骨折线模糊。患者前期已进行床上主被动的功能锻炼，现需进行下床负重练习及改善步态。

【讨论】

1. 选配助行器前应对患者进行哪些方面的评估？

2. 为患者选配何种助行器？如何指导其正确使用选配的助行器？

扫码“学一学”

第一节　生活自助具

一、生活自助具的定义

功能障碍患者因部分机体功能丧失，不能独立完成各种日常生活活动，为了帮助他们提高自我照顾的能力，增强独立性，需设计一些专门的器具或器械来加强其减弱的功能，代偿已丧失的功能，这些器具统为功能性辅助器具（functional assistive devices）。根据其复杂程度又可分为自助具（self-help devices）和技术性辅助器具（technical assistive devices）。

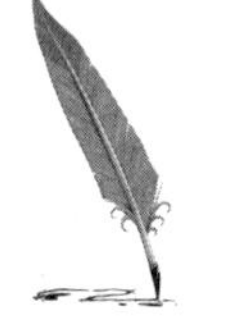

考点提示 功能性辅助器具的定义。

生活自助具是为了帮助身体功能障碍患者完成日常生活活动而设计的简单器具。生活自助具适用于生活自理和日常生活活动有一定困难的功能障碍患者，其结构简单，没有能源，离开人的操作不会自动工作。而技术性辅助器具比较复杂，自动化程度较高，需能源驱动，人在其中只起按动开关的触发和启动作用，其余动作由机械自动完成。

考点提示 生活自助具的定义与特点。

二、生活自助具的功能

生活自助具能够提高患者的生活自理能力，使其省时、省力地完成一些原来无法完成的日常生活活动，自助具的使用有助于树立患者的自信心，同时也是一种积极的治疗手段。生活自助具的功能有：①可代偿因关节活动受限、肌肉无力或瘫痪所导致的部分运动功能障碍。②可代偿因不自主运动所导致的运动功能障碍。③可代偿部分感觉功能障碍。④可增加物体或器皿的稳定性以便于使用。⑤可在各种不同的体位对患者的身体给予支持。⑥可帮助患者进行信息交流及社会交往。

三、生活自助具的选配和使用原则

自助具的使用不能代替患者的全面康复，无论暂时还是长期使用，均应与其他康复治疗配合，以达到最佳的康复效果。生活自助具的选配和使用需遵循下列原则。

1. 性能可靠　生活自助具既要达到使用目的，又能够改善患者的生活自理能力。

2. 使用方便　生活自助具制作宜简便、易掌握、易打理、可以调节、方便随身携带等。

3. 物美价廉　生活自助具应外形美观、坚固耐用、轻便舒适、经济实惠、易购买。

4. 来源方便　生活自助具有成品的尽量采用成品，没有成品的则需要在普通用具的基础上加以改造或自制。

考点提示 生活自助具的选配和使用原则。

四、常用生活自助具的分类、选配和使用

生活自助具的种类很多，从简单的日常生活用具到较复杂的电动装置以及计算机控制的遥控系统等。按照制作方式可分为两种类型：一部分是为日常生活动作特意加工制作的。一部分是普通用具按特殊的使用目的改造而成的。根据其使用的用途又可分为：①进食类自助具。②梳洗类自助具。③穿着类自助具。④如厕沐浴类自助具。⑤阅读书写类自助具。⑥家居类自助具（包括开启类、厨房烹饪、取物类等）⑦通信交流类自助具。⑧文娱休闲活动自助具。⑨职业活动及其他自助具。

考点提示 生活自助具的分类。

（一）进食类自助具

1. 加粗手柄餐具　可给勺、刀或叉等餐具套上加粗手柄或捆上海绵，使餐具易于握持（图 5-1）。适用于手抓握力量不足或手指屈曲受限的患者。

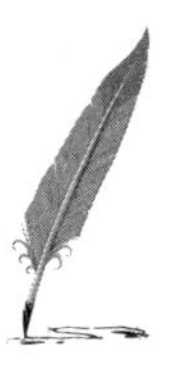

2. 弯柄餐具 将勺、叉等餐具的手柄弯折成合适角度及形状（图5-2），适用于患者手关节僵直、变形，前臂和手腕关节活动受限，或者取食、进食有困难的患者。

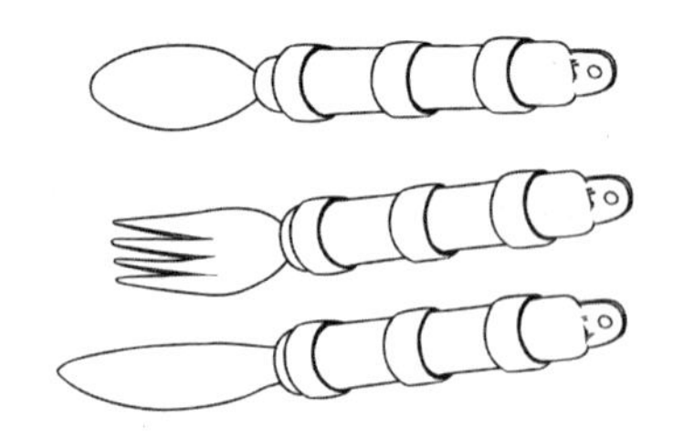

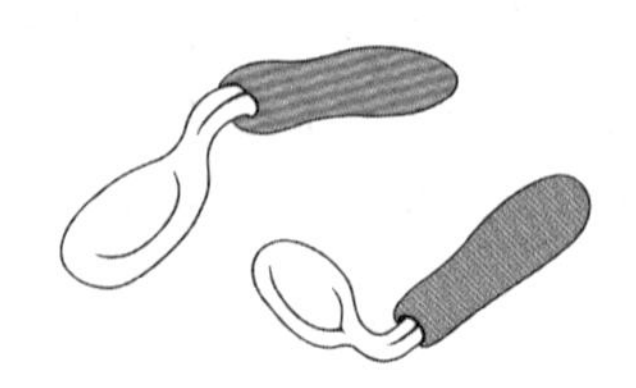

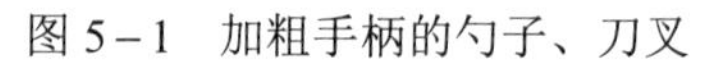

图5-1 加粗手柄的勺子、刀叉

图5-2 弯柄餐具

3. 免握餐具 将叉勺等餐具加装手掌套或尼龙搭扣（图5-3），只需套在手掌中使用，适用于手屈曲痉挛、手指变形、握力丧失的患者。

4. 弹簧筷子 在两根筷子间装有弹簧片，松手后由弹簧的张力而自动分离，使筷子易于开合使用（图5-4）。适用于手指伸肌无力或手指伸肌力量较弱而难以使用筷子的患者。

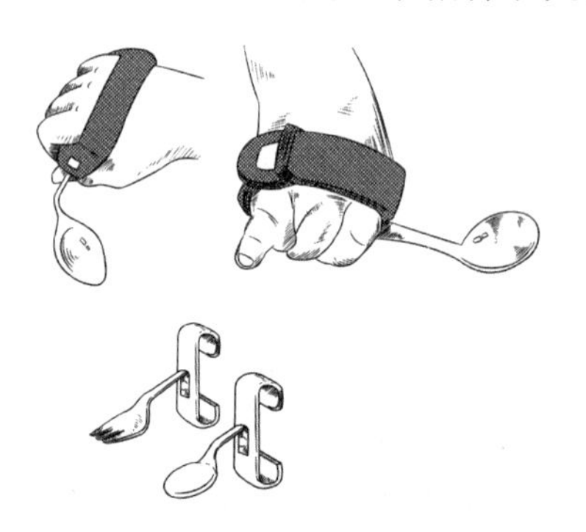

图5-3 免握餐具

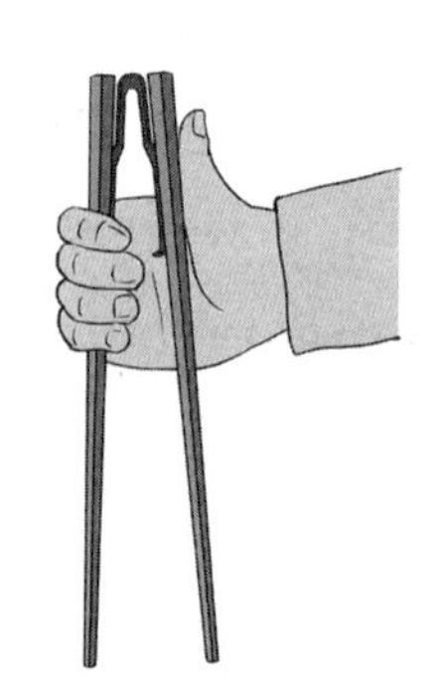

图5-4 弹簧筷子

5. 带碟挡的碟子 在碟子边有防止食物被患者推出碟外的碟挡（图5-5），适用于单手操作而稳定性和协调性较差的患者使用。

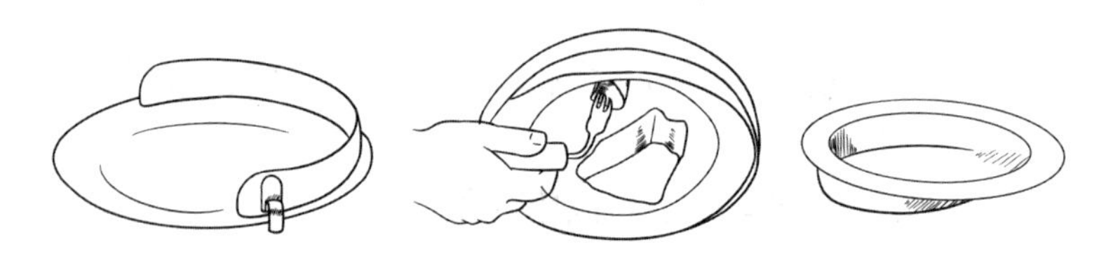

图5-5 带碟挡的碟子

6. 带"环"形把或"C"形把的碗 碗的一侧或双侧安装有 "环"形把或"C"形把（图5-6）。适用于握力不足的患者，用时四指一起穿入"环"形的中空部分或"C"形的中空部分，适用于单手握力不足的患者。

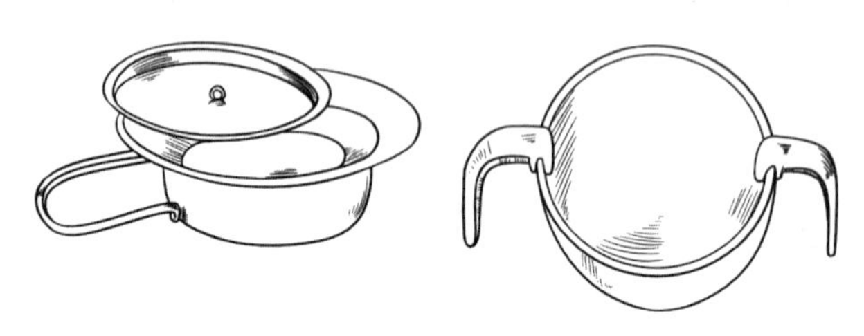

图5-6 带"环"形把或"C"形把的碗

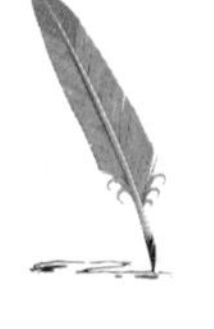

7. 双耳杯 在杯子的两侧装有双“环”形把的杯（图 5–7），使用时四指一起穿入“环”形的中空部分。适用于单手稳定性和协调性较差者、吞咽困难者和颈部活动障碍者。

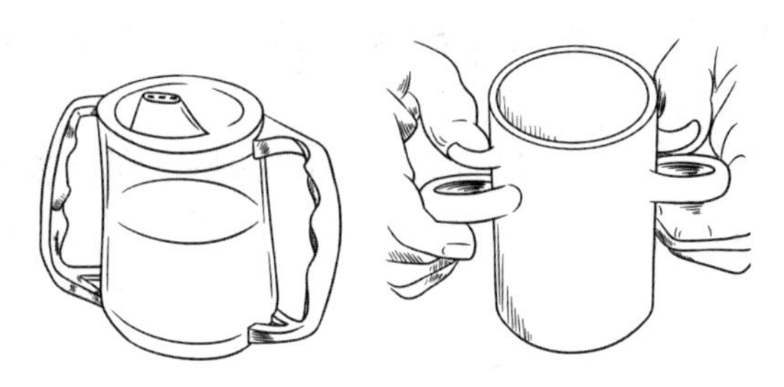

图 5–7 双耳杯

8. 带吸管夹及吸管的杯子 将吸管固定器置于杯沿，再用带吸管夹的吸管吸取杯子中的饮料（图 5–8）。适用于协调能力较差的患者使用，当患者的手根本无法持杯时，可使用吸管，其角度可随意调整。

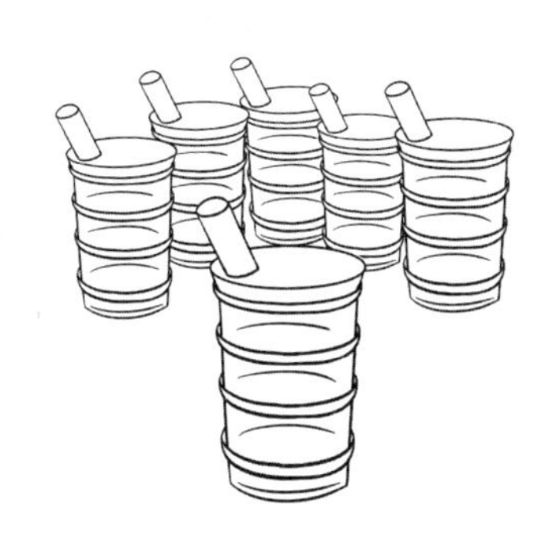

图 5–8 带吸管夹及吸管的杯子

（二）梳洗修饰类自助具

梳洗修饰类自助具主要包括加长和加粗把手的梳子、牙刷或掌持式刷子、梳子。带吸盘的洗手刷、指甲刀等（图 5–9）。

1. 长柄/弯柄梳子、刷子 梳子或刷子的手柄呈弯形或明显加长，适用于上肢活动受限者、抓握能力较差或无抓握能力者使用。

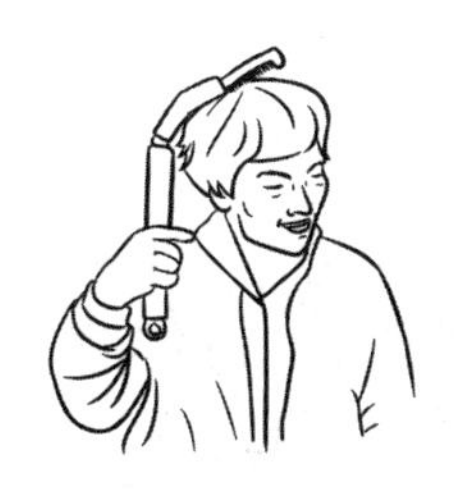

长柄/弯柄梳子

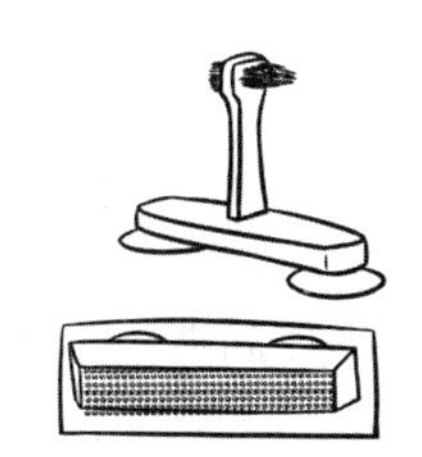

带吸盘的洗手刷

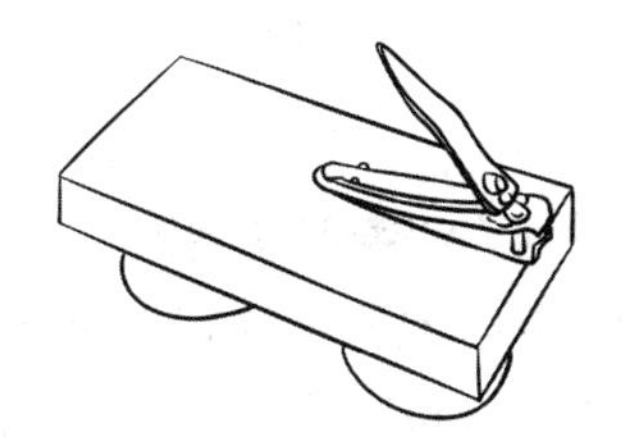

带吸盘的指甲刀

图 5–9 梳洗修饰类自助具

2. 手柄部加粗牙刷 手柄部加粗或呈环状，适用于上肢功能障碍者使用的牙刷，包括抓握能力较差者使用的粗柄牙刷、无抓握能力使用的手掌套式牙刷等。

3. 掌持式刷子、梳子 手柄呈环状或半环状，适用于手屈曲痉挛、手指变形、提力丧失者。

4. 带吸盘的洗手刷 将两个吸盘固定于洗手刷底部，可吸附固定在洗手台上，适合单手活动者使用。

5. 带吸盘的指甲刀 指甲刀底部固定在一平台上，借助其他肢体力量就可以修剪指甲，适用于有单手活动能力者使用。

（三）穿着类自助具

穿着类自助具常用的有穿衣类自助具、穿袜自助具、穿鞋自助具等（图 5–10）。

1. 穿衣棍 用木棒制成，一端装上倒钩，另一端装上胶塞。使外衣、T 恤易于脱离肩部，适于关节活动受限者使用。

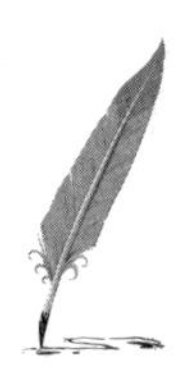

2. 魔术扣 可以代替外衣的纽扣，方便手指不灵活者穿衣。

3. 系扣器 适合于手指功能障碍者使用。包括扣纽扣器、拉锁环等。

4. 穿袜自助具 用一张硬壳纸及两条绳带制成，也可购买。适用于下肢关节不灵活者或穿鞋袜弯腰不方便者使用。

5. 鞋拔 一端薄扁弧形可放入鞋内，另一端手握持，利于患者穿鞋。适于穿鞋弯腰不方便者或提鞋有困难者使用。

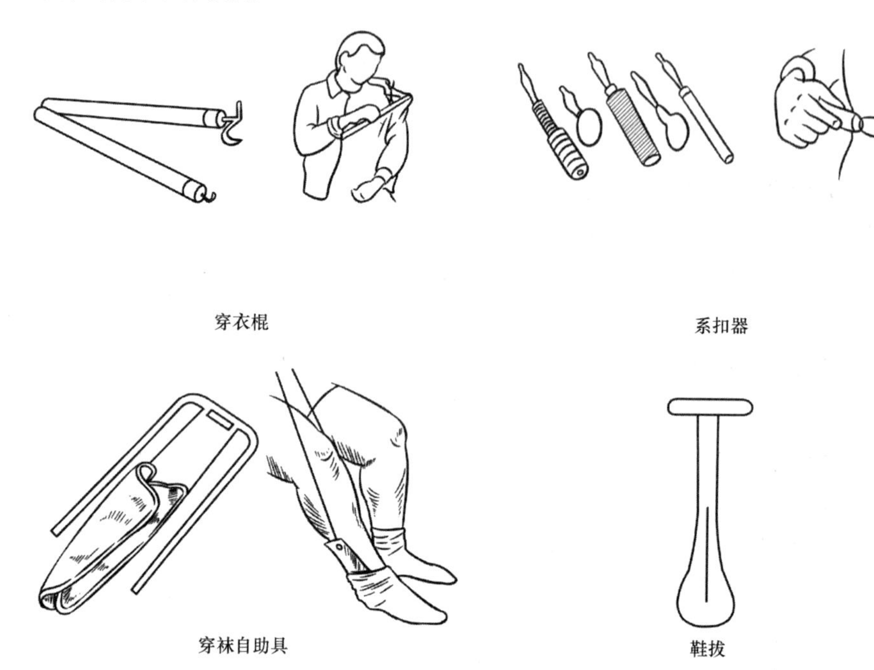

图 5－10　穿着类自助具

（四）如厕沐浴类自助器具

如厕类自助器具常用的有坐便椅、坐厕加高器、便盆和集尿器等，沐浴类自助器具常用的有淋浴椅、防滑垫和扶手、改装的洗澡用具如双环毛巾、长臂洗澡刷、肥皂手套等（图 5－11）。

1. 坐便椅 椅子或轮椅坐位铺有软垫，其下方可放置便盆，需如厕时可移开座位上的木板，在座位下放置便盆，辅助患者如厕用。适用于下肢关节活动受限，无下蹲如厕能力的患者。

2. 坐厕加高器 在坐厕上放置加高器，使大腿关节屈伸有困难者易于坐下和起立。加高器可直接安放在厕所上，易于清洁。

3. 便盆 患者卧床期间使用的盛装其排泄物的容器。适用于行动不方便、不宜下床或丧失能力的患者使用。

4. 集尿器 患者小便时暂时盛装尿液。适用于行动不便的患者的应急之用。

5. 淋浴椅 在塑料椅面钻一些排水孔或用垫了海绵的椅子，可提供舒适的坐位，并可疏水，高度可调整。适用于站立困难及平衡能力较差的患者。

6. 防滑垫和扶手 固定在浴室墙壁上的扶手和放置在浴室地面的防滑垫。适用于平衡能力差的患者进行洗浴，以防摔倒。

7. 改装的洗澡用具 如将毛巾两端加上塑料环的双环毛巾，适合双手抓握功能较差的病人使用。洗澡刷加长其臂，适合上肢关节活动受限者使用。肥皂手套适于手抓握功能较差的病人使用。

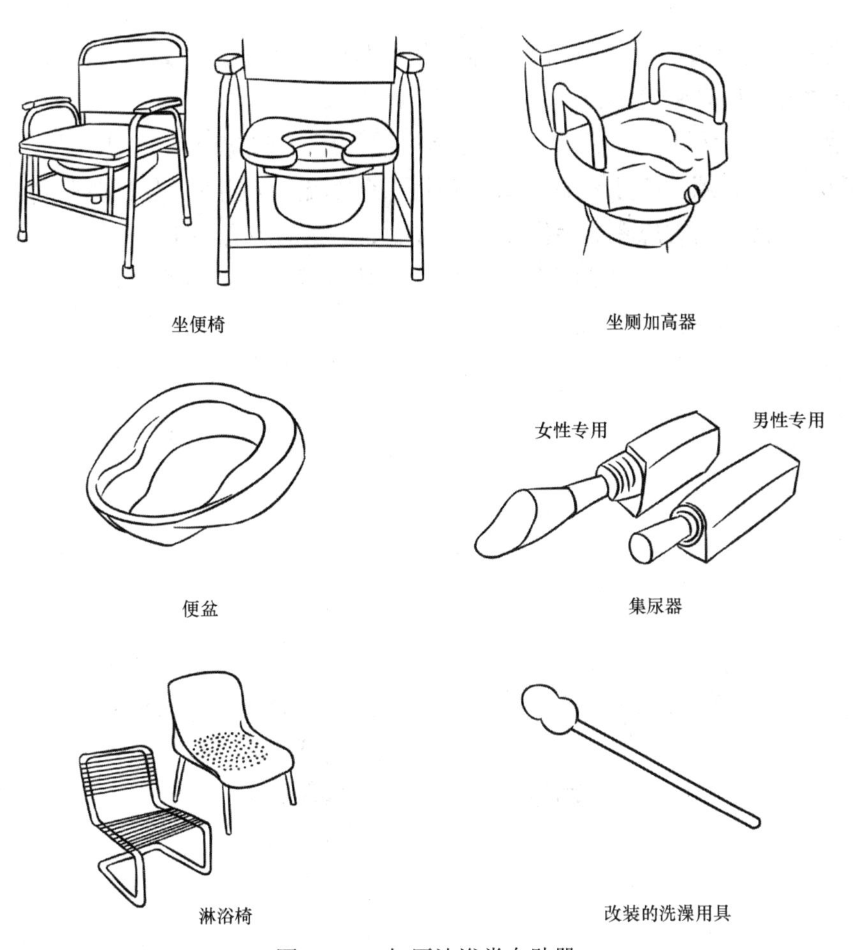

图 5－11 如厕沐浴类自助器

（五）阅读及书写类自助具

常用阅读及书写类自助具包括免握笔、加粗笔、书夹、口棍及附件、电子交流辅助设备等（图 5－12）。

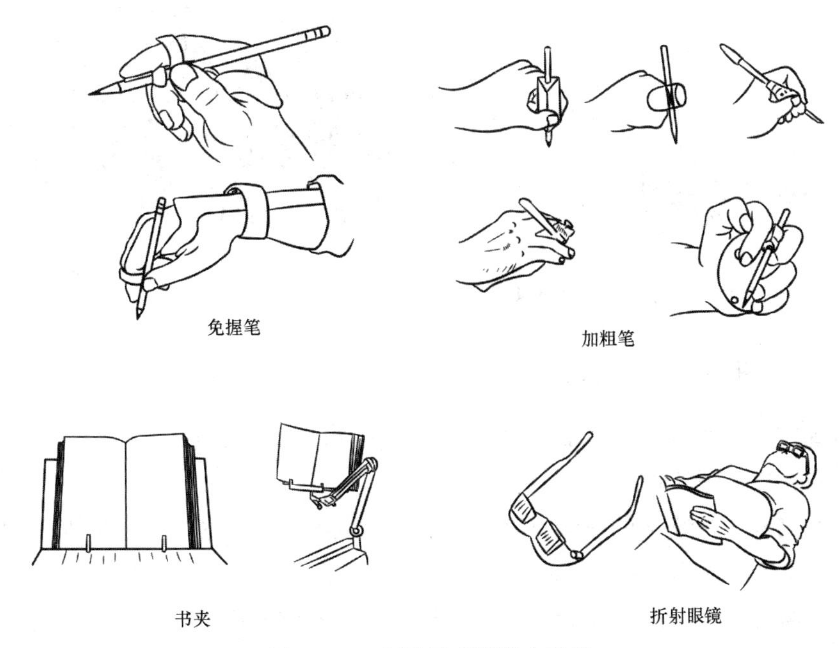

图 5－12 阅读及书写类自助具

1. 免握笔 将笔套在附于自动粘贴带上的小带中，再绑于手掌上，或将笔夹套在手上，可帮助手指功能障碍患者使用。

2. 加粗笔 可用橡皮圈绑上笔杆，或卷上泡沫胶，或在笔杆上穿上一块乳胶，或穿上练写用的高尔夫球，或穿上小横杆，或用弹性布条固定，或用黏土成型固定柄，即可加粗笔杆，可方便握持有困难患者或手指不能完成精细动作的患者使用。

3. 书夹 两个夹扣夹住书的边缘，方便手指功能障碍患者的阅读。

4. 折射眼镜 戴上折射眼镜，即使躺在床上不把书举起来，通过折射可进行阅读。

5. 口棍及附件 利用口的咬合能力代替手的部分精细功能，可进行翻书、打字等操作。适用于上肢功能瘫痪或缺失的患者。

（六）居家自助器

包括开启类自助具、厨房烹饪类自助具、取物类自助具等。

1. 省力门把手 内衬加大摩擦的材料，省力且易于转动的扳手（图 5-13）。适用于手无力者和老年人开闭房门。

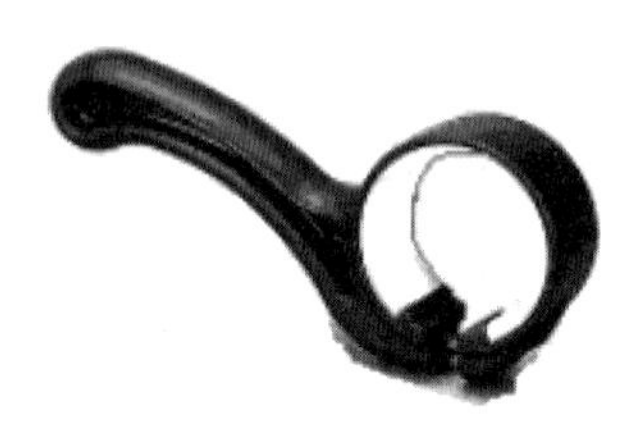
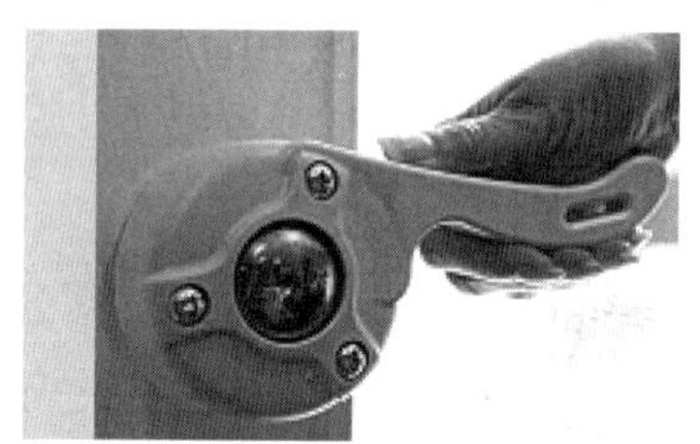

图 5-13 省力门把手

2. 钥匙扳手 用钥匙扳手夹住钥匙（图 5-14），以增大力臂，辅助开关门锁。适用于手握力不足、手功能障碍者。

3. 多功能开启器 可利用开启器，以较小的力量开启瓶子、罐头等容器的盖子（图 5-15）。适用于手握力不足者。

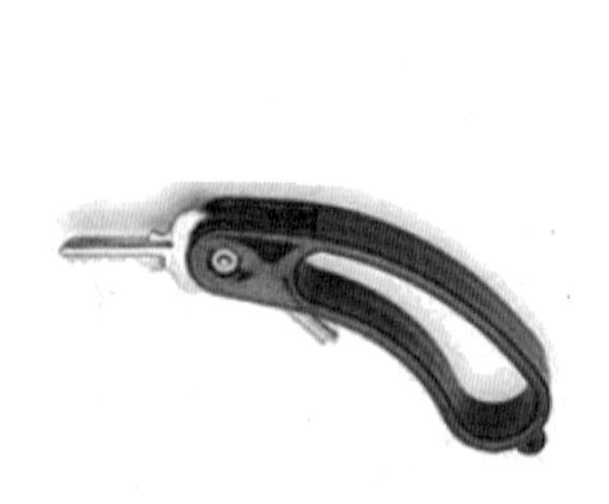
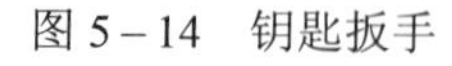

图 5-14 钥匙扳手

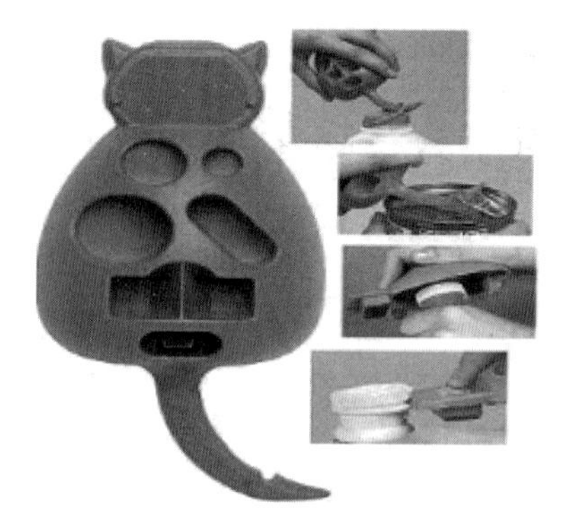

图 5-15 多功能开启器

4. 开启固定器 固定开启物品，以利用健手操作，如开启瓶子等（图 5-16）。适用于偏瘫等单侧手功能障得患者。

5. 长臂取物器 取物器的前端有夹子，便于抓取物品（图 5-17）。适用于移动和站立困难者。

6. 免开合剪刀 剪刀配合弹簧片可自动打开，或通过按压就能剪开物品（图 5-18），适用于手的开和能力障碍患者使用。

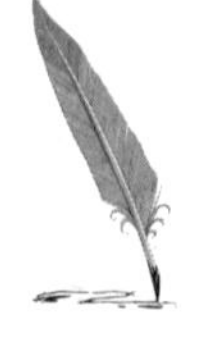

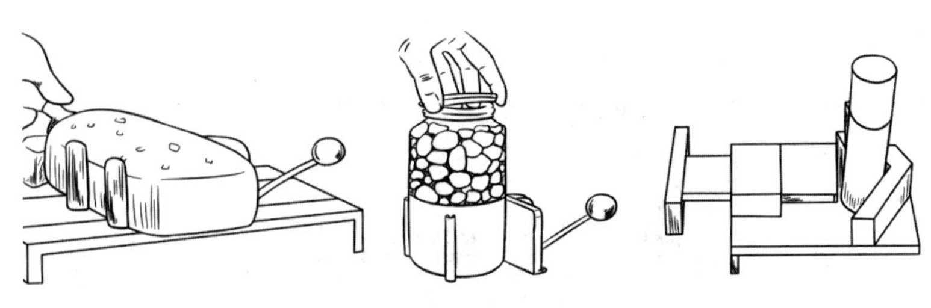

图 5－16　开启固定器

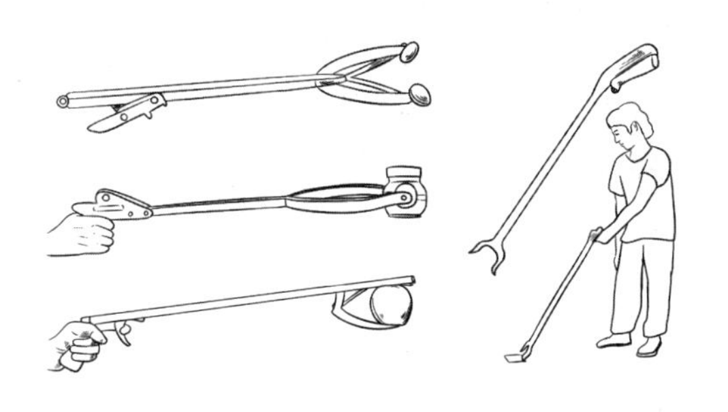

图 5－17　长臂取物器

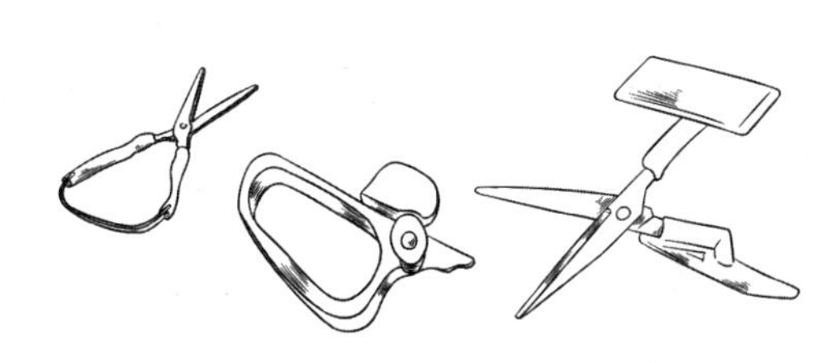

图 5－18　免开合剪刀

7. 免提倒水壶架　通过上抬架子可以倒水（图 5－19），适用于上肢力量不足或腕部旋转功能障碍患者。

8. 切割操作自助具　倒“T”形刀、摇切刀、锯刀、带钉砧板等（图 5－20），不仅可利用握力，还可利用向两边摇动的力帮助切割食物。适用于手指力弱，不能以示指掌面下压刀背，可借助整个手和臂的力量来进行切割操作。

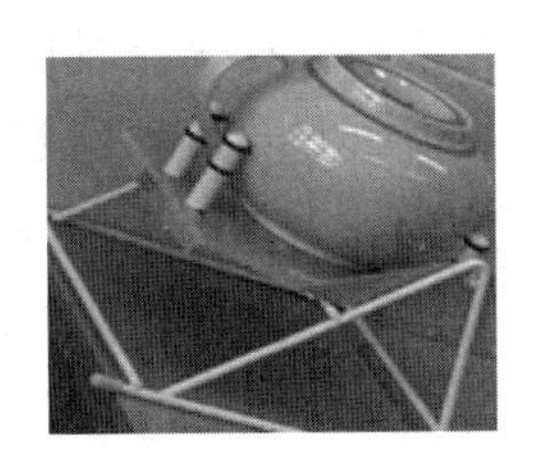

图 5－19　免提倒水壶架

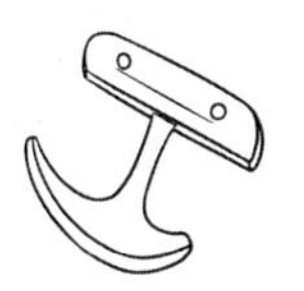

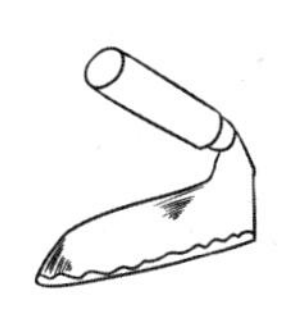

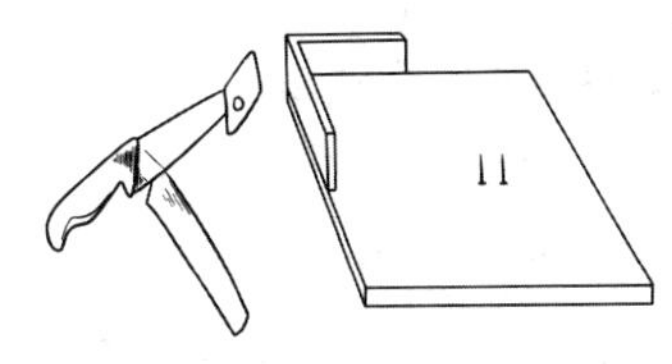

图 5－20　切割操作自助具

9. 转移助具　可在厕所、走廊、楼梯旁安装扶手，便于行动不便者扶持。可在床头安放绳梯或帆布扶手装置，便于瘫痪病人起床抓握使用。在轮椅与床之间或浴缸内可放转移滑板协助瘫痪病人转移时使用。交通和旅行时可借助轮椅或电动轮椅，除可用手控外还可通过轻微的头部运动、声音、吸吮及吸气作用来控制。

（七）通信与休闲娱乐类自助具

有挂钩的或大号数码电话、有牌夹的扑克（图 5－21），都是供手部精细功能障碍的患

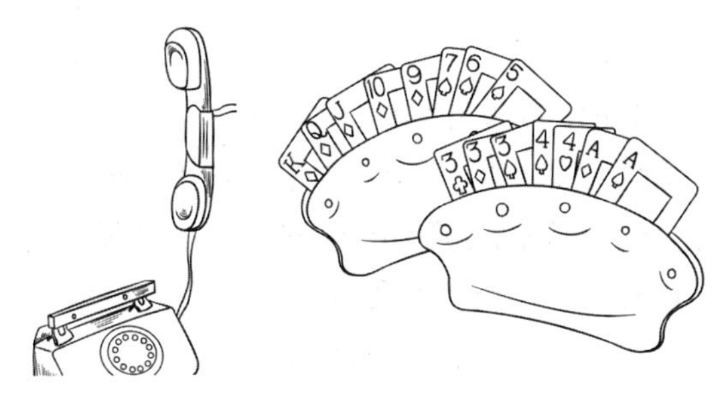

图 5－21　通信与休闲娱乐类自助具

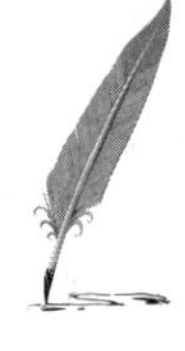

者通信或娱乐方面使用的自助具，类似这样的自助具很多，只要将生活中一般性物品加以改造就可以成为患者非常实用的自助具。

扫码“学一学”

第二节 助行器

一、助行器的定义

助行器（walking aids）是一种辅助人体支撑体重、保持平衡和行走的辅助器具，也可以称为步行器、步行架或步行辅助器。助行器在辅助病、伤、残者或老年人步行和参与社会活动及预防并发症等方面发挥着重要作用。

考点提示 助行器定义。

二、助行器的分类

根据结构和功能的不同，可将助行器分为无动力式助行器、动力式助行器和功能性电刺激助行器。无动力式助行器结构简单、使用方便，是最常见的助行器，其又可以分为助行杖和助行架。

（一）助行杖

用于辅助人体行走的杖类器具统称为助行杖（walking stick），又称拐杖。助行杖小巧、轻便，但支撑面小、稳定性差，按照其结构和功能可分为手杖、肘杖、腋杖和平台杖四类。

1. 手杖 手杖是一只手扶持行走的助行器，适用于症状较轻的下肢功能障碍者辅助行走。它多由铝合金等轻型材料制造，也可由木质、铁/钢质制造，通常都会装有 2～5cm 长的橡胶脚垫，以保证使用安全。根据高度是否可调，手杖可分为固定式与可调式；根据着地点数，手杖可分为单足手杖和多足手杖。

（1）单足手杖 单足手杖与地面仅有一个接触点，主要由把手、杖身和脚垫三部分组成（图 5-22），其特点为结构简单、使用方便。由于其提供支撑与平衡作用较弱，只适用于握力好、上肢支撑力强的患者。

（2）多足手杖 多足手杖与地面有三四个接触点，主要由把手、杖身、足和脚垫四部分组成，其特点为支撑面广且稳定。常见的多足手杖有三足手杖和四足手杖。

①三足手杖（图 5-23a）：三个足呈“品”字形，在任何平面都具有稳定性，适用于平衡能力欠佳而用单足手杖不安全和行走于不平路面上的患者。

②四足手杖（图 5-23b）：有四个足与地面接触，在一个平面内可以提供较好的稳定性。当行走于不平的路面时，较难保证四个足都在一个平面内，容易出现摇晃不稳的现象，因此建议最好在室内或平整的路面使用四足手杖。

2. 肘杖 又称洛氏拐或前臂杖，其基本结构分为臂托、把手、杖身和脚垫，多为铝合金材料制成（图 5-24）。肘杖的特点是把手的位置和臂托的长度可以调节，夹住前臂的前臂套通常为折叶形式，有前开口和侧开口两种。使用时，前臂套不宜太紧，以免使拐难以移动；也不要太松，以免失去支撑力。前臂套环扣在肘关节和腕关节之间中点稍上方的位置，太低会导致支撑力不足；太高会妨碍肘关节的活动，甚至碰撞尺神经，引起尺神经损

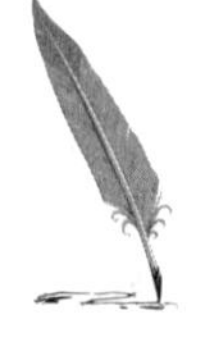

伤。肘杖可单侧使用也可双侧使用，一般可减少下肢40%～50%的负重，可提供较好的腕部稳定性。其优点是轻便、美观，而且用拐时，手仍可自由活动，例如需用该手开门时，手可脱离拐杖把手去转动门把，由于前臂套仍把拐杖固定在前臂上，患者不用担心拐杖脱手。其缺点是穿脱困难，需要患者上肢有良好的力量，稳定性不如腋杖。肘杖主要适用于握力差、前臂力量较弱或平衡功能稍差而不能使用手杖，但又不需要使用腋杖者，如部分脊髓损伤、脊髓灰质炎患者。

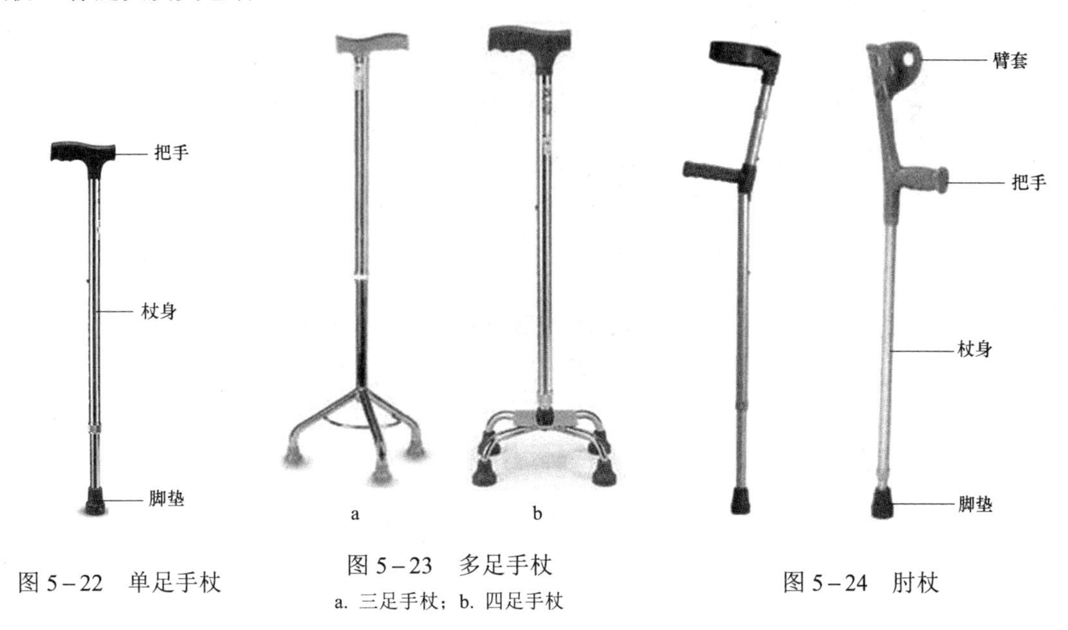

图 5－22 单足手杖

图 5－23 多足手杖
a. 三足手杖；b. 四足手杖

图 5－24 肘杖

3. 腋杖 这是一种人们熟悉、价格低廉、最常用的助行器，其基本结构分为腋托、把手、侧杆、调节杆和脚垫，多为铝合金材料或木质材料制成，分固定式和可调式两种（图 5－25）。腋杖可以单侧使用，也可以双侧使用。单侧使用腋杖时，使用侧上肢及腋杖可共同承担近80%的体重；双侧使用腋杖时，双上肢及腋杖可共同承担100%的体重。腋杖的负重点是位于中间的把手，而不是腋托，否则易压迫腋神经。腋托上一般装有海绵套，腋托抵住胸部或者被夹于腋窝，可提供较好的侧向平衡力，帮助稳定肩部。腋杖对使用者的体能、手腕部力量有较高的要求。使用腋杖行进时，所需空间较大，故腋杖不适合于空间狭小处使用。腋杖的优点是稳定可靠，适合上下楼梯；缺点是笨重、外观不佳、易产生腋下压迫。腋杖主要适用于任何原因导致的步态不稳、下肢不能负重，且手杖、肘杖无法提供足够稳定性的患者。

4. 平台杖 又称类风湿拐，主要由把手、前臂托、固定带、杖身和脚垫组成（图 5－26）。使用时，使用者将前臂固定于前臂托上，用手握住前臂托前方的把手，控制行走方向。平台杖适用于类风湿性关节炎、烧伤、肱三头肌无力及手部变形而无法用手杖支撑行走的患者。

（二）助行架

用于辅助人体行走的框架类器具统称为助行架（walking frame），又称步行架（walker）。助行架支撑面积较大、稳定性好、安全性高，使用者借助上肢的力量可保持站立位身体平衡、支撑体重、缓解疼痛、训练行走。在所有助行器中，助行架所能提供的支持力及稳定性最大，但行走速度最慢。根据是否带轮，可将助行架分为无轮式助行架和有轮式助行架两大类。

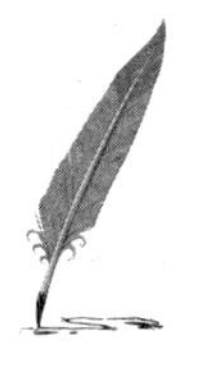

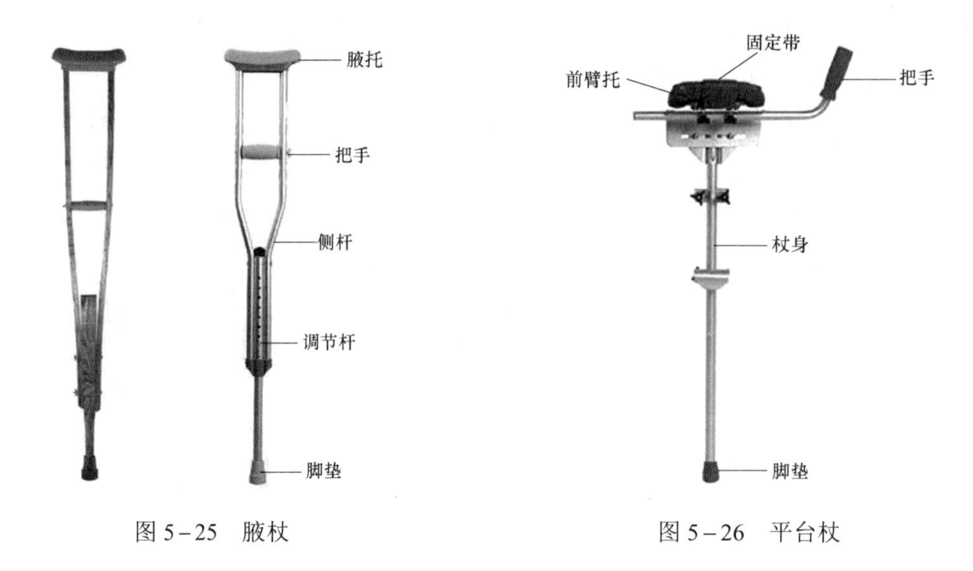

图 5-25　腋杖　　　　图 5-26　平台杖

1. 无轮式助行架　这是一种标准的四边形金属框架，没有轮子，多为铝合金材质，具有稳定性好、轻便、高度可调的特点。临床常见的类型有固定式、折叠式、交互式和阶梯式。

（1）固定式助行架（图 5-27a）　是一种三边形（前面、左侧、右侧）的金属框架结构，具有很高的稳定性能。步行时需将此类助行架提起前行，故对使用者的上肢力量有较高要求。主要适用于上肢功能健全、下肢平衡能力较差的步行困难者，如下肢损伤或骨折不能负重者。

（2）折叠式助行架（图 5-27b）　在使用和功能方面基本与固定式助行架相同，由于可以折叠，所以有携带方便及不占空间的优点。

（3）交互式助行架（图 5-27c）　是一种三边形的框架式结构，两边装有铰链，无脚轮，可调节高度。使用时，先向前移动一侧，然后再移动另一侧向前，如此来回交替移动前进。

（4）阶梯式助行架（图 5-27d）　扶手为阶梯式的框架结构，除具有普通框式助行架的功能外，还可以辅助下肢肌力低下的患者利用阶梯扶手从坐位转为站立位。

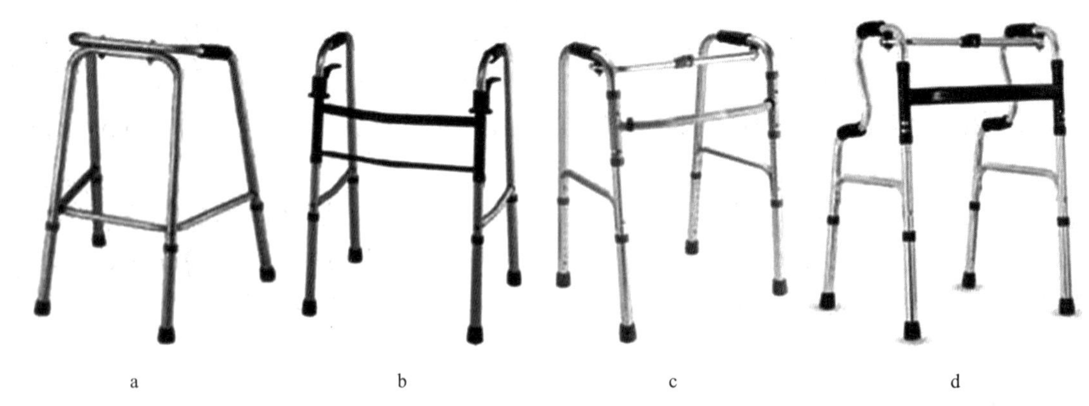

图 5-27　1-6　无轮式助行架

a. 固定式；b. 折叠式；c. 交互式；d. 阶梯式

2. 有轮式助行架　这种助行架多为铝合金材质，带有脚轮，行走时助行架始终不离开地面，由于轮子的摩擦阻力小，易于推行移动。可分为两轮式、三轮式、四轮式、助行椅和助行台。

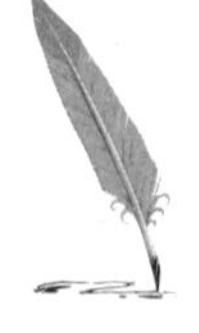

（1）两轮式助行架（图5－28a） 带有两个脚轮的助行架称为两轮式助行架。通常情况下，前面装有固定脚轮，后面的的支脚垫具有一定的摩擦力和防滑性能。使用者可以推动助行架前移，较无轮式助行架易于操作，方向性好，但转弯不够灵活。

（2）三轮式助行架（图5－28b） 带有三个脚轮的助行架称为三轮式助行架。前面装有万向轮，后面装有两个驱动轮，具有三点稳定性，并附有刹车及储物框，可作为外出使用的助行器。

（4）四轮式助行架（图5－28c） 带有四个脚轮的助行架称为四轮式助行架。分为四轮均可转动和前轮转动、后轮固定两种类型。具有操作灵活、转弯半径小的特点。其手闸可用于后轮锁定。

（5）助行椅（图5－28d） 带有一个座位的有轮式助行架。特点为重量轻、体积小，随时可坐，减轻腰腿负担。可锁刹车手闸，保证使用者的安全，扶手高度可任意调节，储物筐实用方便。

（6）助行台（图5－28e） 又称台式助行架或前臂支撑式助行架，主要由金属框架、前臂支撑平台、把手和轮子组成。特点是支撑面积大，稳定性更好。使用者将前臂置于助行台的前臂支撑平台上，双手握住支撑平台前方的把手，利用助行架带动身体向前行进。

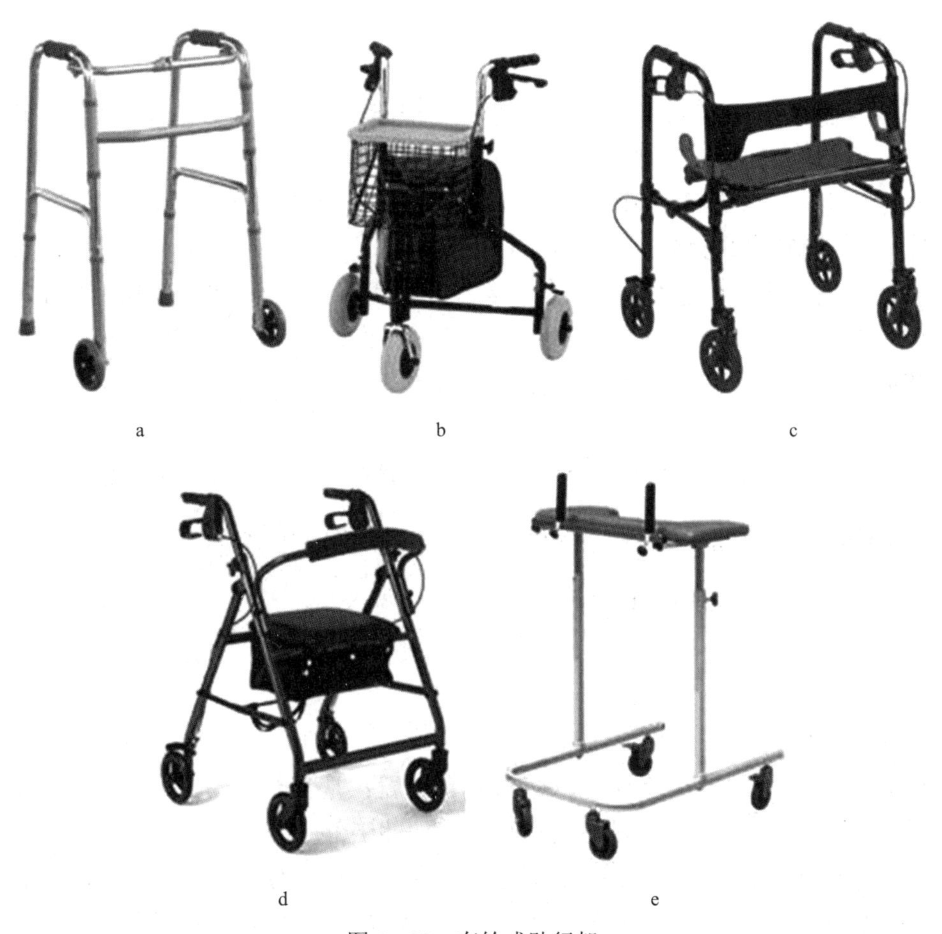

a b c d e

图5－28 有轮式助行架

a. 两轮式；b. 三轮式；c. 四轮式；d. 助行椅；e. 助行台

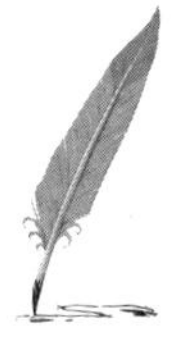

知识拓展

助行器的常见分类方法

助行器属于康复辅助器具国家标准（GB/T 16432—2016）规定分类的12个主类之一，根据标准的不同，助行器有不同的分类方法。

1. 根据助行器的结构和功能分类

（1）无动力式助行器。

（2）动力式助行器。

（3）功能性电刺激助行器。

2. 根据操作方式进行分类

（1）单臂操作助行器　指用单臂操作的单个或成对使用的助行器，通常称为拐杖，包括手杖、肘拐、前臂支撑拐、腋杖、多足手杖、带座手杖。

（2）双臂操作助行器　指需用双臂进行操作的助行器，包括框式助行器、轮式助行器、座式助行器、台式助行器。

三、助行器的作用

1. 保持平衡　对于由各种原因所致的平衡功能障碍患者以及年老体弱者，均可通过使用助行器来增大支撑面，帮助保持身体平衡。

2. 支持体重　患者各种原因所致的下肢肌力减弱或双下肢无力不能支撑体重或因负重而疼痛时，助行器可以起到替代作用以支持体重。

3. 辅助行走　助行器通过支持患者体重，增大患者步行时的支撑面积，从而达到增加其步行稳定性，辅助行走的功能。

4. 增强肌力　由于使用助行器时需经常用手或上肢支撑身体，因此有增强上肢伸肌肌力的作用。

5. 其他作用　可警示他人了解使用者走路慢或存在摔倒的危险，注意避免与其碰撞。

四、助行器的选配

（一）选配助行器时应考虑的因素

1. 使用者的一般情况　如身高、体重、年龄、疾病情况、环境、生活方式、使用目的等。

2. 使用者的功能状况

（1）认知能力　患者能否正确认识并使用助行器；是否能认识到在使用助行器时可能存在的危险（如斜坡上使用带轮助行器），并能做出相应的调节和应付。

（2）平衡能力　平衡能力的好坏决定了患者是否需要助行器，需要何种助行器，一般而言，平衡能力较差者可选用助行架，平衡能力较好者可选用杖类助行器。

（3）下肢负重能力　患者下肢是完全不能负重、部分负重还是完全负重，负重时是明显疼痛、轻微疼痛还是无疼痛。

（4）步行功能情况　单侧使用拐杖可以改善臀中肌麻痹或肌力下降的患者在步行

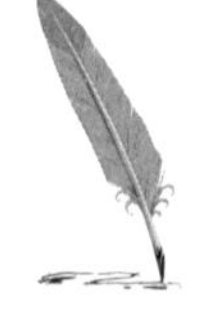

中的躯干侧倾。如果双侧使用拐杖，则可以帮助一侧下肢肌肉广泛麻痹的患者改善步行功能。

（5）上肢力量和手的握力　患者上肢力量和手的抓握方式直接决定其能否使用助行器。

（6）步态　患者步态是否正常影响其对助行器的选择。

（二）选配助行器的基本原则

（1）符合功能需要　助行器首先应满足使用者的功能需要，因此，需对使用者的身体功能、心理认知功能、环境和社会等方面进行系统的功能评定。

（2）安全美观　患者在使用助行器时存在损伤或摔倒的危险，所以在选用助行器时一定要保证安全。在保证安全的基础上可结合患者的个人喜好选择合适的产品。

（3）方便易操作　结合患者的功能状态选择方便操作的助行器。

（4）轻便舒适　在保证安全的前提下尽量选用轻便的产品，如铝合金材料的助行器。此外，握把、臂托、腋托尽量选用舒适的外形和材料。

（5）价格合理。

（6）维修方便。

五、常见助行器的临床应用

（一）手杖

1. 高度测量

（1）站立位测量　方法一：让使用者穿上鞋或矫形器站立，股骨大转子到地面的距离即为手杖的高度及把手的位置（图 5－29a）。方法二：让使用者穿上鞋或矫形器站立，肘关节屈曲约 30°，腕关节背伸，小趾前外侧 15cm 处至背伸手掌面的距离即为手杖的高度及把手的位置（图 5－29b）。

（2）仰卧位测量　直立困难的患者可使其仰卧位，双手置于体侧，肘关节屈曲约 30°，测量自尺骨茎突至足后跟的距离，再加上 2.5cm，即为手杖的高度及把手的位置（图 5－29c）。

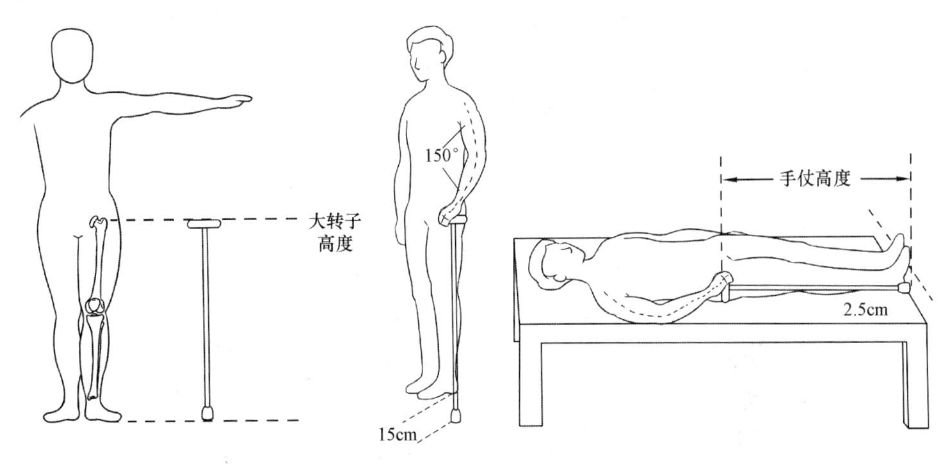

图 5－29　手杖高度的测量

若手杖太高会增加承重时肘关节的弯曲及三角肌的负担，会使手腕外滑、握力减少，也会使肩上提，造成脊柱侧弯。若手杖太矮肘关节需完全伸直，行走时躯干会跟着前倾，易加重腰部肌肉的负担，增加上下楼梯的困难。

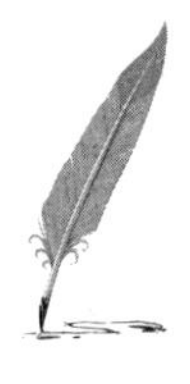

扫码“看一看”

2. 适用范围 手杖重量轻，上下楼方便，适用于握力好、上肢支撑力强的病人。

3. 使用方法 站直身体，放松肩膀，健侧手握持手杖，肘关节屈曲约 30°，腕关节背伸，手杖着地点位于健侧腿小趾前外侧 10cm 处，将体重均匀地分担到双脚和手杖上。

（1）使用手杖平地行走

①三点步法：绝大部分偏瘫病人以伸出手杖→伸出患足→伸出健足的顺序步行（图 5－30a），少数病人为伸出手杖→伸出健足→伸出患足的方式步行（图 5－30b）。

②两点步法：先同时伸出手杖和患足，再伸出健足（图 5－30c）。该方式步行速度快，适合于运动功能良好的偏瘫患者、平衡功能好的患者。

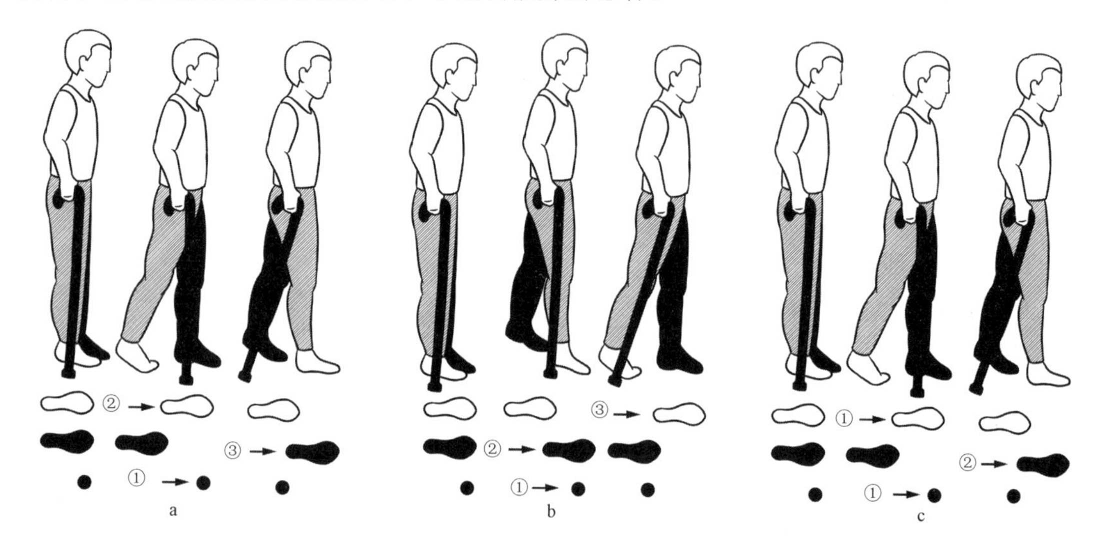

图 5－30 使用手杖平地行走

a. 三点步法（先患后健）；b. 三点步法（先健后患）；c. 两点步法

（2）使用手杖上下台阶

①上台阶（图 5－31a）：上台阶时，遵循健足先上的原则。手杖放在健侧，身体靠近最底下的台阶，先上健足，再上手杖，最后上患足，如此重复。

②下台阶（图 5－31b）：下台阶时，遵循患足先下的原则。手杖放在健侧，身体靠近待下台阶的前端，先下手杖，再下患足，最后下健足，如此重复。

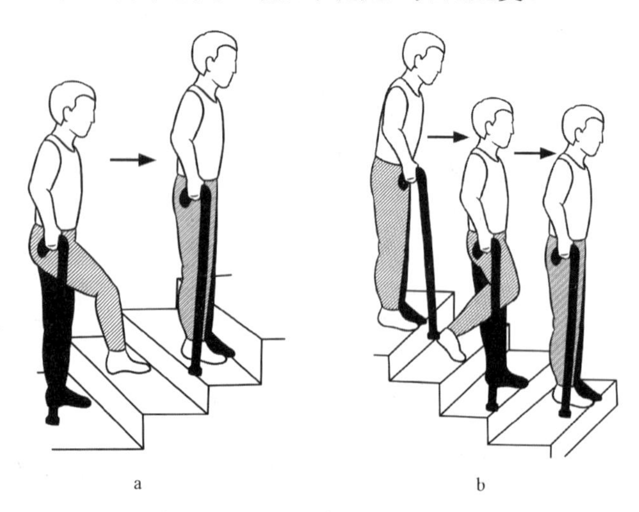

图 5－31 使用手杖上下台阶

a. 上台阶；b. 下台阶

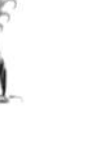

（3）使用手杖站起坐下

1）站起 ①在站起之前，先将手杖移动至椅子扶手边上，或者直接握在健侧手中；②移动身体，靠近椅子边缘；③向下支撑椅子扶手或椅面，然后身体略前倾；④患足略靠前，健足略靠后，用健侧腿支撑站起。

2）坐下 ①在坐下之前，先移动身体使小腿后面正好碰到椅子边缘；②将手杖置于椅旁或握在健侧手中；③靠近椅子边缘，身体重量尽量分担至健腿上，屈髋、屈膝下降身体重心，同时双手向后抓住椅子扶手或椅面；④双手及健侧腿用力支撑，缓慢下降身体坐于椅子上。

（二）腋杖

1. 腋杖总长度及把手高度测量（图 5-32） 腋杖的总长度为身高减去41cm，或从腋下5cm处量至第五脚趾前外侧15cm处。站立时大转子的高度即为把手的位置，仰卧位时把手高度的测量方法同手杖测量方法。

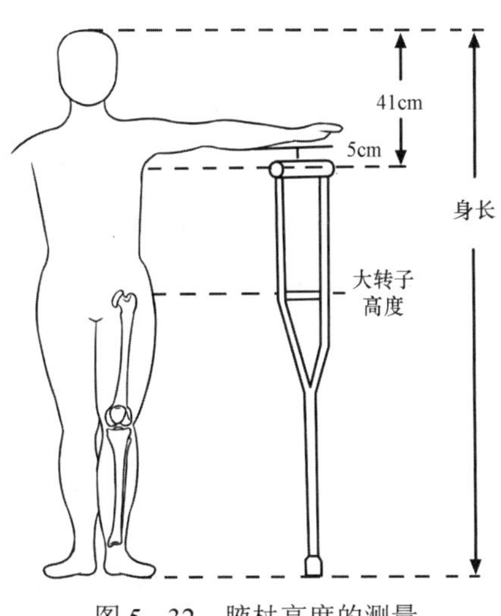

图 5-32 腋杖高度的测量

2. 适用范围 适合于任何原因导致步行不稳定、下肢无力和下肢不能承重，且手杖、多足杖或前臂支撑杖无法提供足够稳定的病人，如截瘫、下肢骨折术后等。

3. 使用方法 腋杖可双侧同时使用也可单侧使用。双手拄拐站直身体，腋托靠近腋窝体侧，用于把握方向和增强身体的平衡性和稳定性，手握把手来支撑体重。为了保证使用腋杖后能步行，上肢和躯干必须要有一定的肌力，即为固定上肢来支撑体重，需要背阔肌、斜方肌、胸大肌、肱三头肌等用力。为使腋杖前后摆出，需要三角肌用力。为了牢固地握住把手，需要前臂屈伸肌及手部屈肌用力。

（1）使用腋杖平地步行 以拄双拐步行为例，根据腋杖和足移动顺序的不同，使用腋杖平地步行可分为以下几种形式：

①拖地步法：将左拐向前方伸出，再伸右拐，或双拐同时向前方伸出，身体前倾，重量由腋拐支撑，双足同时向前拖移至拐脚附近（图 5-33a）。

②摆至步法：同时伸出两腋杖，身体重心前移，利用上肢支撑力使双足离地，下肢同时向前摆动，足尖到达腋杖落地点附近，双足着地点切忌超过双拐的连线（图 5-33b）。此种步行方式步幅较小、速度较慢，相对安全，多用于刚开始步行训练者或双下肢完全截瘫无法交替移动的患者。

③摆过步法：双侧拐同时向前方伸出，患者双手支撑把手，使身体重心前移，利用上肢支撑力使双足离地，下肢向前摆动，双足在拐杖着地点前方位置着地，再将双拐向前伸出取得平衡，再进入下一步行周期（图 5-33c）。此种步行方式步幅较大、速度较快，患者的上肢和躯干要有较好的控制力，否则容易摔倒，适用于患者恢复后期的步态训练或路面宽阔、行人较少的场合。

④四点步法：先伸出左侧杖，然后迈出右足，再伸出右侧杖，最后迈出左足，共四步，所以称为四点步（图 5-33d）。此种步行方式稳定性好、步速慢，适用于双下肢有运动功能障碍的患者，如脊髓损伤患者。

⑤三点步法：先将两侧腋杖同时伸出，再迈出患侧足或负重较差的足，最后再迈对侧

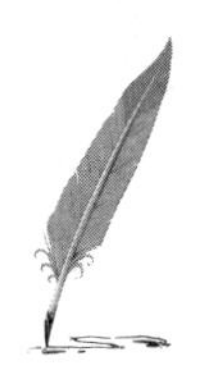

足。双侧杖只作为一点，共分三步，所以称为三点步（图 5-33e）。此种步行方式稳定性较好、速度较快，适用于单侧下肢有运动功能障碍的患者，如一侧下肢骨折患者、脊髓灰质炎后一侧下肢麻痹等患者。

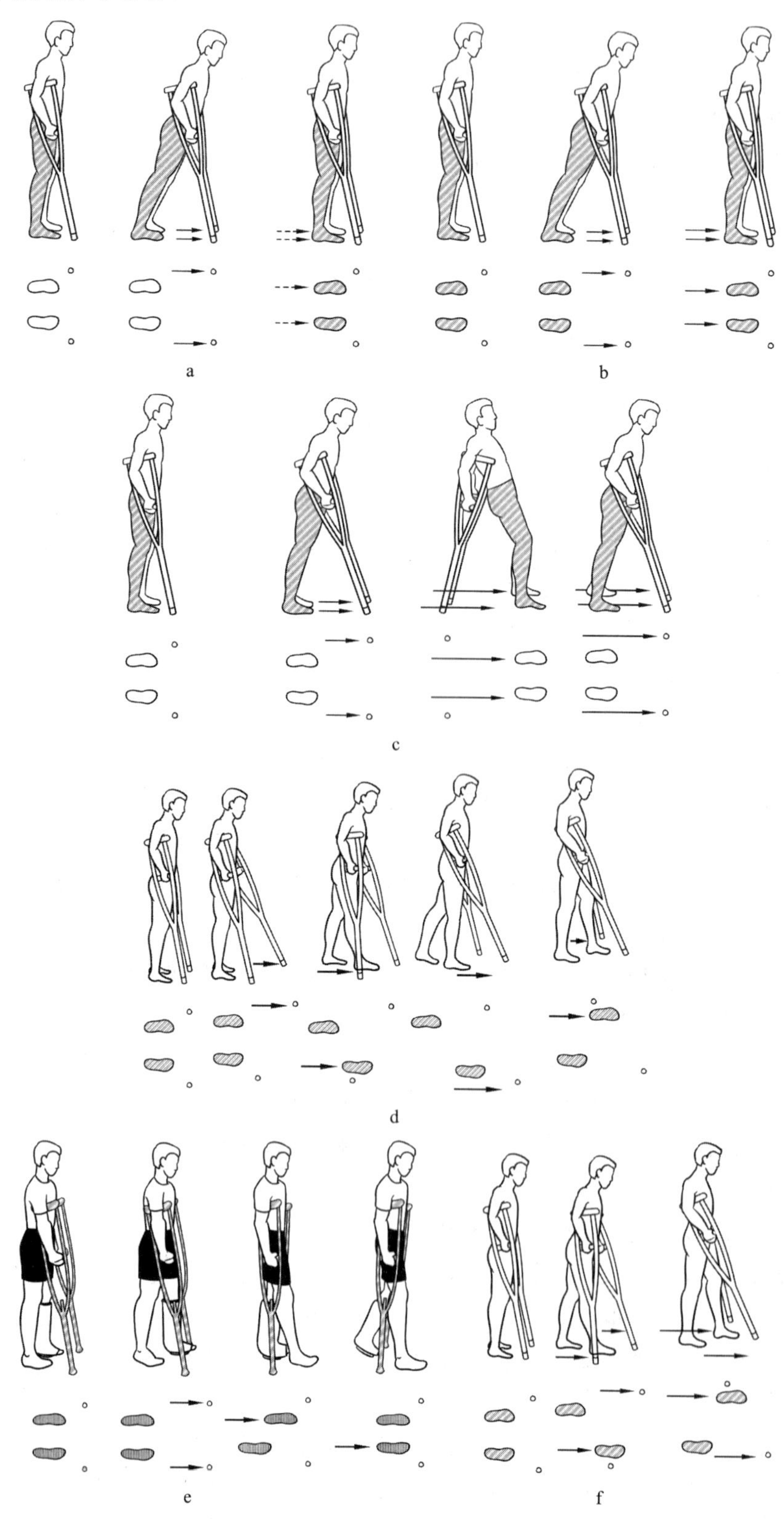

图 5-33　使用腋杖平地步行

a. 拖地步；b. 摆至步；c. 摆过步；d. 四点步；e. 三点步；f. 两点步

⑥两点步法：先将一侧腋杖和对侧足同时伸出作为第一着地点，另一侧腋杖和另一侧足再同时伸出作为第二着地点，如此交替步行（图 5－33f）。此方法是在四点步的基础上练习的，其稳定性虽不如四点步，但步行速度比四点步快，步行环境与摆过步相同。此步行方式适用于一侧下肢疼痛需要借助于拐杖减轻其负重，以减少疼痛的刺激，或是在掌握四点步后练习。

（2）使用腋杖上下台阶

①上台阶（图 5－34a）：准备上台阶时，移动身体靠近最底层的台阶；两手各持一腋杖，双腋杖同时支撑，向前伸出健腿跨上一级台阶；体重保持支撑在健腿上；再移动双杖和患腿上到同一级台阶上；重复上述过程，不要太急。

②下台阶（图 5－34b）：准备下台阶时，移动身体靠近待下台阶的边缘；两手各持一腋杖，将双腋杖移至下一级台阶上，同时患腿跟上；双手支撑稳定后，重心下移，再移动健腿到下一级台阶上；重复上述过程，不要太急。

如果上下的台阶或楼梯有扶手，要尽量利用扶手。将两个腋杖合在一起，用远离扶手一侧的手握住，另一手扶住扶手，身体尽量靠近扶手。其他的动作要点与上下无扶手的台阶基本相同。

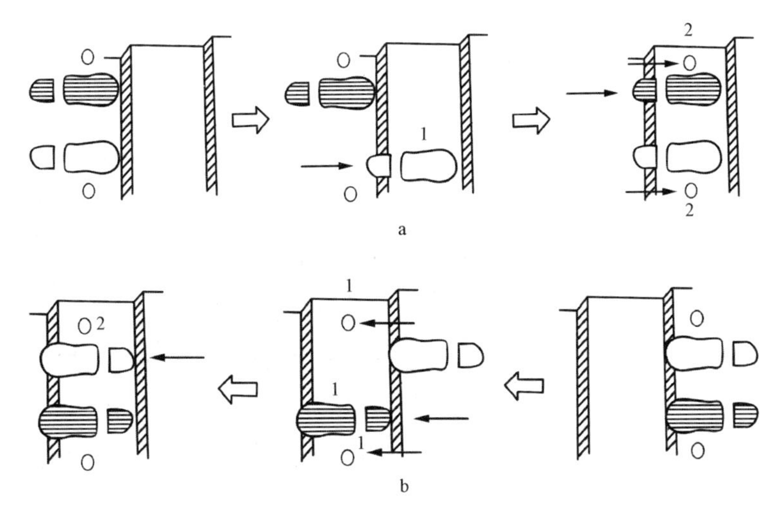

图 5－34 使用腋杖上下台阶

a. 上台阶；b. 下台阶

（3）使用腋杖站起坐下

1）站起（图 5－35a） ①健腿支撑在地面上，身体前移到椅子或床的边缘；②将双拐并拢合在一起，用患腿一侧的手握住腋杖把手，健侧手扶住椅子扶手或床缘；③两手一起支撑用力，同时健腿用力站起，保持平衡。

2）坐下（图 5－35b） ①身体慢慢后退，直到健腿碰到椅子或者床的边缘；②保持体重在健腿上，将双拐并拢合在一起；③用患腿一侧的手握住腋杖把手，健侧手扶住椅子扶手或床缘，然后屈曲健侧髋、膝关节，慢慢坐下。

考点提示 拐杖的选择和应用。

（三）助行架

1. 高度测量 把手的高度同手杖把手高度（图 5－36）。

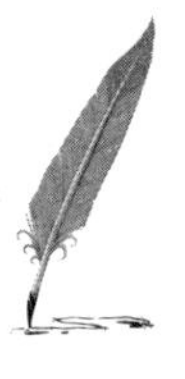

2. 适用范围 适用于立位平衡差、下肢肌力差而不宜使用拐杖的患者或老年人。

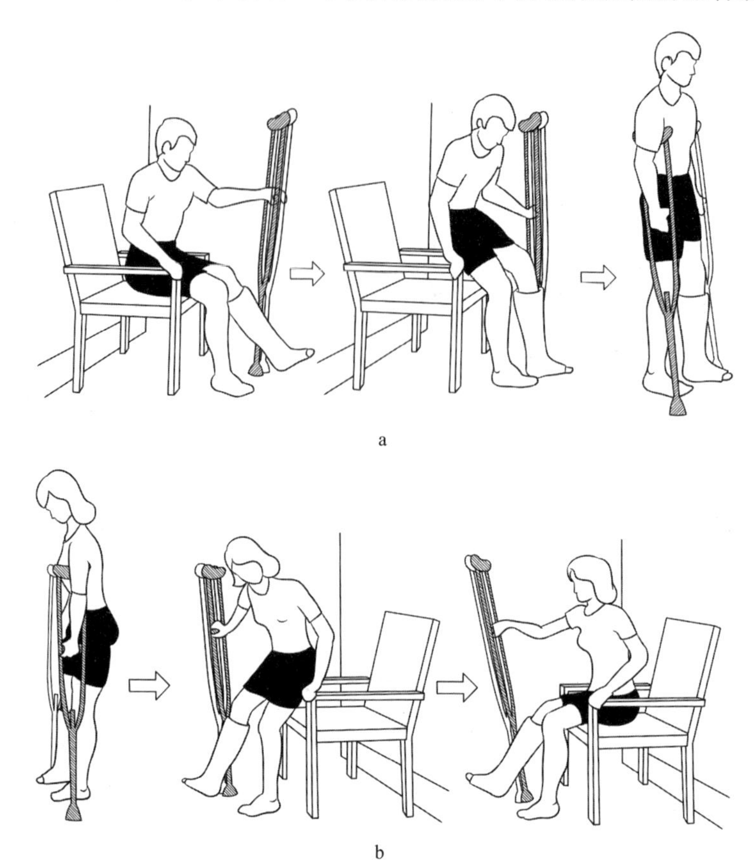

图 5－35 使用腋杖站起坐下

a. 站起；b. 坐下

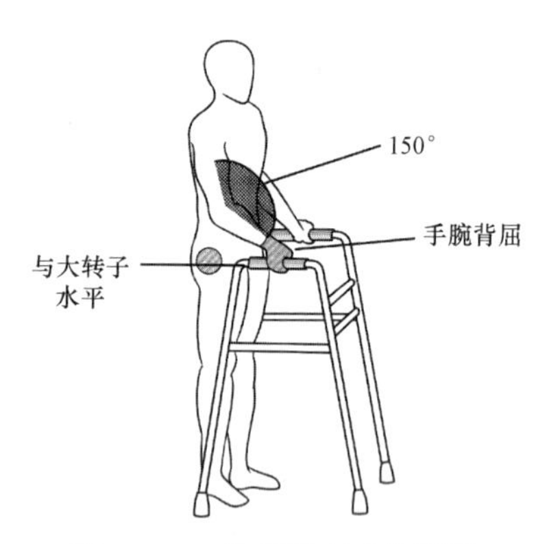

图 5－36 助行架高度的测量

3. 使用方法 首先要根据自己身高和自身状况对助行架进行高度调节，然后将助行架置于使用者面前，人直立站稳于框中，双手握住助行架的扶手。

（1）固定式助行架的使用方法（图 5－37）①使用者双手握住助行架，站稳。②提起助行器，将其放置于身前一臂远的地方。③双手支撑握住扶手，重心前移，患足向前摆动，足跟落在步行架后腿位置。④稳定后健足向前迈出一步，可适当落在患足前方。重复②③④步骤，稳步前进。

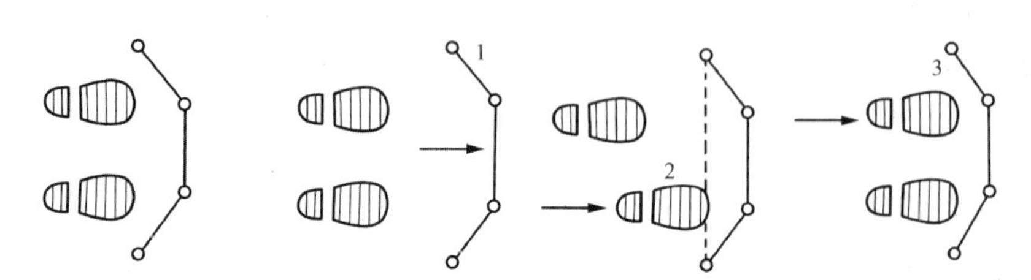

图 5－37 使用固定式助行架步行

（2）交互式助行架的使用方法（图 5－38） 交互式助行架由于两边装有铰链，使用者不必提起助行器，而是靠双臂交替推动助行架交互向前行进。①使用者双手握住助行架，站稳。②先推动助行架一侧扶手前移。③对侧足迈出一步。④推动助行架另一侧扶手前移。⑤对侧足迈出一步。重复②③④⑤步骤，交互式前进。

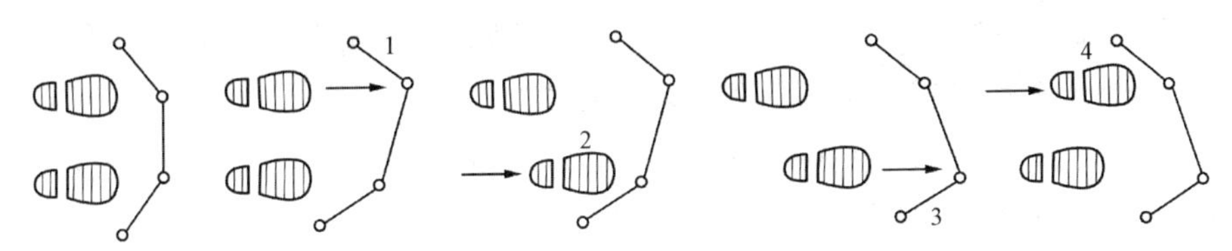

图 5－38 使用交互式助行架步行

（3）有轮式助行架的使用方法 有轮式助行架是靠使用者双臂前推带动助行架轮子滚动而前进的，下肢步态与无轮式助行架基本相同。要注意步幅不宜过大，身体重心不要过分靠前，以免助行架向后滚动导致摔倒。

考点提示 助行架的选择和应用。

本章小结

生活自助具是为了帮助身体功能障碍患者完成日常生活活动而设计的简单器具。生活自助具的功能不仅能够提高患者的生活自理能力，使其省时、省力地完成一些原来无法完成的日常生活活动，还有助于树立患者的自信心，同时也是一种积极的治疗手段。生活自助具的选配和使用原则首先要性能可靠、使用方便、物美价廉、来源方便，没有成品的则需要在普通用具的基础上加以改造或自制。常用生活自助具根据其使用的用途可分为：①进食类自助具。②梳洗类自助具。③穿着类自助具。④如厕沐浴类自助具。⑤阅读书写类自助具。⑥家居类自助具（包括开启类、厨房烹饪、取物类等）。⑦通信交流类自助具。⑧文娱休闲活动自助具。⑨职业活动及其他自助具。可根据患者功能障碍情况合理选用适宜的生活自助具。

助行器不仅可以提高患者的运动能力、日常生活活动能力，还可以提升患者的社会参与度和活动范围，在康复医学领域中发挥着至关重要的作用。助行器分为助行杖和助行架两类，主要有保持平衡、支持体重、辅助行走、增强肌力的功能作用。选配助行器应考虑用户的认知能力、平衡能力、承重能力、上肢力量、下肢负重能力、生活方式、生活环境、助行需求等因素，遵循符合功能需求、操作方便、安全美观、轻便舒适等原则。使用助行器时，应调整助行器的高度适合用户，训练用户掌握适当的行走方法。

（刘海霞 张效伟）

扫码“练一练”

习 题

选择题

1. 下列哪项不是功能辅助性器具的功能特点？（ ）

A. 提高自我照顾的能力　B. 增强功能障碍者生活独立性
C. 代偿已丧失的功能　D. 可以治疗疾病

2. 下列哪项不是生活自助具的特点？（　　）
A. 制作宜简便　B. 易打理
C. 方便随身携带　D. 离开人的操作也会自动工作

3. 自助具的选配和使用原则，下列哪项是错误的？（　　）
A. 性能可靠　B. 使用方便　C. 价格昂贵　D. 来源方便

4. 下列哪项不是加粗手柄餐具的特点？（　　）
A. 加粗手柄易于握持　B. 只需套在手掌中使用
C. 适用于手抓握力量不足者　D. 适用于手指屈曲受限者

5. 弯柄餐具的适用人群不包括（　　）。
A. 手颤抖患者　B. 手关节僵直、变形者
C. 前臂和腕手关节活动受限者　D. 取食或进食有困难者

6. 下列哪项不属于梳洗修饰类自助具？（　　）
A. 加长和加粗把手的梳子　B. 掌持式牙刷
C. 系扣器　D. 带吸盘的指甲刀

7. 下列哪项不属于穿着类自助具？（　　）
A. 穿衣棍　B. 钥匙扳手　C. 穿袜器　D. 鞋拔

8. 下列哪项不属于如厕类自助器具？（　　）
A. 坐便椅　B. 便盆　C. 集尿器　D. 魔术扣

9. 下列哪项不属于沐浴类自助器具？（　　）
A. 淋浴椅　B. 防滑垫和扶手　C. 坐厕加高器　D. 长臂洗澡刷

10. 下列哪项不属于阅读及书写类自助具？（　　）
A. 肥皂手套　B. 免握笔　C. 翻书器　D. 折射眼镜

11. 下列哪项不属于家居自助具？（　　）
A. 省力门把手　B. 多功能开启器　C. 免提倒水壶架　D. 双耳杯

12. 无直立困难的患者，站立时（　　）的高度即为手杖的长度和把手的位置。
A. 股骨大转子　B. 股骨小转子　C. 髂前上棘　D. 髂后上嵴
E. 根据病人喜好随意调节

13. 手杖三点步的顺序是（　　）。
A. 手杖→健足→患足　B. 健足→手杖→患足
C. 患足→手杖→健足　D. 手杖→患足→健足
E. 根据病人的习惯，没有固定顺序

14. 助行器不包括（　　）。
A. 手杖　B. 腋杖　C. 前臂杖　D. 平台杖
E. KAFO

15. 助行器的作用不包括（　　）。
A. 保持身体平衡　B. 支持体重
C. 降低肌张力　D. 辅助行走
E. 增加肌力

16. 下列关于使用腋拐步行的方法正确的是（　　）。
    A. 四点步行法：一侧腋拐→同侧腿→另一侧腋拐→另一侧腿
    B. 两点步行法：一侧腋拐和腿→另一侧腋拐和腿
    C. 四点步行法：一侧腋拐→对侧腿→同侧腿→另一侧腋拐
    D. 四点步行法：一侧腋拐→对侧腿→另一侧腋拐→对侧腿
    E. 上台阶的方法：腋拐－患腿－健腿
17. 关于腋拐的使用说法正确的是（　　）。
    A. 四点步行法行走稳定，速度较快
    B. 两点步行法要求使用者应有比四点步行更强的平衡能力
    C. 使用腋拐者主要使用腋托负重
    D. 持杖时腋托抵在腋窝
    E. 行走时拐杖的着地点要控制在脚掌的正前方部位
18. 助行器的稳定性由大到小的排序正确的是（　　）。
    A. 助行架→腋拐→前臂拐→手杖
    B. 腋拐→助行架→前臂拐→手杖
    C. 前臂拐→腋拐→助行架→手杖
    D. 手杖→助行架→前臂拐→腋拐
    E. 前臂拐→助行架→腋拐→手杖
19. 腋拐的长度（　　）。
    A. 身长减去 21cm
    B. 身长减去 31cm
    C. 身长减去 41cm
    D. 身长减去 51cm
    E. 身长减去 61cm
20. 关于助行器的选配，下列哪项描述是错误的（　　）。
    A. 多足手杖、助行架适用于平地
    B. 单足手杖、腋拐、前臂拐适用于平地，也适用于高低不平的地面
    C. 助行架适用于较大空间
    D. 单足手杖适用于狭窄空间、上下车或楼梯等
    E. 手杖椅、助行车适用于身体虚弱者室内活动

第六章

信息沟通辅助技术

学习目标

1. **掌握** 助听器、助视器、电脑辅具的定义、基本分类、适配与评估。

2. **熟悉** 助听器的工作原理，选配助听器的禁忌证和适应证；各类助视器的优、缺点。

3. **了解** 佩戴助听器后的注意事项；助视器和电脑辅具的训练方法。

4. 学会对患者进行临床检查，提出助听器、助视器、电脑辅具的功能要求和适配建议；学会对患者使用的助听器、助视器、电脑辅具进行功能评估和训练。

5. 具备团队对意识和责任意识，融入到服务团队中，围绕患者评估、康复、训练与相关人员进行有效沟通，参与制定并有效执行适配评估康复计划。

案例讨论

【案例】

夏同学，女，16 岁。足月顺产，生后不久就发现视力差。上学后由家人接送。居家及学校环境中行走无明显障碍，外出时，在熟悉路径上可以行走，但不能自己乘坐公交车。患者主要表现为视物模糊，看远看近都不太清楚，色觉异常。视功能及眼部状况评估：左眼视力、右眼视力及双眼视力均为 0.1，双眼恒定性共同性外斜视 30°，左右眼交替为主导眼，无明显代偿头位。对比敏感度检查无明显异常，不能通过假同色色盲图谱检查，但能很好的辨别单色，日常生活中自述无明显颜色辨识障碍。视野无明显缩小，双眼前段检查未见明显异常，眼底检查，视盘境界清楚，色调正常、视网膜平复，黄斑处见色素紊乱、脱失，未见中心光反射。双眼眼球活动自如、指测眼压正常。

【讨论】

1. 如何适配助视器？

2. 如何进行助视器的使用训练。

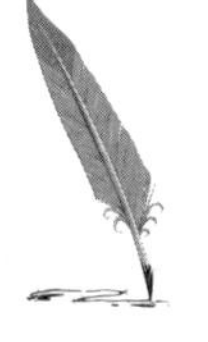

扫码“学一学”

第一节　助 听 器

一、助听器的定义

助听器的本质是一个声音放大器，声信号经麦克风（传声器）转换为电信号，通过放大器放大后，由受话器将电信号还原为声信号传至人耳，使听力障碍者能以一定方式有效地利用其残余听力。助听器主要由麦克风放大器、受话器、各种音量音调控制旋钮、电池等元件组成。相对于人类听觉神经系统而言，助听器只能是个外因。听障者能否借助助听器实现良好的言语交流，有赖于他（她）听力损失的程度和部位。

考点提示　助听器的定义。

随着人们生活水平的提高和健康意识的普及，传导性听力损失的发病率在我国正逐年下降，耳科学的发展又使得绝大多数的传导性听力损失可以通过药物或手术的方式得以治愈，并在一定程度上保留或提高听力。但对于感音神经性听力损失的患者来说，目前尚无明确可靠的药物或手术治疗手段，只能依靠助听器、人工耳蜗等人工装置来帮助听力障碍者实现言语交流。

二、助听器的分类与名称

助听器发展到现在有很多种类型，第一代是模拟助听器，第二代是模拟电脑编程助听器（也有人称为数码编程助听器），这两代助听器的功能相对简单，比较适合传导性耳聋，第三代是全数字助听器，特点是声音的清晰度高，降噪功能强，相对比较智能，适合于神经性耳聋。现在大部分的助听器都是全数字助听器。

（一）按其外形分类

1. 盒式助听器　也称为体佩式，其出现较早，体积较大，外观如同一个微型收音机，佩戴在身前，有一根导线将声输出信号送至耳机。多采用普通晶体管元件，故价格低廉。其体积较大，便于制成大功率输出、宽频谱范围、多功能调节的助听器，且适于手指活动不灵便的人使用。此种助听器的元件热噪声较高，从而使得助听器的本底噪声较高。由于盒式助听器常与衣物磨擦，磨擦声往往成为干扰噪声（图6-1）。

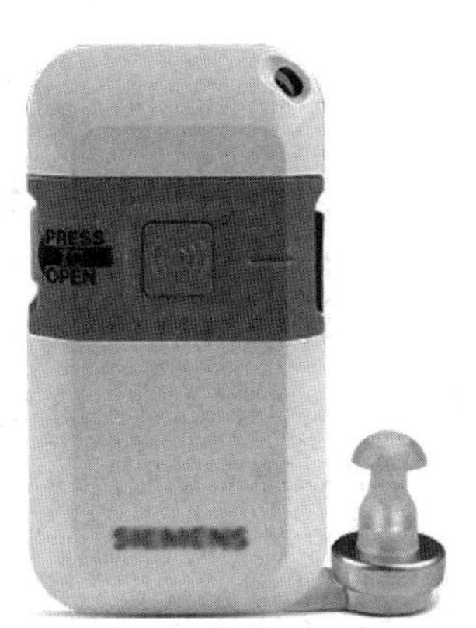

图6-1　盒式助听器

2. 眼镜式助听器　是一种由体佩式向耳级助听器发展过程中的过渡期产品，麦克风与接受器可在不同的镜腿上，实现信号对传，也有在同一镜腿上的。目前这种助听器已不多见（图6-2）。

3. 耳背式助听器　是现有使用得最广泛的助听器，外形纤巧，依赖一个弯曲成半圆形的硬塑料耳钩挂在耳后，外壳可借用皮肤或头发的颜色加以掩饰，放大后的声音经耳钩通过一根塑胶管传入耳模的声孔中，输出功率有大、中、小不等，不同听力损失程度的患者，大多都可以使用耳背式助听器。档次较高的耳背式助听器内还有各种声音处理电路，如自动增益控制等（图6-3）。

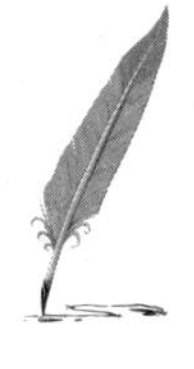

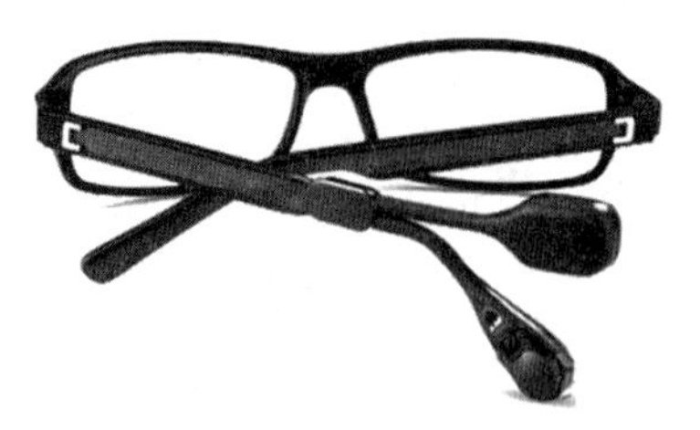

图 6-2　眼镜式助听器

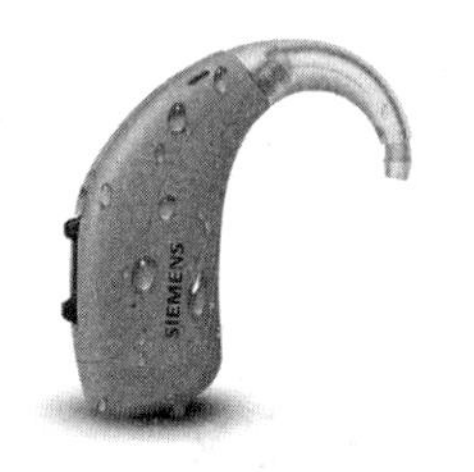

图 6-3　耳背式助听器

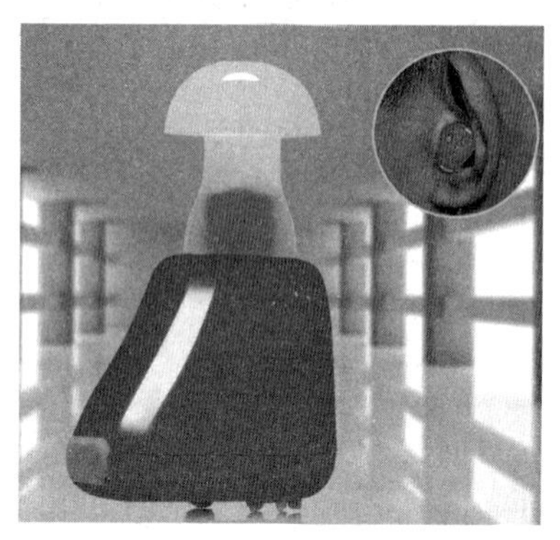

图 6-4　耳内式助听器

4. 耳内式助听器　耳内式助听器应分为耳甲腔式和耳道式助听器。耳甲腔式还可分为全耳甲腔式和半耳甲腔式。耳道式还发展出完全耳道式（CIC）助听器。耳内式助听器外形更加精巧，依据每个人的耳甲腔或耳道形状专门定做，使用时直接放在耳甲腔或耳道内，不需要任何电线或软管，十分隐蔽。但耳内式助听器的输出功率不是很高，仅适用于有轻度、中度、中重度听力损失的患者使用（图 6-4）。

5. 骨导助听器　先天性外耳发育不全（如外耳道闭锁，耳部畸形）的患者及某些因患外耳、中耳疾病（如化脓性中耳炎）而不适于佩戴气导助听器的患者，可考虑选配骨导助听器（图 6-5）。

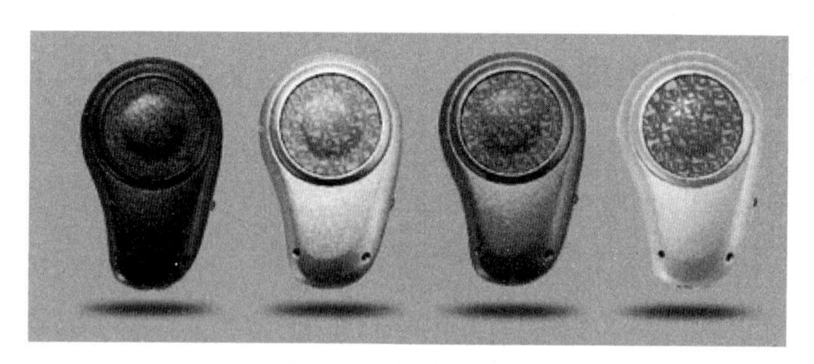

图 6-5　骨导助听器

（二）按其技术原理分类

1. FFR 助听器　目前市场上的大多数助听器均为此类助听器，其频响特性在产品出厂时即已确定，助听器的音调旋钮仅能在一定程度上改变频响特性。选配人员在设定好助听器的各类参数之后，病人无论置身于何种声场环境中，助听器的频率响应都固定不变。

2. LDFR 助听器　采用 K-Amp 电路的助听器是典型的 TILL 型，而多数可编程式助听器中的宽动态范围压缩电路则是更准确意义上的 LDFR。

（三）按照功能范围分类

1. 固定式有线集体助听器　这一类集体助听器，实际上类似于外语口语教学中使用的语音教室系统。在教师桌上设有主机，每个学生桌上设有分机，主机和分机上都设有麦克风和专用耳机，主机上不可以连接录音机等辅助教学设施。主机与分机之间，分机与分机之间都有线路相联，可实现自由对话。使用先进的集体助听器，教师还可以根据每个学生的具体听力损失情况，调节每个耳机的音量音调，不受教室距离的限制，不论前排、后排的学生都可以听到清晰适度的语声。这对口语教学和语言能力的提升提供了有利条件。缺点是这类助听器仅局限于教室内使用，且对每一个使用者个体来说，耳机的频响不一定与

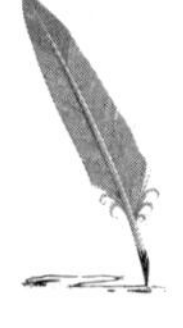

他自己日常使用的个体助听器相同。

2. 调频助听器 声源经过一个调频信号发生器（类似于无线话筒），被一台或多台调频助听器接收。用户佩戴的助听器既可以连接上“解调制”部件来接收解调后的声信号，又可以作为普遍助听器使用，其参数选配也同普通助听器一样。这种助听器使用方便，不受使用者活动的限制，可在百米半径内接受声音，非常适于有听力障碍的幼儿的户外教学。一对一的调频助听器更适合于那些经过听和言语训练且已在学校和正常听力儿童一起学习的听力障碍儿童。因为老师把麦克风别在衣领上，不论他们坐在什么座位上，都可以清楚地听到老师的讲课。不少家庭把调频信号发生器置于电视机音箱附近，便于听力损失者听清远处的电视伴音。

3. 闭路电磁感应集体助听系统 此种助听系统由放大、调频部件及预先安置在教室、家庭等室内场所的线圈、个体助听器组成。传声、放大、调频部件可把来自录音机、收音机、电视机或教师的声音以电磁波的形式发射到线圈所包围的范围。听力损失者可充分利用助听器的 T 档，在进入预先铺设有线圈的室内时，通过电磁感应原理，接收到清晰的声音，而不受距离和人数的限制。具体的使用效果与线圈设置合理与否、T档拾音线圈的灵敏度的大小直接相关。

考点提示 助听器的分类。

三、助听器工作原理

（一）助听器的基本结构

助听器种类很多，其一般工作原理大同小异。助听器包括六个基本结构。

1. 话筒 或称传声器或麦克风。它接收外界的声音并把它转化为电波形式，即把声能转化为电能。

2. 放大器 放大电信号（晶体管放大线路）。

3. 耳机 亦称受话器，把电信号转化为声信号（即把电能转化为声能）。

4. 耳模或耳塞 将助听器置入外耳道。

5. 音量控制开关 用于开关声音、控制音量大小。

6. 电源 供放大器用的干电池。

（二）附件

除上述六个部件外，大多数型号的助听器还有三个附件，或称三个附加电路，即音调控制、感应线圈、输出限制控制。

（三）基本工作原理

现代电子助听器是一个放大器。它的功能是增加声能强度并尽可能不失真地传入耳内。因声音的声能不能直接放大，故有必要将其转换为电信号，放大后再转换为声能。输入换能器由传声器（麦克风或话筒）、磁感线圈等部分组成。其作用是将输入声能转为电能传至放大器。放大器将输入电信号放大后，再传至输出换能器。输出换能器由耳机或骨导振动器构成，其作用是把放大的信号由电能再转为声能或动能输出。电源是供给助听器工作能量不可缺少的部分，另外还设有削峰或自动增益控制装置，以适合各种不同程度听力损失病人的需要。

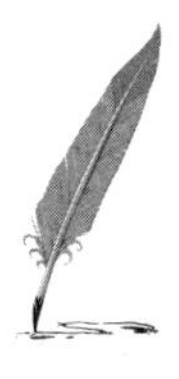

四、助听器的验配与评估

（一）助听器验配程序

助听器验配程序包括前期准备、助听器预选、助听器验配适应性训练、助听器效果评估四个阶段。

1. 前期准备

（1）病史采集　详细询问发现耳聋的时间，耳聋是否进行加重，对生活中各种声音的反应。另包括母孕期的感染史和用药史、小儿既往疾病史、用药史、生长发育史、家族史等，询问病史应同时注意观察小儿的生长发育情况。

（2）耳科常规检查　检查鼻咽部、咽鼓管和中耳腔的病变，这些部位的病变常可导致听力的波动，尤其要注意中耳病变等影响助听器选配的因素。

（3）听力测试　根据年龄不同，选择适当的行为测听方法，如听觉行为反应法（6个月以内）、视觉强化测听法（6个月至3岁）、游戏测听法（3岁至6岁）、纯音测听法（6岁以上）。大龄听障儿童及成人听障者除了测定气导听阈外，应同时检查骨导听阈和不适阈，这些对于助听器的选择十分重要。

对一些情况复杂的听障者或低龄听障儿童，很难从一种听力测试中得到确切结果，除行为测试外，常需结合声导抗测试、听性脑干反应、多频稳态诱发电位、40Hz相关电位、耳声发射等客观测试方法共同确定其听阈值。

（4）分析测试结果　根据听力测试结果并结合病史初步判断耳聋的性质及耳聋程度，向听障者本人或家长详细解释听力测试结果、配戴助听器的必要性和重要性。

（5）诊断与鉴别诊断　对疑有脑瘫、智力低下、孤僻症、多动症、交往障碍、发育迟缓等疾患的低龄听障儿童，要请求神经科和精神科的帮助，进行学习能力测验及相关精神智力检查，排除非听力性言语障碍。若怀疑内耳及相关结构的异常，可建议听障者进行颞骨的影像学检查如CT和MRI。若怀疑耳聋与自身免疫有关时，应建议其进行相应的实验室检查。

（6）确定助听器选配耳　助听器选配耳的确定，原则上听障儿童与成人听障者基本相同。如果双耳都有残余听力，应建议分别依据双耳听力损失程度验配助听器。

（7）定制耳模　①耳模不但具有将经助听器放大后的声音导入外耳道的作用，而且还可以固定助听器，使得助听器配戴舒适，密闭外耳道，防止发馈啸叫，更重要的是可以在一定范围内改善助听器的声学效果。因此，凡是选配盒式和耳背式助听器时，必须制作相应的耳模。②耳模材料应不产热，无形变，对人体无毒，不产生变态反应，符合国家有关规定的化工产品。根据制作材料的不同，耳模可分为软耳模、半软耳模和硬耳模三种。软耳模与耳郭和外耳道软组织相容性好，不容易造成损伤。因此，低龄听障儿童使用助听器时可首选。硬耳模可随意设计声孔和气孔，可根据听力图确定耳模的类型、通气孔、声孔的类型、直径的大小等，更能体现良好的声学特性。③耳模的更换。由于低龄听障儿童的耳郭和外耳道的不断发育，一段时间后，密封性降低，对于听力损失较重者，会出现反馈啸叫，影响助听效果。因此，需定期更换，对于听力损失较重，配戴的助听器声输出较大的低龄听障儿童，更是如此。一般3～9个月小龄儿童，应两个月更换一次；9～18个月，应三个月更换一次；18～36个月，应六个月更换一次；3～6岁，每九个月或一年更换一次。对于成人听障者助听器出现反馈啸叫或耳模变形时也应及时更换。④部分低龄听障儿童会

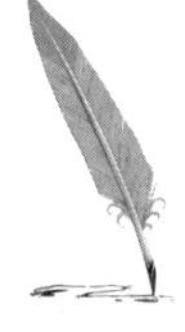

对耳模材料产生过敏反应，一旦出现应立即停用。

2. 助听器的预选

（1）要求 助听器预选和验配一样，不但要求专业人员具有听力学知识，同时还应了解各类助听器的电声性能，即最大声输出、满档声增益、基本频响曲线及各种调节对频响曲线的影响；所选择的助听器应符合国家和行业标准。

（2）预选过程 根据听障者听力情况在验配助听器之前选择助听器的输出、频响曲线与听力测试结果适当的助听器，并预设最大声输出，在验配助听器时既可以做到心中有数，又可以节省时间，一般可根据情况预选 2～3 种助听器。听力图和年龄因素不同，选择的验配公式也不同，根据以上某项要求，选择符合要求的助听器，重点考虑助听器的频响曲线与所要求的频响曲线的吻合度。

对于有条件的、具备测试仪器的助听器验配机构，可用仪器进行预选。将得到的裸耳听力图按要求输入相应设备后，其可自动给出耦合腔的理想增益频响曲线，根据此频响曲线选择适当的助听器，通过调节音调、增益等，使其频响曲线与理想频响曲线最为接近。

在无相应测试设备的情况下，可根据听力损失程度预选助听器功率。助听器的最大声输出应与听力损失相适应。但对于听力损失呈渐进性下降的低龄儿童，所选助听器的输出应适当放宽一些。

3. 助听器的验配和适应性训练

（1）验配并初步评估助听器 将音量调节到一个相对适当的位置，进行真耳介入增益、功能性增益或助听听阈测试。目前国内临床用得较多的是真耳介入增益和助听听阈测试法，例如，用声场中所测得的助听听阈和目标曲线进行比较；将测得的助听听阈结果和言语香蕉图或长时间平均会话声谱对比，如不理想，重新编程或通过调节助听器的控制旋钮，如音调、音量、增益及改变耳模、耳钩的声学特性来实现，如效果仍不满意，可考虑换另一种品牌或型号的助听器。

向家长交代如何配戴助听器、控制音量、更换电池、配戴耳模、保养助听器等问题，并指导家长进行操作。

（2）助听器适应阶段 无论成人听障者还是听障儿童配戴助听器后都需经过一段时间的适应阶段，由无声到有声，有的听障儿童会产生恐惧感。因此，在此期间，助听器音量调节应由小到大逐渐达到处方要求；配戴时间应由短到长，开始每天可配戴 2～3 小时，逐步过渡到全天配戴；训练地点由安静到较吵闹的自然环境。适应阶段一般为 1～2 周，训练听障儿童会听测试音，并能做出反应，小龄听障儿童与老年听障者这一阶段应长一些，大约需要一至数月才能完成。

考点提示 助听器的适配。

4. 助听器效果评估 助听器效果评估结果对助听器验配人员和听障者均有很大的帮助。助听器验配人员可通过评估结果了解助听器在听障者学习、生活中的作用，从而判断配戴的助听器是否达到优化，还可以通过评估结果帮助听力语言康复教师确定下一步康复计划。

助听器效果可通过几方面进行评价，如听阈改善情况的数量评估、言语辨别能力的功能评估、助听效果满意度问卷调查等。

（1）助听器效果评估标准 助听器效果评估标准一般分为四级（表 6-1）：一级为最适

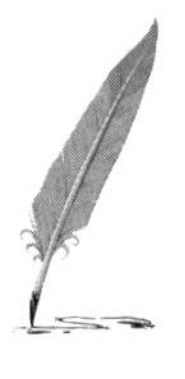

范围，音频感受范围在 250～4000Hz，言语最大识别率在 90%以上；二级为适合范围，音频感受范围在 250～3000Hz，言语最大识别率在 80%以上；三级为较适范围，音频感受范围在 250～2000Hz，言语最大识别率在 70%以上；四级为看话范围，音频感受范围在 1000Hz 以内，言语最大识别率在 44%以上，需借助看话来理解语言。对听障者，无论采取医疗、康复、听力补偿等手段，只要使其音频感受在 SS 线上或语言香蕉图内，就可定为该级别的康复水平。对有一定语言能力的听障者，听觉功能评估应作为首选。

表 6-1 助听器效果评估标准

音频感受	言语最大识别率补偿范围（Hz）	助听效果满意度（%）	听觉康复级别
250～4000	≥90	最适	一级
250～3000	≥80	适合	二级
250～2000	≥70	较适	三级
250～1000	≥44	看话	四级

（2）助听器效果评估方法

①听觉能力数量评估：有以下三种评估方法。

方法一：声场测听法。此法在低龄听障儿童助听效果评估时较为常用。

测试环境：要求在隔音室内进行，隔音室应按照国际标准建立声场，背景噪声等于或低于 40dB；测试声场要进行校准，扬声器采用与测试耳成 45° 或 90°，高度与低龄听障儿童耳等高，距低龄听障儿童耳 1m；测试刺激音为 250～4000Hz 的啭音，脉冲啭音或窄带噪声。

测试方法：依据被测试者的年龄不同选择视觉强化测听、游戏测听及听声应答等测试方法。在测试时，先关掉非测试耳助听器，将测试耳助听器的音量、音调等放置已设置好的位置，测其听阈，然后用同样方法测另一耳助听听阈。

结果判断：正常人的语言声在强度和频率上都有一定的范围，即长时间平均会话图谱。如声场是按声压级（dB SPL）水平建立的，测得的听阈值应与 SS 线进行比较，一般以 SS 线以上 20dB 为最佳助听效果，达到 SS 线为适合助听效果。如果声场是以听力级（dB HL）水平建立的，测得的听阈值结果与正常人语言香蕉图比较，阈值在语言香蕉图内为最佳。确定助听器的各项性能参数和工作状态后，应开具助听器处方并明确助听效果（最适、适合、较适、看话四个等级）。

方法二：简易评估法。该方法使用便携式听力计对低龄听障儿童听力情况进行评价。方法为在安静房间内，测试者站在低龄听障儿童背后，手拿便携式听力计，避开受试者目光，按照听力计规定的测试距离给声刺激，观察其行为反应，两耳分别进行测试。此测试对一些不具备隔声室条件的助听器验配机构、拒绝进隔声室、不能配合的低龄听障儿童，既简单又易接受。

方法三：介入增益测试法。该方法适用于成人听障者或 5 岁以上配合较好的听障儿童。

②听觉功能评估：听障者配戴助听器后的听觉功能评估主要通过言语听觉测试来完成。听障者寻求帮助的最主要目的是能听清、听懂言语，进而发展言语。言语测试是测试小龄听障儿童配戴助听器后对语言可懂程度直接的客观的方法，可显示在一些特定环境中听取

言语能力的情况，是对助听器效果评价的重要组成部分，尤其对全数字助听器的评价更有实际意义。功能评估的测试音为言语声或滤波复合音。

③助听效果满意度问卷：问卷形式可采用两种形式，一种为直接询问听障者（亲属或教师）一些问题，然后计分，了解配戴助听器后改善情况。问题可包括“在和几个小朋友谈话时是否感到困难”“在家里和一个人交谈时是否有困难”“在超市和售货员沟通是否有困难”等等。另一种是通过配戴助听器前后评估结果比较的方法，用设计好的问卷，未佩戴助听器之前和配戴助听器之后分别进行测试，分别记录得分情况，最后用助听后的得分减去裸耳测试的结果作为最终得分。

采取问卷形式对助听效果进行评估的优点在于能反映小龄听障儿童在不同的聆听环境中的情况。有些国家在这方面作了较细致的工作，包括制定一些标准化的问卷（如 HAPI）和用于康复前后评估进行结果比较的问卷（HHIE）。

在配戴助听器后使用问卷调查效果较好，结果也较稳定。如配戴助听器后马上进行测试对助听器验配人员和家长可能更方便一些，但不是评估的最佳时间。

由于听障儿童的特殊情况，有时可采用由家长或教师对听障儿童进行密切观察，如观察听障儿童对自然界各种声音的反应来初步评价助听效果。听障儿童不同于成人听障者，许多感受不是用语言表达而是用行动表现出来或通过表情的变化来表达的。下面介绍几种听障儿童可能出现的反应及其与助听器功能设置的关系。

当听障儿童出现以下反应时，提示可能为最大声输出设置过高：拒绝戴助听器；对突然出现的较大声响感觉不舒适，表现出痛苦的表情；配戴助听器时间较长，如一天后感到疲劳；放学或家长将其接出康复机构时自行摘掉助听器；反复上下调节助听器音量等。

当听障儿童出现以下反应时，提示可能为最大声输出设置过低：经常自行将音量放至满档；对于自动增益控制助听器，听障儿童抱怨声音不连续；当接触较响的声音时，听障儿童感觉响度无明显变化。

当助听器的频率响应和增益与听障儿童的听力损失不匹配时，可表现为：对声音反应变迟缓或无反应；对某些刺激声感觉不舒适；依赖唇读或视觉等其他刺激理解语言；抱怨助听器内有振动感；拒绝配戴助听器；对 Ling 氏五声（a、i、u、sh、s）测试反应较差。

根据听力改善其频响和增益后，听障儿童听力改善的表现为：对声音较过去敏感；语言的清晰度增加；对视觉的依赖减少；对声音、语言的理解和分辨能力增强；用 Ling 氏五音测试反应较过去敏感等。

5. 跟踪随访

（1）随访内容　评估助听器效果，复查听力以监测听障儿童听力进展情况；复查助听听阈；必要时再次指导听障儿童正确使用助听器；根据需要调整助听器音质和音量，助听器检查或更新；是否需要对 MPO、耳模及阻尼器进行调整；是否使用其他助听装置，如调频助听器、电话拾音线圈等的使用；了解听障儿童能听到的声音及语言辨别力的改进情况；和听障儿童家长讨论助听器及耳模使用情况；回答家长提出的问题等。

为了更全面地了解听障儿童在生活中是否充分发挥助听器的功能，随访形式可采用询问家长，也可采用问卷形式，最后通过得分来判断助听器的使用情况并重新出具助听器处方，制定下一步训练计划，确定新的训练目标。

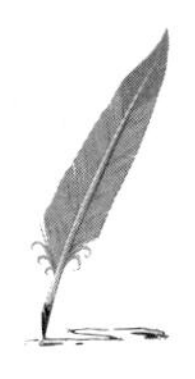

（2）随访时间　一般做法是在配戴助听器第一年应每三个月复查一次，以后每半年一次。家住偏僻农村的听障儿童，到医院或助听器验配机构就诊不方便，可采取第一次验配时留观时间长一些，或助听器验配人员定期以通信回答问卷等形式进行随访。

6. 听觉康复训练指导　助听器配戴的目的是声音的听取和语言的学习。为达到此目的，助听器验配小组应根据听障儿童的听力损失程度、学习能力水平、助听器配戴效果、家庭配合程度等制定相应的听觉语言训练计划和阶段目标，听觉训练的基本内容以音乐声和言语声为主，听感知、听理解和听表达是听觉训练的主要形式。

考点提示　助听器的评估。

五、助听器的适应证与禁忌证

（一）选配助听器的适应证

1. 年龄：助听器适合于3～95岁或以上的老年人。

2. 听力损失程度：听力损失30～45分贝可考虑使用；听力损失45～60分贝使用效果最好；听力损失60～90使用效果较好；听力损失90～110分贝使用效果可疑；听力损失110分贝或以上无效。

3. 听力无波3个月以上的感音神经性聋。

4. 噪声性聋、外伤性聋和中毒性聋的稳定期，突聋的稳定期等。

5. 传导性聋或混合性聋：对于听力损失在40～60分贝之间的情形，佩戴效果最好。

6. 对有重振或言语识别率低的耳聋患者，应选配具有自动增益控制，大量出限或全动态压缩的助听器，以提高患者的环境适应能力和言语听力，并保护患者的现有听力。

（二）选配助听器的禁忌证

1. 明显的先天性或外伤性畸形。

2. 近3个月内有急性中耳溢液史或近3个月内突发耳聋或迅速加重。

3. 近3个月内突发性单侧耳聋、眩晕。

4. 耳内有异物或耵聍栓塞。

5. 耳痛或耳部不适。

（三）佩戴助听器后的注意事项

1. 培养患者戴助听器的兴趣。

2. 先在安静的环境下使用。

3. 初戴时间不宜过长。

4. 对双耳均有听力损失的，双耳佩戴是最科学的；无法双耳的选用听力比较好的耳朵。

5. 对患者进行听力语言训练。

6. 儿童选配助听器，在设置助听器的增益值和最大声输出值时要比成人略小。

7. 对助听器进行保养。在表面柔软的东西上佩戴或者摘下助听器切勿让助听器接触到高温物品，避免受阳光直射，远离辐射，勿自行修理，在淋浴前去除助听器，助听器或电池不用时，应放小儿和宠物够不到的地方，切勿让助听器接触到喷胶等东西，保持耳道清洁卫生。

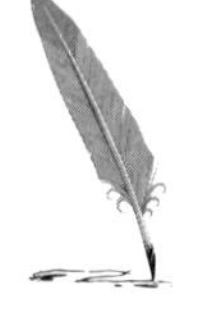

第二节 助视器

扫码“学一学”

一、助视器的概念与分类

助视器，即视觉性辅助器具，是指可以改善视障人士功能性视力的任何一种装置或设备。在视力的保健与康复中，助视器只是一部分，而不是全部。

助视器包括光学助视器、电子助视器、手机/电脑放大软件等。改善视障人士的视力还可采用滤光镜、改善照明条件、增加对比度、增大目标尺寸、减少目标物拥挤现象等方法。

考点提示 助视器的定义、分类。

（一）光学助视器

光学助视器是一种通过光学原理或方法，以提高视障人士视觉活动水平的器械或装置。通常根据使用距离分为近用光学助视器和远用光学助视器。

1. 近用光学助视器

（1）放大原理　有 4 种放大作用，以增大目标在视网膜上的成像。①相对体积放大作用：目标实际的体积或大小增大了。即当实际目标增大时，视网膜成像也随着增大。两者的关系成正比。也可解释为目标增大几倍，视网膜成像也相应增加几倍。常见的有大字印刷品，如大字书、大字报纸等；还有用毡制粗笔尖代替一般圆珠笔，前者写出的字比后者粗大很多。②相对距离放大作用：相对距离放大作用也叫移近放大作用，即将目标例如书刊向眼睛移近而产生放大作用。当目标向眼睛移近时，视网膜成像也随之增大。当标距离眼 40cm 时，视网膜成像为 1 倍；当目标距离眼 20cm 时即为原距离的 1/2 时，视网膜像放大 2 倍；当目标离眼为 10cm 即为原距离的 1/4 时，视网膜像放大 4 倍；依此类推。③角放大作用：是指物体通过光学系统后视网膜成像大小与不通过光学系统视网膜成像大小之比。最常见的光学助视器放大镜便是根据此工作原理。④投影放大作用：即把目标放大投射到屏幕上，如电影、幻灯以及闭路电视等，都称为投影放大。

扫码“看一看”

（2）分类　近用光学助视器主要有眼镜式助视器（包括球镜、柱镜、三棱镜等）、放大镜（包括镇纸式放大镜、手持式放大镜、胸挂式放大镜等）。

①眼镜式助视器：由镜架和镜片两部分组成，镜架款式包括全框、半框、无框，镜片类型包括单焦点、双焦点、多焦点、渐近多焦点。在常规医学验光测得正负球镜度数、正负柱镜度数及轴位、棱镜度及朝向或其他参数。用于矫正屈光不正及矫正斜视及辐辏功能障碍等，是低视力康复的第一步。近用眼镜式助视器应根据视障人士的屈光情况及残余视力情况进行定做，以更好地满足视障人土的个性化视物需求。阅读时，配戴近用眼镜式助视器需要将阅读物贴近眼镜，然后逐渐拉远，从而找到最清晰的阅读距离。

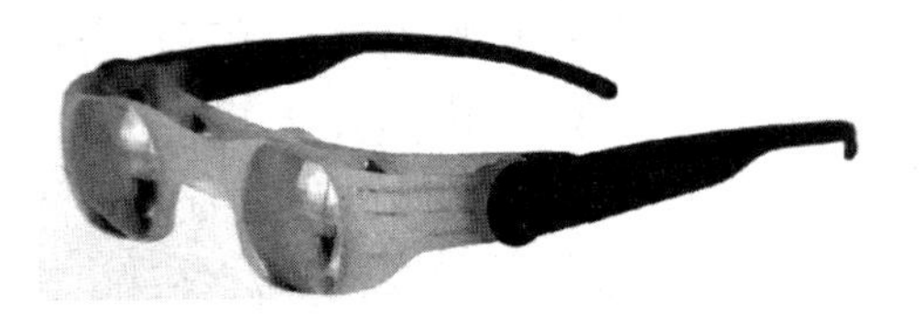
图 6－6　眼镜式放大器

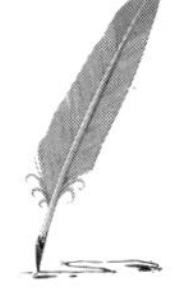

放大原理：普通眼镜助视器与一般眼镜没有明显差别，只是屈光度数较大。眼镜式助视器属于一种相对放大作用，由于目标移近增大了视角，放大了该目标在视网膜上的成像，而眼镜式助视器代偿了由于距离缩短而引起的人眼调节力的不足，而不单单为凸透镜的放大作用。

优点：在阅读过程中由于视障人士的双手双眼自由使用，可以让其手眼协调，视物清晰、自然，符合大众审美，是目前视障人士最容易接受的助视器；可以满足长时间阅读；在凸透镜助视器中，眼镜式助视器的视野最宽；保留了双眼视觉；可以空出双手拿材料或书写；适用于手臂震颤者。

缺点：镜片如超过+10.0D 或+12.0D，则常常难以达到双眼同时视，只能用单眼着目标，而+14.D 的视障人士只能在视力较好眼戴凸透镜，而且固定的光学中心可能降低旁中心注视的效果，视野范围较为局限；凸透镜度数越高，阅读距离越近，最高度数的眼镜式助视器的阅读距离可在 2.5cm 之内；较近的阅读距离会妨碍照明；透镜度数较高时，阅读速度会减慢；透镜度数增加时，视野逐渐缩小；光学中心固定，对于偏心注视的视障人士有一定困难，他们必须转动眼镜或歪头视物；高度正透镜产生的像差诱使影像畸变、色散效应。目前残联提供的眼镜式助视器多为双眼屈光度一致的正焦度较高的常规框架眼镜，通常焦度为+4.00D～+20.00D，针对视障人士个性化的视物需求，部分视障人士需定制镜片。

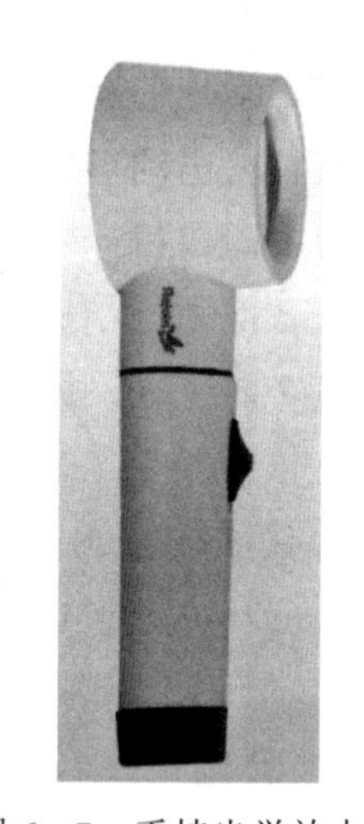

图 6－7　手持光学放大镜

②手持光学放大镜：手持光学放大镜是一种以手持形式进行操作的放大镜，可分带光源及不带光源两种类型，有的可进行折叠等多种操作方式。手持放大镜的屈光度在+4D～+68D 之间，便于购物、阅读刻度盘和标签、识别货币等。光学放大镜的作用随着对比敏感度增加而更加显著。通过上下调节放大镜与阅读物的距离及使用者眼睛与放大镜的距离来寻找到适合使用者的放大倍数及最清晰的视物状态，进行阅读。

放大原理：当物体（或阅读物）位于手持放大镜的焦点处，经光学放大镜后，以平行光线出射，所以视障人士应戴上其矫正眼镜。一般这种情况下，等效屈光度就等于手持放大镜本身的屈光度。如果物体始终位于手持放大镜的焦点上，那就把物体和手持放大镜同时移远或移近，等效屈光度保持不变。

优点：携带方便，不需要过度调节，同时也有很多的便利：工作或阅读距离可以改变，可用于视野小的视障人士；放大倍数可以改变；适用于非中心注视视障人士使用；一般不需阅读眼镜；适用于短时间使用及阅读细小的材料；价格便宜，易于买到，使用方便；放在眼前可以做眼镜助视器使用；对照明要求不高。

缺点：由于必须维持在正确的焦点距离才能获得最大的放大倍数，视障人士需要变换体位且对于有手颤或关节僵硬症状的视障人士不合适，需占用一只手；像差较立式放大镜大；其实际放大倍率低于理论放大倍率；视野较小，尤其在高倍放大时；阅读速度慢，不易有双眼单视；视障人士有手颤时，较难使用。

③胸挂式放大镜：是一种可调节距离、解放双手进行视近阅读的光学放大镜。镜面放大倍率由 25 倍及局部 5 倍组成；可分带光源及不带光源类型。通过放大镜底端支架挂在胸部，使用放大镜配置挂脖调节绳进行调整人眼与放大镜镜面的距离。

优点：可以解放双手；具有两种放大倍率；带光源，可增强照明。同时，要求使用者身体要达到一定的平稳。

缺点：注视眼和胸挂式放大镜的相对距离固定，助视器需要挂在脖颈。

④镇纸式放大镜：又称 Visolett 放大镜，由透明介质材料制作，结构为一面制成凸球面或凸非球面，另一面制成焦量小得多的凹面。把它压贴在阅读物上，使用者寻找最清晰点进行阅读。

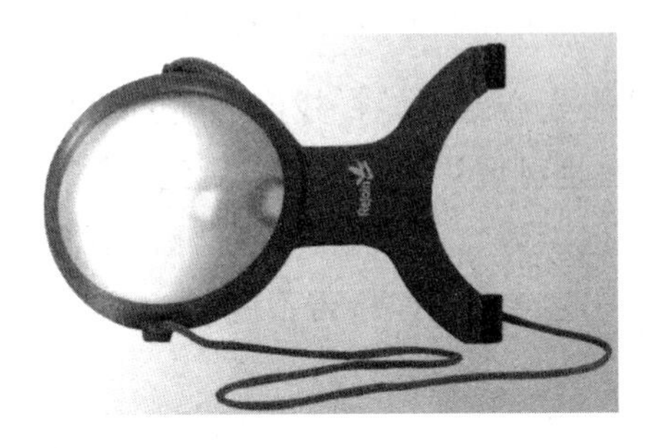

图 6－8　胸挂式放大镜

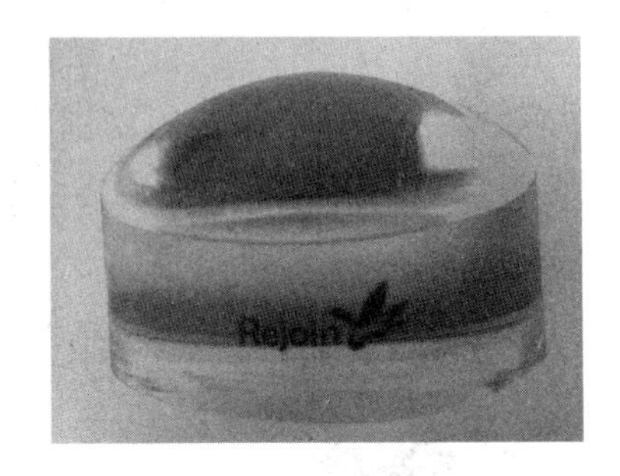

图 6－9　镇纸式放大镜

优点：使用镇纸式放大镜时，可以不受双眼融像的影响，使用简便；适用于短时间精细工作；适用于儿童或不能手持放大镜的成人；可与标准阅读眼镜联合使用；适用于视野受限者；后表面定量设计的凹面具有一定消像差的作用。

缺点：视野小，用镇纸放大镜需书架，以防止坐姿不良。

2. 远用光学助视器　远用光学助视器则主要是中远距离眼镜式助视器和望远镜，包括单筒望远镜、双筒望远镜等。

（1）中远距离眼镜式助视器　外观与常规框架眼镜相似，左右两边分别由前后两片镜片组成，工作原理跟单筒望远镜相同，通过旋转拉伸两块镜片的距离进行视物目标的放大或缩小。调节双眼中距离眼镜式助视器时先遮盖一只眼，进行调整另一只眼的清晰度。调整好再遮盖已调好的，进行另外一个镜片的调整。使用时最远可清晰观察 3m 处目标物，主要用于看电视等中距离。由于中远距离眼镜式助视器瞳孔距离固定，且镜面弯曲度较大，若视障人士头部较大，可能会由于两个镜片系统的光轴不平行而发生重影

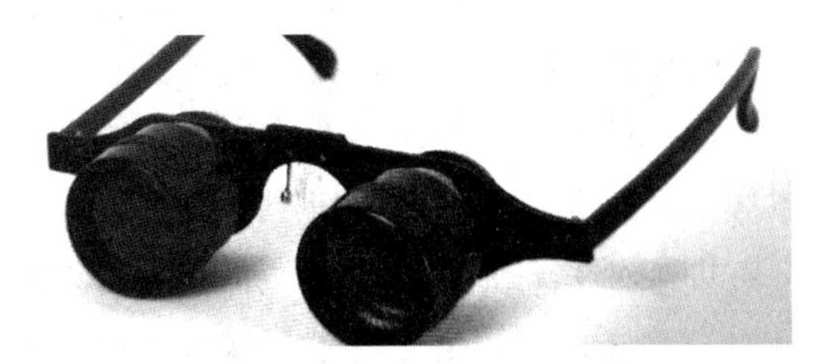

图 6－10　中远距离眼镜式助视器

（2）望远镜

①望远镜的光学原理：望远镜系统是由物镜和目镜两个光学系统组成，物镜为靠近注视目标的正透镜，目镜为靠近注视眼且焦度比物镜大得多，根据目镜的类型可分为伽利略望远镜和开普勒望远镜，若目镜是负透镜则为伽利略望远镜；若为正透镜，则是开普勒望远镜。伽利略望远镜：伽利略望远镜包括 1 个物镜（正透镜）及 1 个目镜（负透镜）。开普勒望远镜：该类望远镜物镜与目镜均为正透镜，目镜的屈光力比物镜的屈光力大的多。

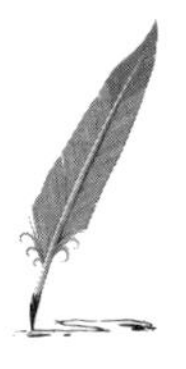

②望远镜的分类：望远镜可分为单筒望远镜和双筒望远镜。

单筒望远镜可以调焦，视物范围约为眼前 30cm 到无限远，使远处目标放大，携带和使用都比较方便；但因为倍率越高，视野越小，即高倍率视野明显缩小，景深短，不便在走路时使用，不支持双眼视觉。

单筒望远镜中长度较短的为目镜，较长的为物镜。目镜视物图像较大、视物范围小。物镜视物图像缩小、视野放大。使用时通过目镜观测，旋转镜身达到视物最清晰点进行视物。

双筒望远镜形似眼镜。在使用过程中通过调整光心距手轮，找到合适的瞳距，根据目镜观测，旋转镜身达到视物最清晰点进行视物。它是可调焦的，视物范围约为眼前 30cm 到无限远，使远处目标放大，支持双眼视觉；同时也因为它倍率越高，视野越小，即高倍率视野明显缩小，景深短，不便在走路时使用，质量也会较重，携带不便。

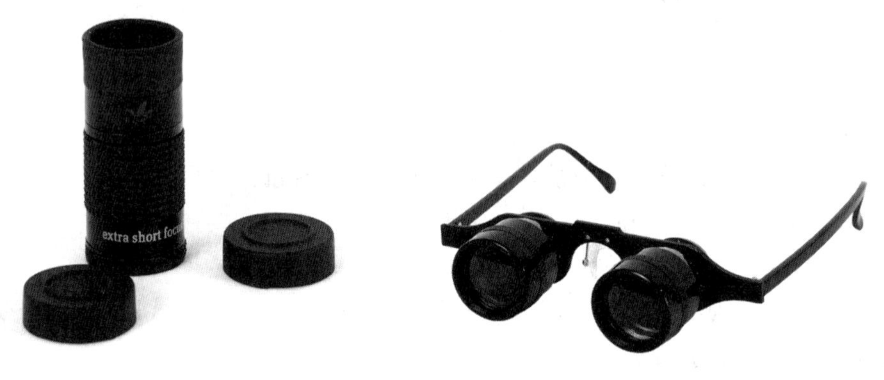

图 6－11　单筒望远镜　　　图 6－12　双筒望远镜

（二）电子助视器

电子助视器包括手持式电子助视器和台式电子助视器。

1. 手持电子助视器　手持电子助视器是一种便携、自带屏幕机体、内嵌摄像头的手持电子助视器。大多数为近用，部分具有远用功能。可通过内嵌摄像头压贴目标内容传输至机体屏幕，使用者使用按键操作进行放大或缩小、改变对比度等设置改善目标内容的阅读环境提高阅读效率。在使用时要掌握摄像头的位置，通过借鉴物来掌握换行的方法。它的画面清晰，无像差，亮度、放大倍率可调级，可变化底色，改变目标物对比度，适合不同低视力眼病患者，方便随身携带。但是它的屏幕较小，阅读范围受限，所以多为近用有的可在平板电脑或手机内安装助视软件，也可达到近用助视器的效果，其接受度高。

2. 台式电子助视器　台式电子助视器通过外置摄像头将近或远的阅读目标传输至显示器中，对阅读目标进行放大、缩小或改变对比度等方式处理，提高视障人士的阅读功能。对阅读目标的搜寻定位，根据视障人士自身情况设置放大倍率及对比度等功能要求，掌握视近或视远目标的阅读方式。

（1）放大原理　台式电子助视器是用摄像机将物体摄入放大后在显示器上显示出来，实际是投影放大作用的原理，即相对体积放大作用和相对距离放大作用的结合。如果从 25cm 的距离来看闭路电视的时候，相对距离放大作用等于 1 或 1 个单位。从上述可以明显看出闭路电视助视器在阅读距离方面的优越性。

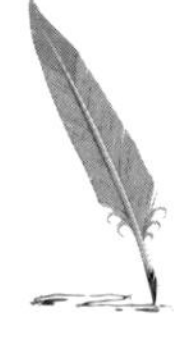

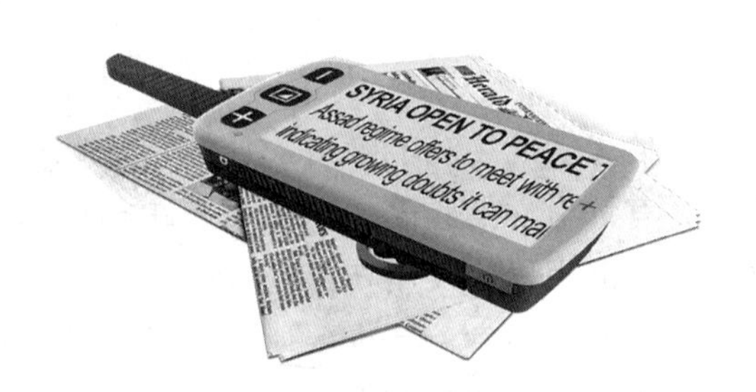

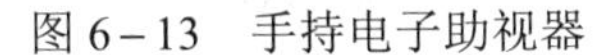

图 6－13　手持电子助视器

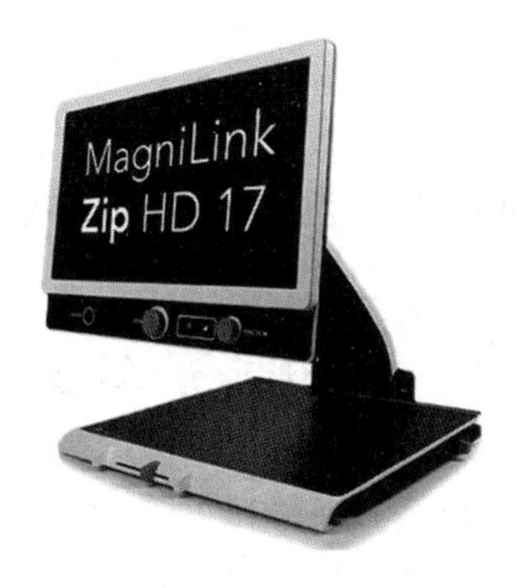

图 6－14　台式电子助视器

（2）优点　①放大倍数高。比传统的一般光学助视器放大倍数高，有些闭路电视助视器的最高放大倍数为 60 倍，这是一般光学助视器无法达到的，且放大倍数变换也很容易，但也应该明白倍率无限的放大或提高不一定能够提高患者功能性视力。②视野大。闭路电视助视器较一般光学助视器的视野大，更有利于严重视力及视野损害患者。③可有正常的阅读距离和使用正常辐辏。④对比度及亮度可以改变。有些患者在对比度提高的情况下，视力有所提高；而有些患者如果怕光，可以把亮度调低。

（3）缺点　不能随身携带，价格相对较高。

（三）其他助视技术

1. 滤过有害光线　采用滤光镜可有效阻挡有害光线进入眼睛，提高对比敏感度，保护眼睛免受蓝光、紫光和紫外线的辐射及干扰。低视力专用滤光镜是一款佩戴矫正眼镜的同时也可佩戴的滤光镜。能阻挡有害光线，提高对比敏感度，防止眩光。但也因为有些镜片颜色稍深，视物时失真，不易被接受。

2. 改善照明　对于视障人士选择合适的照明有助于提高患者的舒适度、对比敏感度，在一定程度上可以提高视力。黄斑部损害、视神经萎缩、病理性近视等，常需较强的照明；白化病、先天性无虹膜角膜中央部混浊等，常需较暗照明；角膜中央部混浊或核性白内障，照明需暗一些，要注意避免强光使瞳孔缩小，视力下降；白内障术后无晶体眼在强光下易出现眩光，因而常需较暗照明；老年视障人士往往比正常老年人需要更强些的照明。

3. 增加对比度　合理的改造家居环境，包括墙壁颜色、地面平坦无障碍、家具与环境色彩搭配、开关插座的标识等等，进而保护视障人士的行动安全，提高生活的方便性。改造时要符合视障人士视力情况、眼病特点、生活习惯等。根据视障人士的功能需求，对视障人士阅读或视物环境目标进行对比度的改变，让目标物跟环境有强烈的色彩反差，从而帮助视障人士更容易辨认。如书及刊物应有强烈的黑白对比。

4. 放大目标物　注视目标越大，对视障人士所张的视角越大，越容易被患眼看清。尽量将患者阅读的和家中需要辨认的物体加大尺寸，如大字印刷品、大字号的电话拨号盘、大本日历、大字挂钟等等。用于视障儿童或其他年龄患者的文娱活动，如大扑克牌等。

5. 减少目标物拥挤现象　可使用裂口器及线条标记减少目标物拥挤现象。裂口器是一种专门为视障人士制作的阅读卡片。在整个深色的纸板上开一条窄长的缝隙，放在书籍或报刊上，只露出当前阅读的 1～2 行，由鲜艳颜色的纸板制成，裂口大小与相应文本相适。可以使视障人士更加容易找到文字，避开了整排文字的拥挤效应。在一定程度上提高视力，减少阅读带来的疲劳。但这种方法也会使阅读范围受到限制。

考点提示 助视器的选择与使用训练方法。

二、助视器的选择与使用指导

助视器的选择需要进行专业的验配，综合评估患者的视功能障碍、身体总体情况、生活环境、使用需求、经济能力等，做到个性化、有针对性的验配。在我国，许多低视力患者常常与其他家庭成员住在一起。在这种情况下，助视器主要用在家庭日常活动中，如使用助视器看电视、玩扑克牌等。对一般无特殊要求低视力者，至少要让他们能够观看电视节目，以提高生活质量。有些从事音乐、绘画、书法工作者要求解决中距离（1m 左右）工作问题。文化层次不同，对低视力康复的需求也不一致，对于知识型，首先是解决阅读和书写问题。如果患者患病前就极少阅读，让他学习阅读是不明智的。为满足这些需求，90%以上的低视力者会使用眼镜式助视器、手持助视器和立式放大镜。

选择助视器时还要考虑到实用性、易得性等，不在乎助视器越多越好，要注重不同光学助视器的配合使用，注意光学助视器与非光学助视器、非视觉型助视器的综合使用。如常使用粗横格线条纸，粗重的黑色线条与白纸对比非常明显，便于低视力患者写字。各种印有大字的书刊、报纸等，可供给视障人士阅读。煤气或烤炉的开关都有凸起标志，或有大字标明。低视力者适合用带大字拨号盘的电话，每个低视力者都应有一个紧急使用的电话本，包括其常用及急需的电话号码，因为字大，不用助视器也可以看清。杯子里可以放置防溢报警器，当水倒入杯中即将溢出时，报警器会发出响声。许多低视力者要经常或每天服药，为避免服错药物，可使用带有放大镜的注射器，可以通过放大镜看清注射器上的刻度，特别适合于患有糖尿病的老年低视力者，可用它注射胰岛素。总之，有许多辅助器具可以作为低视力者的治疗师或护理人员，在日常生活中向低视力者介绍及训练如何利用残余视力，有困难应及时发现并帮助解决，主要内容包括低视力者在家庭院落中经常走的路，地面是否平整，有无障碍物，道路是否太滑，有无台阶等；室内及走廊中照明如何，室内物件及家具排列是否整齐、简单，地面与墙壁、桌面与桌上物品对比是否清楚，注意家具表面、镜子反光情况，避免产生眩光；注意电器插头、开关，有无触电危险等；能否自己烧水、做饭，自行使用各种厨房用具（包括刀等锐利设施与器具）有无困难；开关煤气有无问题，浴室中有无防滑设施等；刮胡须、整理头发、面部简单化妆、剪指甲、洗熨衣服、缝纽扣、辨认各种衣服、鞋袜等的能力如何。指导者还要评价每位低视力者在定向及活动方面存在的问题，对其进行定向及活动方面的训练，从而提高其独立活动的能力。正确指导助视器的使用也是低视力者获得视力康复的关键因素，只给予助视器而未经训练的成功率不足 50%。根据视力、视野及对比敏感度的检查结果确定低视力者的屈光度范围，当屈光范围确定后，依次拿出光学助视器、非光学助视器和电子助视器指导其选择使用。在助视器的辅助下进行功能性视力的训练，包括近用训练和远用训练两项内容，每项内容又包括固定注视、定位注视、视觉追踪、视觉搜索、视觉辨认、视觉记忆等项内容，开始时可使用视觉训练图谱进行训练，之后逐渐过渡到日常生活中的训练。

（一）目标定位与注视训练

望远镜加小带子，套在手腕上，在目镜上贴上明显标志，保持手肘的稳定。不能稳定者，可将望远镜固定在支架或眼镜上。训练使用者集中看一个目标的能力。帮助使用者学会注视某一目标，使要看的物体进入视觉最清晰的区域，以便更清晰地看清物体。而后把

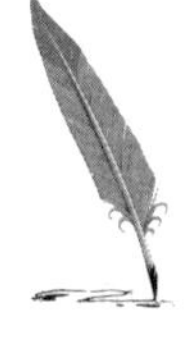

视力固定注视在物体上，并学会向不同的方向注视。有中心暗点或岛状视野的患者要注意练习旁中心注视。学会使用助视器调焦，并反复训练直到熟练。

（二）视觉辨认训练

帮助患者识别颜色，辨认物体形态，利于巩固和提高注视技能。在训练中主要指导患者观看事物识别图形，模仿训练，对物体的位置远近、大小、色彩深浅和灯光明暗进行对比训练。

（三）视觉追踪训练

视觉追踪训练指追踪物体能力的训练，是阅读和书写过程中必不可少的视觉技巧。患者可以训练眼追随弧线线条的能力，线条由粗到细，由简单到复杂变化，也可以训练眼追随空中移动的道具的移动能力，要求与目标同时移动，提高眼球运动技能。

（四）视觉搜索训练

视觉搜索训练指利用视觉系统搜索某一特定的目标，集跟踪和辨认于一体的扫视技巧。在训练中要有一定的方向性，要平稳地运动，可以从一侧到另一侧，也可以由上到下，通过定的方向和顺序、一些不同点和相同点，对目标进行搜索训练。

（五）视觉记忆训练

视功能发展的高级阶段，看到目标仅仅是视觉的一方面，必须通过记忆组织才能变成完整的物象。在训练中，要注意部分与整体的关系，从有序训练到无序训练，由简单到复杂，速度由慢到快，逐渐建立记忆过程。

老年低视力者往往较年轻低视力患者需较长的适应时间，在训练过程中要复习各种助视器的原理，回答患者提出的各种问题，并再一次告诉他们使用助视器的目的。初诊患者 2～3 周后复诊，评估其视功能康复情况并适当调整助视器，给予最后处方。会见患者时，最好由家属陪同，使家属了解患者的需要及如何训练，在患者离开低视力门诊或康复中心以后，家属常常可以帮助患者进行训练。

第三节　电脑辅具

扫码“学一学”

一、基本概念

智能辅助器具不仅可以满足人们移动、生活的需求，还可以加强残疾人与外界的沟通交流，实现学习、工作乃至回归社会的愿望。电脑辅具针对残疾人，由于肢体、感官、行动、认知或其他身体功能缺损及受限，需要借助特别的设备、设计或调整，以便与正常人一样顺利操作计算机，这种设备、设计及调整就是电脑辅具。肢体障碍及视力障碍者多可通过计算机类辅助器具代偿功能，满足自身与外界的交流，实现操作计算机上网、学习、交流互通乃至工作，学习知识、了解世界，实现自身价值，回归社会。

换言之，电脑辅具是用来提高或增进功能障碍者操作电脑的质量，降低功能障碍对其使用电脑的影响。该装置可以是市面上现有的成品，也可以量身定制，满足特定的功能要求。广义来说，视、听障碍与肢体障碍的人都可能会有电脑辅具的需求。

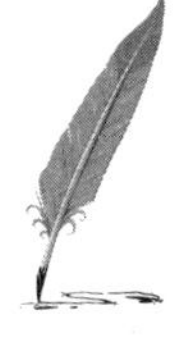

考点提示 电脑辅具的定义。

二、电脑辅助器具的特征及适应证

（一）电脑与屏幕类

包括台式电脑、笔记本电脑、桌上液晶屏幕或触摸屏幕等。

（二）键盘类

一般键盘类 依照环境需求选择有线键盘或无线键盘，依照个案能力选择“传统按键”或“浅压键”，依照个案视觉辨识能力选择“分色区键盘”“分色字键盘”“同色键盘”或“同色字键盘”。也可使用替代性标签，达到上述分色的功能，均用于增加按键的视觉对比和清晰或是增加触觉信息。由于标准键盘以文字、符号或字母分成多种按键，对某些执行按键之精细动作有困难的肢障者可能太过复杂，而造成电脑输入的困难；可建议个案利用单一按键的护套或贴纸，改变键盘的外观，或在按键的表面上增加颜色对比，以利键盘的视觉指引，避免碰触到不必要的按键。

（1）手写板　可配合“屏幕键盘”当成鼠标板输入。适合不会任何输入法但可书写者或因关节活动度受限使用一般键盘者。

（2）迷你键盘　迷你键盘的按键空间设计较密，特色是重量轻且尺寸小，可减少按键范围。迷你键盘适用于关节活动度受限，但精细动作较佳的个案，如有些肌肉萎缩症者。因为这类型之个案的动作活动度有限，他们操控键盘的空间范围往往无法触及普通键盘的所有按键。

（3）按键加大键盘　按键尺寸较大，适合手部精细控制协调能力不佳的个案使用。

（4）组合键盘　提供按键大小、复杂度不同的版面设计的按键供用户选择，可依个人需求设计版面。按键之间空间较宽，按键数目较少且尺寸大。在按键的设计上常借由图片、照片或物体来表示，并且采用薄膜式设计，使触键更轻巧，灵敏度更高，适合手部控制能力不佳的个案使用。

（5）摩斯码键盘　此系统利用单一按键以摩斯编码方式，取代庞大的键盘。摩斯码是将所有字母、数字及标点符号用特殊符号的重新排列来代表，摩斯码键盘适用于只能控制一个或两个动作并且认知功能极佳的重度肢体障碍者，用单一按键以摩斯编码方式输入文字或数据。

（三）鼠标类

1. 对于操作鼠标移动功能有问题的个案，目前市面有下列几种替代性鼠标类型可供选择

（1）轨迹球鼠标　轨迹球鼠标的外观像是一个翻过来的旧式鼠标，为一个滑动球体置于不动的基座上，几个大型开关取代鼠标原来的左右键。使用者可以用手或其他大动作来操作基座上的滑动球体，控制光标的功能。轨迹球适用于无法使用传统的一般鼠标，但可以使用点选辅助器或单独一个手指操作电脑者；或是操作鼠标指针时，需分开移动与点选功能者和精细动作不佳者。临床上，使用此类鼠标的个案（如脊随损伤、肌肉萎缩或脑性麻痹个案等），可依手部动作角度来选择不同尺寸的轨迹球鼠标；另外也需要评估拖曳功能，是否需外加改装。

（2）游戏杆鼠标　游戏杆鼠标的特色是方便用户可以利用捉握游戏杆的方式操作鼠标

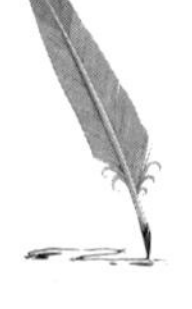

上、下、左、右的移动，再搭配利用按键方式，操作鼠标左右键或左键按两次、拖曳等特殊功能。游戏杆鼠标适用于握控标准鼠标困难者，可以增加这些个案使用电脑的动机，也能作为练习操控游戏杆式电动轮椅的前驱训练，是一种很常用的替代性鼠标，可依个案能力选择游戏杆的模式（如电动轮椅界面的选择），也能安排按键的排列位置。许多脑性麻痹的个案，都可使用游戏杆鼠标解决他们操作电脑的困难。

（3）风火轮鼠标　为双滚轴设计，包含两个特大、易操作的按键，原设计为给预防或针对腕隧道症候群的人使用。用户主要是以手指控制鼠标指针的移动、点选和拖曳，可降低使用手腕和手臂的动作。风火轮鼠标也可提供给需分开移动与点选功能的用户和精细动作不佳的使用者来使用。

（4）按键鼠标　按键鼠标的设计为利用按键方式操作鼠标指针的上下与左右键，适用于握控标准鼠标困难的患者使用。

（5）键盘数字键代替鼠标　透过调整鼠标键功能设定，将一般键盘左半边数字键盘的部分变成鼠标的操作接口。调整鼠标键功能设定的操作方式为利用微软窗口操作系统的辅助功能选项中的选用鼠标键功能，就能让数字键盘变成鼠标，用户可以配合“屏幕键盘”来操作。

（6）多键开关鼠标　多键开关鼠标的使用，通常需改装或外加转接器，以提供多键开关取代鼠标移动或点选的功能，设计原理类似按键鼠标的操作模式，但可接任何形式的特殊开关，适用于握控标准鼠标困难的用户。

2. 对于操作鼠标点选功能有问题的个案，目前有下列几种方案可供选择

（1）调整双击反应时间　对于手部精细动作不佳的个案，可能无法执行快速连续双击鼠标键，则可以调整连续双击鼠标键的反应时间，也就是将鼠标两次点选的时间拉长，依个案可以控制的能力来设定。另外也可以利用微软窗口操作系统之控制面板中调整光标或图标大小的功能，让个案更容易点选目标物。

（2）将双击改为单击　部分手部精细动作不佳或认知能力不足之个案，适合操作将连续双击鼠标键调整为单击鼠标键击功能设定的鼠标。

（3）一个单键开关代替左键或右键　可利用鼠标改装后或使用鼠标左右键仿真器，两者都可以接上特殊开关代替左键或右键。适用于可以移动鼠标但无法同时操作标准鼠标左键或右键者，或拖曳有困难的使用者。鼠标左右键仿真器的使用方式：先把鼠标左右键仿真器接上电脑，再把最适用的开关插在产品开关插座上即可。操作方法是按照开关按住时间长短来选择你要的鼠标左右键功能：左键一次，右键一次，左键两次及拖曳功能。

（4）两个单键开关代替左键和右键　利用鼠标改装后，可以接上两个特殊开关分别代替原左和右两键。适用于可以移动鼠标但无法同时操作标准鼠标左右两键或拖曳有困难的使用者。

（5）使用自动点选功能　可以利用特殊软件设定为自动点选方式，适用于按上述方式操作都没办法解决鼠标点选问题的用户。

3. 对于操作鼠标拖曳功能有问题的个案，目前有下列几种方案可供选择

（1）将左键改成单键开关　在操作时为以一手按压单键开关，另一手移动鼠标，可解决前述问题。

（2）使用快速按键　也就是使用 shift 黏滞键，再使用 ctrl+C 与 ctrl+V 方式进行复制，也可实现拖曳的功能。

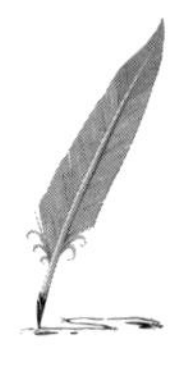

4. 其他部位控制鼠标 部分个案在经电脑辅具需求与身体功能评估后，需要建议使用手部以外的其他部位控制鼠标，即非用手部控制的替代性鼠标。

（1）吹吸嘴控鼠标 嘴控鼠标的设计为让用户用嘴巴咬住游戏杆，使用嘴咬游戏杆来操控鼠标上、下、左右移动，另利用吹吸动作来启动鼠标左右键的按键点选动作。临床上适合可坐在轮椅上的四肢瘫痪个案，吸气与吹气能力尚可的个案。

（2）足控鼠标 足控鼠标的设计为让用户以足部跖屈、背屈、内翻和外翻等动作来操纵。

（3）红外线鼠标 红外线鼠标的设计是使用红外线发射和捕获设备，装置可固定在屏幕上，并让用户在头部或其他身体部位贴反光片，以利用代表头部或其他身体部位位移情形的红外线反光来操作鼠标；红外线贴片感应鼠标应具备以移动肢体或五官动作来操控红外线侦测之反光贴片，以控制电脑屏幕光标并可执行鼠标左键或右键之功能。适用对象为渐冻人、四肢瘫、肌肉萎缩症等四肢瘫痪者；或其他手部或足部动作严重受限，但有其他替代部位控制能力佳的使用者。

（4）眼控鼠标 眼控鼠标的设计是利用传感器侦测瞳孔位置，以眼球动作来操作鼠标。用眼睛取代鼠标：在图像处理程序分析眼球影像后会计算出瞳孔的中心点位置，并将瞳孔中心点坐标对应至屏幕坐标，系统便可求得用户的屏幕注视点，系统再将鼠标移往该处，使用者便可利用眼睛的移动来控制鼠标位置。屏幕上可显示键盘画面，用户的眼睛可执行鼠标功能操作输入。

（5）单键鼠标 针对动作严重受限的使用者，利用剩余单一方向动作执行特殊开关按键，以使用者按住开关的时间长短来操作光标及左右键的所有功能。长按键与短按键间不同的搭配可执行鼠标的所有功能。

（四）软件接口

1. 语音识别系统 语音识别系统为允许用户用声音来输入数据或控制电脑，经自动化学习过程，直接输入与操作鼠标，适用于有生理障碍而不能使用键盘的电脑用户；用口述来打字以代替使用键盘的电脑用户；以及说话清楚但是四肢瘫痪的肢体障碍的电脑用户。

2. 屏幕键盘软件 屏幕键盘或虚拟键盘是一种软件接口，将标准键盘形象放置在屏幕上，再通过鼠标、触摸式屏幕、轨迹球、游戏杆或特殊开关等其他输入设备来选择按键。一般是利用微软窗口操作系统内建的屏幕小键盘或其他屏幕键盘软件。对于无法使用双手或动作协调性差的个案，则必须通过这样的装置来执行电脑输入功能。目前微软窗口操作系统内建的屏幕键盘均是英文的，虽然有许多中文的输入软件也有屏幕键盘，但是皆太小，并不方便肢障者使用。

3. 黏滞键设定 利用微软窗口操作系统的控制面板/键盘设定中，勾选黏滞键。可允许用户在按组合键时分开来按，可以锁 shift、ctrl、alt 等按键的状况。也就是只需要一键一键的按便可输入组合键。身心障碍者由于肢体动作控制上的限制往往无法同时按两个或三个按键，例如：重新启动时，必须按 ctrl+alt+del，使用黏滞键的功能，用户只需一次按一个按键，就能达到如同时按下三个按键时的功能。本项软件设定适用于只能使用单指输入，一次只能按一个按键的重度肢体障碍个案。

4. 筛选键设定 利用微软窗口操作系统的控制面板/键盘设定中的勾选筛选键，可避免因按下按键后停留的时间过长或放开按键时意外碰触而造成重复的字符。适合动作控制不佳而出现误触按键，导致屏幕上出现非预期的字的个案，利用筛选键的设定可以略过快速

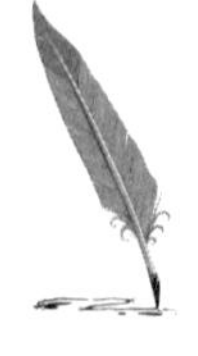

的意外触碰。另外，有些个案的动作控制能力不好，按下按键后无法立即释放，或由于停留在某一按键的时间过长，造成屏幕上出现一整列相同的字符；则使用筛选键并可以设定按键若干秒以后才算是有效按键。上述设定中包含设定字符重复速度，即允许调节重复键的间隔等待时间，以及频率延缓重复的时间，即允许指定一个按键被电脑感应前的等待时间。

5 抗震颤鼠标接口软件　针对手抖的个案（如：帕金森病、多发性硬化症或小脑萎缩症个案）开发的免费软件，可改善鼠标的操作效率，如：可抗震颤游标、解决按错键问题、快速启用/禁用滚轮键等功能。

（五）加强控制设备或配件

加强控制设备是指借由提供辅具来增加个案动作控制的能力，以增加其输入的速率及正确率。加强控制设备包括下列几项。

1. 键盘护框　是一种有洞的硬塑料覆盖物，可加装在标准键盘上。适用于手部控制不稳定的使用者，如徐动型脑性麻痹患者，或使用点选辅具（如口杖、手杖、头杖）者，避免误触其他按键以增加输入的正确性。

2. 手臂支撑器　手臂支撑器提供用户在打字或是使用鼠标时，让手部的稳定与支撑的一种设备。协助手臂或手腕稳定度不佳者，帮助其避免因上肢或肩颈疼痛而易疲劳者。当评估发现个案需要支撑以避免疲惫或疼痛时，或是可以在增加手臂稳定中提升使用电脑的频率时，便可以选择这项辅具，且目前市面上已经有许多量产的产品可供选用。

3. 按键锁　为一个固定在标准键盘上可转动的片状物，可移动以卡住 Shift 或 Ctrl 等特定按键。借用此物卡住一键后，只需要按一键便可输入组合键。按键锁适用于动作功能只能用单指打字者及受限于用口杖或头杖来打字者使用。

4. 点选辅助器　点选辅助器是一根棒子或是杆子形状的电脑输入点选器，用于敲打键盘上的按键。点选辅助器通常是用嘴咬住或穿戴在头上，也可固定在下颌或手臂上。点选辅助器适用于无法灵巧使用手指的个案，或必须用其他的肢体动作来替代手部的精细动作的电脑用户。可用来在标准键盘上输入文字或数据，或用以操作轨迹球、触碰式屏幕或替代性键盘。

本章小结

助听器是置于耳内或耳附近用以提高听觉障碍患者听力的小型设备。可分为耳背式（BTE）、耳内式（ITE）、耳道式（ITC）和完全耳道式（CIC）等基本类型，由麦克风放大器、受话器、各种音量音调控制旋钮、电池等元件组成。助听器验配评估程序包括前期准备、助听器预选、助听器验配适应性训练、助听器效果评估四个阶段。患者评估的重点是听力评估，但还应包括病史、社会背景和职业、动机、经济负担、使用环境等方面的评估。在助听器服务中，应围绕康复目标合理应用助听器，做好患者教育工作，提示并积极预防副作用的发生。

助视器是指可以改善视障人士功能性视力的一种装置或设备，包括光学助视器、非光学助视器的其他助视技术、电子助视器。在助视器的辅助下进行近用训练和远用训练。训练内容包括固定注视、定位注视、视觉跟踪、视觉追踪、视觉搜索、视觉辨认、视觉记忆

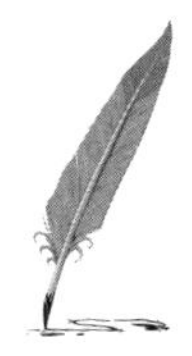

等。开始时可使用视觉训练图谱进行训练，之后逐渐过渡到日常生活中的训练。

电脑辅具泛指便于残疾人操作计算机的特殊装置。借用电脑辅具使残疾人可以像正常人一样享受信息技术的生活。目前的电脑辅具主要有屏幕类辅具、键盘类辅具、鼠标类辅具、软件及专用设备和配件，适于不同用户的需要。

（于洪柱）

扫码“练一练”

习　题

一、选择题

1. 以下哪项不是迷你键盘的特点（　　）

A. 重量轻　B. 尺寸小　C. 精细活动差人士　D. 关节活动受限者

2. 以下哪项不属于计算机辅助器具（　　）

A. 大字计算器　B. 操纵杆　C. 按键鼠标　D. 显示器

3. 耳内式助听器的缩写（　　）

A. ITE　B. HS　C. ITC　D. CIC

E. CROS

4. 耳模从质地上分为（　　）

A. 卡口式、耳道式、壳式、半壳式、骨架式、开放式等

B. 软耳模和硬耳模

C. 一次成型耳模和定制耳模

D. 藻酸盐耳模和硅胶耳模

E. 全耳式耳模和半耳式耳模

5. 在听觉康复评估中，言语最大识别率≥90%属（　　）听觉康复级别

A. 二级　B. 三级　C. 四级　D. 一级

二、思考题

彭先生，30 岁，由于车祸导致脊髓损伤，四肢瘫，在医院进行多年的康复训练。平常多数时间均为在家卧床。意识与认知正常，表现的功能障碍有：不能独坐、站、行走、上肢功能不佳等情况，个案现使用可躺式手动轮椅（含减压坐垫与躯干侧支撑）。因全身运动功能受影响，进食、移位、操作电脑等主要活动都由外籍看护协助，个案居家环境符合无障碍设计，但房间内空间较小无桌面电脑摆放的空间，经社工转介建议到辅具中心进行电脑辅助器具的适配评估。个案希望能寻找可以独立操作电脑的设备，打发平时的休闲时间。试为该患者制定辅具适配训练方案。

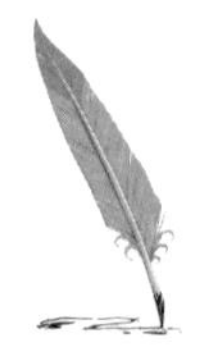

第七章

康复工程新技术

学习目标

1. **掌握** 康复机器人的工程技术原理及应用、虚拟现实技术的特点、步态分析的应用。

2. **熟悉** 虚拟现实技术的关键技术与核心设备、步态分析系统的原理、外骨骼机器人的应用。

3. **了解** 外骨骼机器人原理、功能性电刺激技术、脑机接口技术、智能假肢发展与应用。

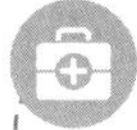

案例导入

患者：男，37岁，右侧桥脑脑梗死，左侧肢体活动不利，言语不清。初期评定：

FMA（左上肢）：14分（曲/伸肌共同运动不充分）

手功能：废用手，手指机能0级

MAS：左上肢1级，腕手低下

FIM：69分，中度依赖

康复目标：促通左上肢分离运动，提高左侧上肢及左手主动运动控制能力，促进肌张力正常化。

请您为张先生制定应用现代康复工程技术的治疗方案。

对于脑卒中和脊髓损伤患者，其典型症状是偏瘫和截瘫。现代康复医学认为，在患者病情稳定之后，应及早开始康复治疗。随着我国进入老龄社会，大量老年人、残疾患者、失能者也需要康复和辅助器具，然而，目前康复医疗资源非常紧缺，而且存在人力消耗大、效果有限等问题，在此背景下，康复机器人的出现可以有效地缓解康复医疗资源供需矛盾。

在康复自动化设备中，为了使康复设备的训练以及假肢更符合患者的意愿、更自然，工程领域中的新技术脑机接口技术、多传感器融合技术也被应用到康复设备中，为了提高患者的治疗兴趣，先进VR技术被增加到康复训练设备中。本章就康复机器人、步态分析系统、智能假肢、功能性电刺激技术及其应用工程中的先进技术进行介绍。重点介绍康复机器人、脑机接口技术、VR技术。

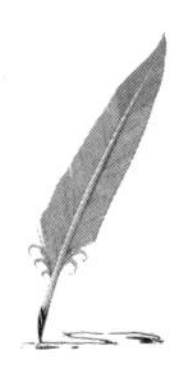

扫码“学一学”

第一节　康复机器人

一、康复机器人概述

传统的康复训练方法主要是由人工或者借助简单器械带动患肢进行，这类训练方法一般需要较多的医护人员辅助，而且医护人员的体力消耗很大，很难保证训练的强度和持久性；同时也受医护人员主观因素的影响，很难保证训练的客观性、精确性和一致性。而且目前人工的成本在上升，致使相当一部分患者没有机会接受治疗。

康复机器人是用于康复的机器人，它的目标是实现替代或辅助康复治疗师，简化过去一对一的繁重劳动。它是先进的工业机器人与临床康复医学相结合的一种自动化康复治疗设备，能够发挥机器人擅长执行重复性繁重劳动的优势，并可实现精确化、自动化、智能化的康复治疗，增加患者接受康复治疗的机会，有助于患者功能的恢复，提高患者的生活质量。

康复机器人一般可分为治疗型机器人和辅助型机器人。治疗型机器人主要用于功能障碍患者的康复治疗，改善其缺失的功能；辅助机器人主要用于帮助老年人和残疾人更好地适应日常工作和生活，部分补偿其弱化的机体功能。

康复机器人目前主要适用于如下三类患者的康复。

1. 神经损伤　治疗型康复机器人主要集中在神经损伤患者运动功能的再训练上，如脑卒中、脊髓损伤、脑外伤、帕金森病、多发性硬化患者。

2. 儿童发育障碍　治疗型康复机器人还能用于儿童发育障碍患者，包括与孤独症儿童进行沟通，观察和教育脑瘫患儿，评估儿童认知障碍。

3. 残疾人和老年人　治疗型康复机器人可以帮助他们运动训练，实现功能重建，辅助型康复机器人不但可以照料他们的日常生活，还能帮他们找回自信、自尊的感觉，重新融入社会。

二、康复机器人的工程技术原理

（一）训练模式与控制策略

康复训练方法是康复机器人系统设计的重要内容。早期设计的康复机器人一般只提供被动接受训练，而没有运动意图的参与。这种训练方法主要是为了减轻治疗师的繁重体力劳动，增加患者康复训练、恢复肢体功能的机会。例如临床上大量应用的持续被动运动（continuous passive motion，CPM）机。

而现代康复医学认为，运动康复训练主要基于神经系统的可塑性原理，其根本目的是激发患者中枢神经系统的重组和代偿，实现患者神经系统功能的康复，进而恢复患者的运动功能。有患者运动意图主动参与的康复训练对于患者神经系统重建和运动功能恢复更加有效。随后的康复训练中开始增加患者主动参与的模式。在主动康复训练中，机器人的辅助模式必须根据患者病情的不同进行相应的调整，实现个性化的训练。在康复初期患者肌力较弱，一般需要机器人提供较大的驱动力辅助患者完成运动训练；而随着患者肌力的逐渐恢复，机器人可以逐步减小辅助力，并逐渐由助力逐渐转化为阻力，以加大患者的训练

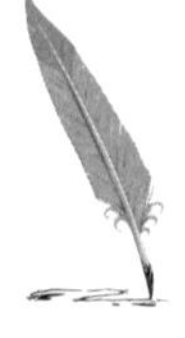

强度，改善康复效果。近年来，学者又提出了镜面对称、误差放大、虚拟隧道、虚拟力场等训练方法，进一步丰富了机器人辅助的康复训练模式。

良好的康复机器人应该是安全、有效、舒适的自动化设备。充足有效的信息源及智能的控制是实现优良的康复机器人的基础。把患者的肢体关节的运动状态反馈给控制单元，形成闭环控制，可以提高控制的精度及准确性，同时避免二次损伤。康复医学的临床研究表明，有患者运动意图主动参与的康复训练对于患者神经系统重建和运动功能恢复更加有效。所以信息源可以分为两类，一类来自肢体的运动状态，一类来自患者的运动意愿。

（二）信息源及控制方式

1. 运动信息源及控制方式　目前国内外常见的可检测的运动信号主要是位置类信号以及触力觉信号。用来检测位置角度类信号的传感器主要有：位移传感器、弯曲度传感器、光学编码器、磁增量编码器、角度型数据手套、三轴陀螺仪、加速度计、霍尔传感器等。

位移传感器、弯曲度传感器、三轴陀螺仪及加速度计主要是安装在外骨骼机器人上，随着患者肢体的运动变化，传感器的内部参数也发生相应的变化，从而得出患者当前运动状态。位移传感器及弯曲度传感器测量患者肢体的弯曲角度，三轴陀螺仪及加速度计可以得到姿态角。光学编码器、磁增量编码器主要是安装在电极内部或者连接在电机的旋转轴上，通过几何关系产生的传动比以及自身的转角，便能够计算出关节转角。霍尔传感器沿着转轴安装用来做限位开关，限制外骨骼的转角范围，也可以用来测量肢体的角位移。

用来检测触力觉信号的传感器主要有电阻应变式传感器、硅压阻式力传感器、张力传感器、应变仪、电子皮肤、触觉传感器等。电阻应变式传感器、张力传感器、应变仪等力传感器主要是用来检测患者与外骨骼机器人之间的交互力，用以评估了解患者当前的康复状态。触觉传感器、电子皮肤等传感器主要是用来检测患者与外界环境之间的接触情况，用以实现康复过程中对患者的辅助以及在用于智能假肢时感知外界等信息。比如采用肌腱张力传感器测量肌腱的张力，可以获知手指抓取情形。

基于运动信号的控制主要可以分为位置型控制、力信号型控制、力位混合控制等。位置型控制是指依据训练需求，制定好肢体末端或操作空间上的运动轨迹，以运动轨迹误差或者运动速度误差为操作对象，使运动轨迹不断地偏向预设轨迹，从而使机器人按照预定的轨迹进行运动。力信号型控制以人机之间的交互力作为控制对象，使康复机器人能够按照意愿进行相应的运动，从而达到训练的目的。力位混合控制是指依赖于位置的偏差以及力的偏差对康复设备进行控制，从而达到更加精确与安全的控制。

2. 神经信息源及控制方式　人体生理电信号是载有人行为信息的神经脉冲传输到相关组织器官时所激发的电位和，直接反应人的意图。从患者身上提取生理电信号，通过对信号的识别，判断出患者的运动意图，以运动意图为依据设计控制器带动患者肢体进行康复训练。表面肌电信号（Surface eletromyogram，sEMG），在运动意图识别上具有良好的精度及实时性，被视为适合作为康复机器人控制系统的反馈信号。脑电信号主要由脑皮层的相关电位信息，分析出脑电信号与运动之间的相关性。

3. 多模态信息源及控制方式　多模态信息源融合可以弥补单个模态的不足，形成互补，从而达到更好的预测、分类、识别和控制的效果。按照融合的层次，可以将多模态融合分为 pixel level，feature level 和 decision level 三类，分别对应对原始数据进行融合、对抽象的特征进行融合和对决策结果进行融合。利用运动信号的控制由于采集处理数据的时间滞后，导致控制的实时性偏差，而 sEMG 信号超前于运动产生能有效地弥补运动信号的滞后性，

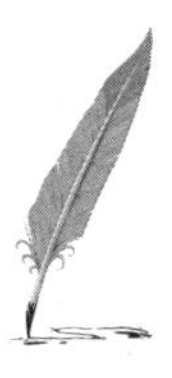

另一方面，sEMG 信号强模糊性等问题，可以被关节角度等运动信号弥补解决。因此，建立关节角度、人机交互力以及 sEMG 信号的多源信号融合的识别算法，能够更准确、实时地识别患者的运动意图，从而达到更加良好的康复效果。目前一种较多采用的方案是把神经信号和机械传感信号在特征层面融合。

三、康复机器人的应用

（一）康复治疗机器人

1. 上肢康复机器人

（1）常用的上肢康复机器人

扫码“看一看”

①MIT－MANUS 上肢康复机器人：麻省理工学院研制的 MIT－MANUS 末端康复机器人（图 7－1），是较早开发的有代表性的上肢康复机器人。它有两个自由度的水平桌面运动，可以实现肩肘关节的运动训练。基于阻抗策略的柔顺性控制策略，有主动、被动两种模式。大量的临床试验表明，MIT－MANUS 对上肢的运动康复有积极的治疗效果。

②MIME 上肢康复机器人：MIT－MANUS 只有两个自由度，与日常生活中上肢比较复杂的运动有差距。研究者在此基础上又研发了更多运动自由度的末端康复机器人。MIME 就是一款有 6 个自由度的上肢康复机器人（图 7－2）。机器手臂的近端被固定在一个夹板上，手臂远端的运动更自然。MIME 上肢康复机器人有 4 种工作模式，除了被动、约束、主动外，还有镜像模式。初步的临床实验表明，慢性脑卒中患者使用该款机器人辅助上肢训练，可以提高上肢活动能力。

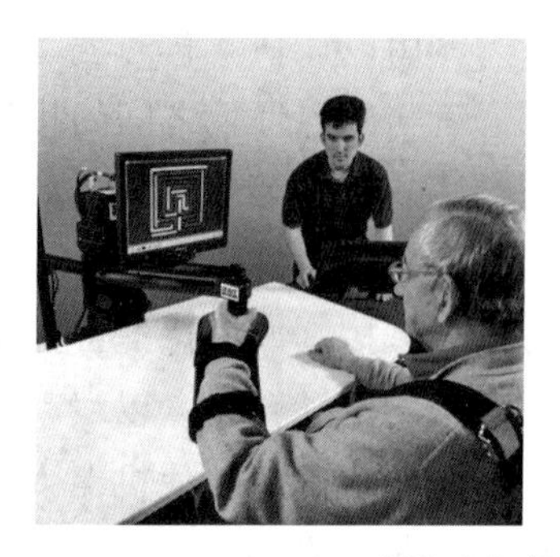

图 7－1　MIT－MANUS 上肢康复机器人

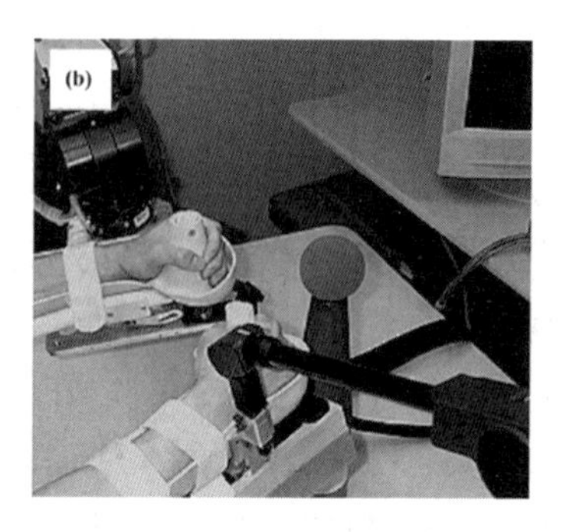

图 7－2　MIME 上肢康复机器人

（2）新型的上肢康复机器人

①ARMin 上肢康复机器人：弥补末端式上肢康复机器人难以对人体上肢关节进行精确控制的不足，有关学者提出了外骨骼式上肢康复机器人。最典型的是瑞士苏黎世联邦理工学院的 ARMin 上肢康复机器人（图 7－3）。它可以实现对整个手臂的支持。同时这款机器人采用虚拟现实技术，增加了患者训练的主动性。

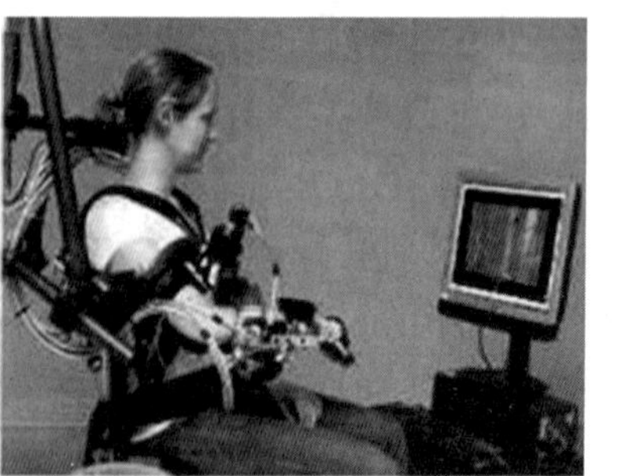

图 7－3　ARMin 上肢康复机器人

②日常生活活动训练机器人：结合了日常的生活活动训练和辅助治疗技术，产生了一种新的训练模式使运动更自然。目前，产生日常生活活动的功能轨迹还不足。

此外，还有美国的康复医院系统 Health South 开发的上肢康复机器人。该上肢康复机器人通过神经重塑的原理，利用机器人来帮助中风、偏瘫等有严重上肢功能障碍的患者通过上百万次的重复训练来激活患者脑功能重塑，帮助

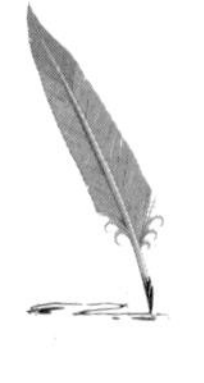

患者重获正确的运动模式。它具有被动、单点触发、多点触发、连续触发和主动 5 种运动模式，完全符合脑功能重塑的五个阶段，涵盖了 0～5 级肌力的患者在不同的康复阶段进行脑功能重塑训练。机器人内置的运动轨迹，完全符合上肢的日常生活模式，可进行上肢的 ADL 训练。

2. 下肢康复机器人　步态训练是神经系统损伤后恢复活动能力的重要方面。其中减重平板训练（body-weight supported treadmill training，BWSTT）是常用的方式。20 世纪 90 年代，许多研究表明，BWSTT 可以恢复脊髓损伤患者或脑卒中或偏瘫患者的步态。传统的训练至少需要 3 个治疗师，一个负责固定或移动骨盆，另外两个负责两侧的腿部活动。如果使用自动化设备只需 1 人。

（1）常用的下肢康复机器人

①LoKomat 下肢康复机器人：在下肢康复训练中，比较有代表性的是瑞士苏黎世联邦理工学院的 LoKomat 下肢康复机器人（图 7－4）。早期版本的该款康复机器人由下肢外骨骼系统、减重系统和跑台三部分构成，能实现两个自由度的运动。患者佩戴下肢外骨骼系统在活动平台上进行步态训练。外骨骼系统的髋关节和膝关节受系统软件控制，确保沿着预设的生理步态轨迹进行训练。新版本的该款康复机器人的下肢外骨骼系统增加了骨盆的侧向运动和髋关节的内收/外展运动，以实现更加接近人体行走的自然步态。该款康复机器人已获得较广泛的临床应用。

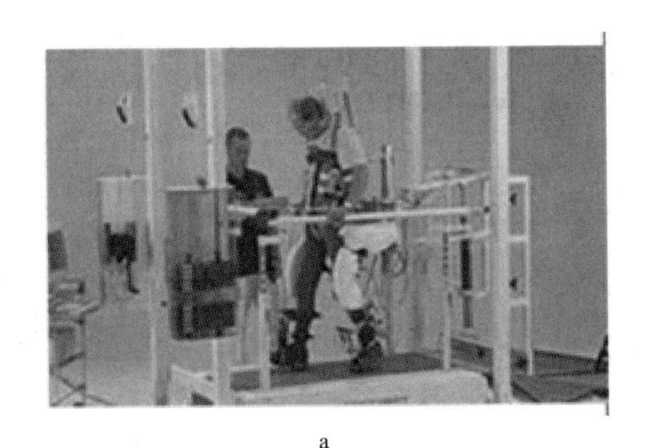

a

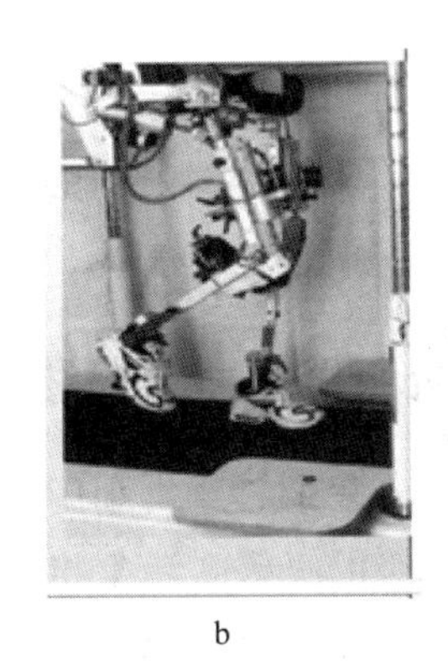

b

图 7－4　LoKomat 下肢康复机器人

②ALEX 下肢康复机器人：美国特拉华大学研制的 ALEX 下肢康复机器人包含 12 个自由度，是采用较多自由度实现自然人体步态的典型平台。

（2）新型的下肢康复机器人

①动力型康复器械（hart walker）：2007 年东京大学研制的动力型康复器械（hart walker）由两个竖立的膝踝足矫形器和一个四轮车组成。其腰部是连接在康复机器上的竖直杆，避免了摔倒。

②AutoAmbulator 步态康复训练机器人：根据支持体重的需要，患者通过连接带把大腿和膝关节连接起来。该设备在美国多个康复中心进行临床试验，以评估其有效性。

3. 认知治疗机器人　在儿童和成年人的孤独症、脑瘫儿童、唐氏综合征儿童的语言和运动治疗中，机器人的教育和激发用途越来越受到重视，这类机器人一般是体型较小像宠物一样的机器人设备，其目的是让患者参与到一种能促进其自身健康、发育和互动能力的模式中。典型的机器人包括用于治疗孤独症类似小琴海豹的 PARO 机器人和用于治疗脑瘫

儿童、唐氏综合征儿童的语言和运动能力的类似真人形状的小型 Cosmobot 机器人。

（二）康复辅助机器人

康复辅助机器人可以分为操作辅助机器人和移动辅助机器人两类。操作辅助机器人用于患者的作业治疗，使患者能够进行日常生活的康复训练进而增加患者的独立性。移动辅助机器人满足下肢功能严重障碍或丧失的残疾人老年人，满足他们行走同时完成一定的日常生活活动。

1. 操作辅助机器人 比较典型的是辅助患者完成洗脸、刷牙、进食等日常操作的机器人 Handy-I。最初是为脑瘫患者进食而设计，是一种低价而有效的康复机器人系统，目前在发达国家的严重残疾者经常使用这种机器人。以进食为例，食物被分在几个托盘中，当光线照射到想进食的食物时，可以按下按钮，想吃的食物便会被送进患者口中。

2. 移动辅助机器人 将智能机器人技术用于电动轮椅，使电动轮椅具有自主避障、导航和路径规划能力，便成为移动辅助机器人，而且这种机器人一般安装了机器手臂。移动辅助机器人一般由环境感知和导航系统、运动控制和能源系统以及人机接口。丰富的传感器，如超声波、红外线、霍尔传感器和视觉传感器用于获取环境信息。同时丰富的人机接口系统，便于使用者进行灵活方便的操作。

MIT 人工智能实验室的 Wheelesley，使用红外、超声波等传感器实现室内的自主导航，同时通过检测人眼运动代替鼠标完成人机界面的操作，完成对轮椅的控制。

扫码“学一学”

第二节　外骨骼机器人

一、外骨骼机器人概述

目前，康复中心通常利用更大型、更昂贵的固定设备帮助患者康复，但近年来在此基础上技术升级的穿戴式康复机器人即外骨骼机器人异军突起。外骨骼机器人基于仿生学和人体工程学的设计使其拥有牵引式/悬挂式康复机器人无法比拟的治疗效果与用户体验，同时使康复训练可以脱离康复中心，实现家庭可穿戴的康复训练。外骨骼机器人以其独特的优势在残疾人辅助及后期康复应用方面产生巨大的潜力。

外骨骼机器人是一种结合了人的智能、机械动力装置和机械能力的人机结合的可穿戴设备。最初主要为军事用途而研发，它可以在战场上增强士兵们的力量和忍耐力。后来逐渐被应用到医学领域，即帮助那些伤残人士。外骨骼的应用不仅仅是向截瘫患者提供机械腿，它还可以教他们如何学习再次行走。使用外骨骼行走，可以帮助患者随时随地进行康复，这样对于肢体复原很有好处。

外骨骼机器人分为负重（助力）型外骨骼和动力矫形外骨骼。负重型外骨骼用于增加穿戴者的负重能力，一般通过机械结构支撑或者分担加载到人身体上的负重。动力矫形类外骨骼机器人用于为有运动障碍的病人或老年人提供支撑、辅助或者矫正，帮助他/她们恢复能力，国际上比较有代表性的研究成果和产品是以色列的 ReWalk 和美国的 eLEGS。

二、外骨骼机器人原理

外骨骼机器人要能迅速判断使用者的意图，并给予恰如其分的帮助，同时有很高的安

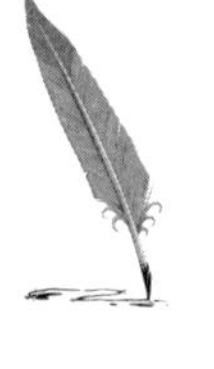

全性。使用者的意图可以通过肌电信号或脑电信号的采集来判断。力位传感器可以采集穿戴者的运动状态，作为反馈控制信号实现闭环控制，同时保证使用者的安全。

（一）外骨骼机器人的功能要求

外骨骼机器人是人机协同的康复设备。良好的人机交互是优良外骨骼康复设备所必需的条件。外骨骼要能及早的感知使用者意图，并把意图转换为输出力，及时的辅助使用者康复或行走。

1. 外骨骼机器人的控制要求 外骨骼机器人的控制模型可以分为感知层、控制层、决策层。决策层能对感知层的信息进行解码，运用一定的控制策略控制控制层中的执行器。控制系统需要确保外骨骼能快速准确地响应人体的各种动作，还要考虑外骨骼与不同操作者之间的默契，即需要有一定的学习能力，以适应不同操作者的运动特点。

2. 外骨骼机器人的机械结构要求 外骨骼机器人的机械结构要全面分析人体各关节的运动范围和运动特点。外骨骼各关节的运动自由度要考虑到人体相应关节，如膝关节、髋关节、踝关节等，确保其运动形式与人的运动形式相同。每个关节要有一定的运动范围，使其既不限制人体运动又确保动作的安全。

3. 外骨骼机器人的驱动机构要求 机器人的驱动机构要体积小、质量轻，并且能够提供足够大的力矩或扭矩，同时要具有良好的散热性能。目前的驱动方式主要有液压驱动、气压驱动和电机驱动。

4. 外骨骼机器人的人机交互要求 外骨骼机器人比较独特的两点是人和机器人有物理和认知的双重交互。物理的交互是指机器人能够增强人的能力；认知交互是指人了解机器人的能力并且始终感知到自己是在控制机器人。

（二）外骨骼机器人的肌电信号采集处理

基于生理电信号的人机交互是外骨骼的研究热点。肌电和脑电信号是应用比较多的生理电信号，这里主要介绍肌电信号。生理肌电信号（electromyography，EMG）是众多肌纤维中运动单元动作电位（motor unit action potential，MUAP）在时间和空间上的叠加。表面肌电信号（surface electromyography，sEMG）是浅层肌肉 EMG 和神经干上电活动在皮肤表面的综合效应，能在一定程度上反映神经肌肉的活动。表面肌电信号 sEMG 是一种交流电压信号，其幅值与肌力大致成正比关系。肌肉松弛、紧张度与 sEMG 电压幅度之间存在着近似线性关系。由此，肌电信号不但蕴含着力、运动、生理状态等多种信息而且可以预判运动意图。

sEMG 信号是一种微弱的电信号。正常肌肉运动单元电位幅值一般为 100μV～2mV，最高不超过 5mV。根据文献，sEMG 中往往混合着低频（接近直流）和高频的干扰信号，而有效的肌电信号频谱分布在 10～500Hz 之间。故从贴片电极检测出的信号需经过高通滤波（隔直处理）、高倍放大、低通滤波（滤除高频干扰）等信号调理过程。sEMG 信号是一种非平稳随机信号，其统计学特性随时间的变化而变化，信号由强度和传播方向不同，在分属不同运动单元肌纤维上传播的多个 MUAP 在信号拾取区域叠加而成的，这使得测量具有一定的随机性，在特征的提取和分类上也增加了难度。

（三）外骨骼机器人的驱动方式

外骨骼机器人的驱动方式主要分为液压驱动、电机驱动和气压驱动三种。

1. 液压驱动 以液态为工作介质进行能量传递和控制的传动方式。优点：惯性小，结构简单，可靠性高，工作稳定。缺点：受压液体容易泄露，工作噪声较大，能源使用效率低，传动速度低。比如美国研制的 BLEEX 系列外骨骼。

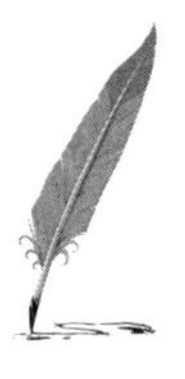

2. 电机驱动 利用电力设备并调节电参数来传递动力和进行控制的传动方式。优点：技术成熟，结构简单，无污染，信号传递迅速且易于实现自动化。缺点：动态平衡特性差，质量大，惯性大，换向慢。日本筑波大学的外骨骼机器人 HAL 系列。

3. 气压驱动 以压缩空气为工作介质进行能量传递和控制的传动方式。优点：结构简单，无污染，阻力损失少，成本低等。缺点：气动装置传动速度的稳定性较差，信号传递的速度慢，控制性较差。不适用于大功率系统。

（四）外骨骼控制原理

外骨骼机器人的工作原理是采集人的意图，并把意图转换为电机/液压的合适的输出力，从而实现对使用者的康复训练和帮助。目前获得人类意图有两种方式：直接获取操作者意图和间接获取操作者意图。

其中直接获取操作者意愿的方法有生物电信息数据或人和机器人之间的交互力。间接获取的方法是从外骨骼关节获取数据、估计操作者意图。目前能够获取的人体生物信号主要有 EEG 脑电信号（Electroencephalogram）、EMG 肌电信号、ECG 心电信号（Electrocardiogram）、EOG 眼电信号（Electrooculography）。外骨骼控制常用的是 EMG 肌电信号和 EEG 脑电信号。

直接获取意图的表面肌电信号（sEMG）的采集是通过表面肌电电极，间接获取操作者意图的方法是主要是通过力、角度来估计人类意图。力传感器的采集可以使用压阻式、压电式、应变式力传感器。角度的采集可以采用光电编码器。

1. 负重外骨骼控制原理 设计的目的是增强人体负重能力。以 BLEEX 为例，其采用的方法是把人体的负重通过外骨骼传递到地面上，设计足够多的自由度保证穿戴者感觉不到太多的机械约束，同时整机设计使末端的质量最小化。所以只设计了一个主动驱动的关节，即臀部驱动器。其他关节如膝关节和脚踝用的是阻尼器和弹簧。

在与人连接的部分采用了肩带、腰带、大腿捆绑、鞋子固定的方式。这样的连接能让外骨骼被动跟踪人的腿部运动。驱动器采用电机、减速带、弹簧作为动力输出链路。控制策略是根据人正常速度走路的时候做正功和负功的不同时间决定系统提供和消耗能量的时间，即决策用力的时间。

2. 康复外骨骼控制原理 驱动器采用了混合动力－气动肌肉和电机，其中气动肌肉用于补偿重力，电机用于快速控制。即电机力矩小但是响应快，气动肌肉力矩大但是响应慢。两者结合得到优势互补的很棒的阶跃响应曲线。

三、外骨骼机器人的临床应用

外骨骼机器人技术是融合传感、控制、信息、通信、移动计算，为作为操作者的人提供一种可穿戴的机械机构的综合技术。外骨骼康复机器人在康复及疗养领域上有着巨大的潜力，这类系统不仅能够对行动障碍进行治疗，未来还将在辅助老人行走、推迟老年痴呆症的发生等方面发挥独特的作用。

（一）康复型外骨骼机器人

1. ReWalk 下肢外骨骼（图 7－5） 以色列 Rewalk 公司是全球民用外骨骼系统龙头。该系统的主要用途是协助下肢瘫痪的病人能够再次站立行走。ReWalk 外骨骼已经在世界多个国家和地区的康复医院进行临床应用，也有很多截瘫病人康复的临床研究也用到了 ReWalk 外骨骼。

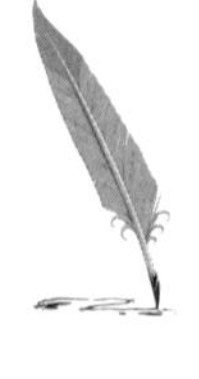

Rewalk作为第一个通过美国FDA的医疗外骨骼系统，最为独特的一项功能就是拥有“自然步态”——能够提供一种更自然的行走功能。所谓自然步态就是外骨骼系统能经过一段时间的磨合之后根据使用者的行走习惯和肌肉运动进行精密计算，最终“模拟出”最适合使用者的步态和移动速度。目前全球只有Rewalk的产品具备这项功能。用到的核心设备是具有独立知识产权的倾斜传感器技术。

2. eLEGS外骨骼　eLEGS外骨骼有一个下肢机械框架（图7-6）。机械框架通过拐杖进行控制。拐杖中含有传感器，向前移动右拐杖，则左腿随之向前移动，反之亦然。这种外骨骼很薄、很轻，操作起来很容易。在eLEGS外骨骼上，有一个粘扣带，一个背包式的夹子和肩部背带，任何人都可以在一两分钟内迅速穿上或脱下。eLEGS系统的电池能够保证使用者行走一整天，电量用完后需要换下来充电。

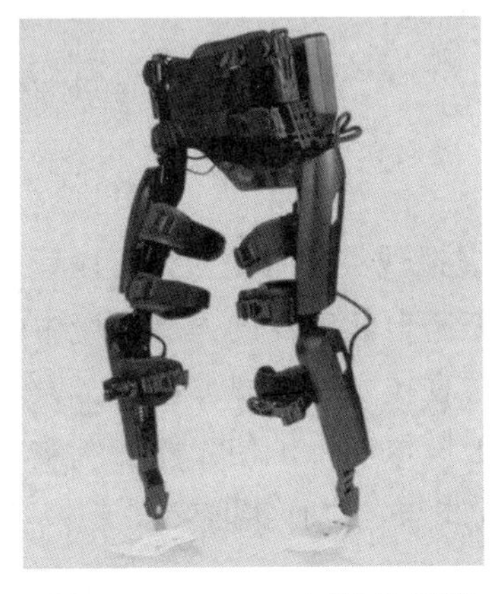

图7-5　Rewalk　下肢外骨骼

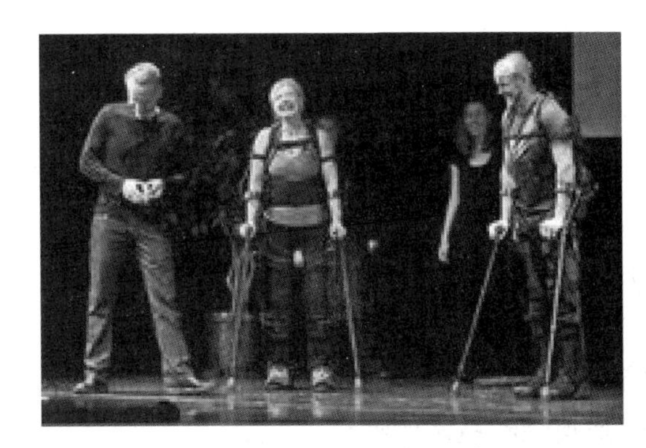

图7-6　eLEGS外骨骼

3. APO 髋关节外骨骼　意大利圣安娜高等研究院仿生机器人研究所研发了用于为老年人和下肢运动障碍的病人提供助力的髋关节外骨骼APO。该外骨骼通过电机串联柔性驱动器为髋关节屈伸方向提供连续的助力。

（二）负重型外骨骼机器人

1. BLEEX 下肢外骨骼　美国加州大学伯克利分校的研究人员研发的伯克利全下肢外骨骼（Berkeley Lower Extremity Exoskeleton，BLEEX）是第一套具有主动控制的下肢负重型外骨骼。主体结构包括双侧的仿生机械腿和背部固定负载的机械装置。每侧机械腿根据人体下肢的生理构造分为大腿、小腿和脚板，髋关节、膝关节和踝关节分别采用液压驱动。在运动过程中，背部负载的重量通过两侧的机械腿转移至地面，从而减轻穿戴者的自身负重。

2. HAL-5 混合辅助肢体　日本筑波大学赛百达因（Cybernics）实验室研制的HAL-5混合辅助肢体（Hybrid Assistive Limb，HAL）装有主动控制系统。肌肉通过运动神经元获取来自大脑的神经信号，进而移动肌与骨骼系统。HAL-5可以探测到皮肤表面非常微弱的信号。动力装置根据接收的信号控制肌肉运动。

3. Power assisting suit 全身外骨骼　日本神奈川工科大学的研究人员开发了辅助医护人员转移病人的全身外骨骼。该外骨骼通过气压传动驱动器为穿戴者的肘关节、腰部和膝关节提供助力。该外骨骼的机械结构完全在穿戴者的背面，穿戴者在对病人进行护理过程中保持着直接的物理交互，保证了病人的舒适性。

四、外骨骼机器人的发展趋势

外骨骼向柔性方向发展，同时人工智能技术也被用到外骨骼的控制策略中。此前的康复外骨骼机器人多是刚性的，虽然可以提供较大的支撑力，但限制人体活动自由度，并且自身重量和成本也较高。开发柔性的康复外骨骼机器人逐渐成为趋势。柔性外骨骼的开发难度主要体现在动力传递上，即如何安全准确的输出力量，这又涉及到基于人工智能算法的模式识别。即通过穿戴传感器数据，识别出步态周期中需要助力的时间点，并自适应各种行走模式。

扫码“学一学”

第三节　虚拟现实技术

一、虚拟现实技术概述

1. 虚拟现实技术（Virtury Reality，VR）的定义　虚拟现实技术是一种可以让使用者与计算机发生互动，并让使用者沉浸在计算机所创造的充满自然感受的人造环境中的先进人机交互界面和技术。它综合应用计算机图形学技术、仿真技术、多媒体技术、人工智能技术、并行处理技术和多传感器技术，制造出逼真的人工模拟环境，使人能够沉浸在计算机生成的虚拟环境中，并能够通过语言、手势等自然的方式与之进行实时交互。

2. 虚拟现实技术的特点

（1）沉浸性（immersion）　又称临场感，指用户感到作为主角存在于模拟环境中的真实程度。在虚拟环境中，听、视、触、嗅觉是存在的，如同在现实世界中的感觉。

（2）交互性（Interactivity）　指用户对模拟环境内物体的可操作程度和从环境得到反馈的自然程度（包括实时性），当用户用手去抓取模拟环境中虚拟物体时，手有握着东西的感觉，并可感觉物体重量。

（3）多感知性（mulit-sensor）　是指除了一般计算机技术所具有的视觉感知之外，还有听觉感知，力觉感知、触觉感知、运动感知。

3. 虚拟现实技术的应用　虚拟现实技术最初源于美国空军的训练和作战的模拟系统，20 世纪 90 年代开始逐渐被各界所关注。虚拟现实技术不仅使技术上，而且在思想上也是一次飞跃。其提供的沉浸感和自然的交互性，使内容活了起来，不仅改变了过去只有亲临其境，才能认识和感受的局限，拓宽了认识的方法和范围，而且作为一种设计工具，也为我们创建和体验虚拟世界提供了支持。近年来在医学、康复、娱乐、军事航天、室内设计、工业仿真、房产开发、教育开始应用。

二、虚拟现实技术的关键技术与核心装备

（一）虚拟现实技术的关键技术

虚拟现实技术主要有 3 个关键技术：①三维计算机图形技术。计算机产生三维图形并不难，关键是产生实时的、高质量的三维图像。②交互式接口技术。通过多种功能传感器、力和触觉反馈设备的交互式接口技术。③高清晰立体的显示，如头盔式显示。每个眼睛前方各有一个显示屏，两个显示屏的图像有稍微的差别，从而产生立体的距离感，有沉浸感。

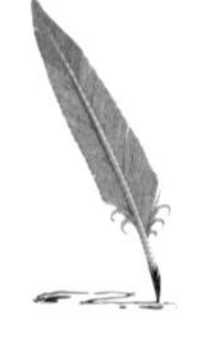

由这三个关键技术可知，虚拟现实系统一般由专业图形处理计算机、跟踪设备、立体显示设备、虚拟声音输出设备、手部数据交换设备、力、触觉反馈设备等组成。不同的项目可以有选择的使用这些工具。一个完整的虚拟现实系统以高性能的计算机构成虚拟环境处理器，跟踪设备、手部数据交换设备和数据衣为主体构成身体方位和姿态跟踪设备，以头盔式显示器为核心构成视觉系统，以语音识别、声音合成与声音定位为核心的听觉系统，以及味觉、触觉和力觉反馈系统等单元构成。虚拟现实系统软件的开发平台有 Unity，Quest3d 等。

（二）虚拟现实技术的核心装备

1. 头盔显示器　根据人眼立体视觉效应的原理，当人在现实生活中观察物体时，双眼之间 6～7cm 的距离（瞳距）会使左、右眼分别产生一个略有差别的影像（即双眼视差），而大脑通过分析后会把这两幅影像融合为一幅画面，并由此获得距离和深度的感觉。

通常被固定在用户的头部，随着头部的运动而运动，并装有位置跟踪器，能够实时测出头部的位置和朝向，并输入到计算机中。计算机根据这些数据生成反映当前位置和朝向的场景图像，进而由两个 LCD 或 CRT 显示屏分别向两只眼睛提供图像。使产生的图像更趋于真实。耳机式声音设备一般也在头盔式显示器中，以便产生立体的视听觉系统，达到逼真的效果。

2. 数据手套　是一种戴在用户手上的传感装置，手套里面植入传感器，比如光导纤维，用于检测用户手部活动的设备，并向计算机发送相应电信号，从而驱动虚拟手模拟真实手的动作。

3. 数据衣　是为了让 VR 系统识别全身运动而设计的输入装置。数据衣将大量的光纤、电极等传感器安装在一个紧身服上，对人体大约 50 多个不同的关节进行测量，包括膝盖、手臂、躯干和脚。通过光电转换，身体的运动信息被计算机识别。

4. 力触觉反馈装置　力触觉反馈装置利用触觉反馈技术（Haptic or Tactile Feedbacks），通过作用力、振动等一系列动作为使用者再现触感。

（1）充气式接触反馈手套　该手套使用小气囊作为传感装置来反馈力触觉。手套上有 20～30 个小气囊放在对应的位置。当发生虚拟接触时，这些小型气囊能够通过空气压缩泵的充气和放气而被迅速地加压或减压。

（2）振动式接触反馈手套　该手套使用小振动换能器来实现力触觉反馈。换能器通常由状态记忆合金制成。当电流通过这些换能器时，它们就会发生形变和弯曲。

（3）桌面式力反馈设备　因为安装简单、使用轻便灵巧，并且不会因自身重量等问题而让用户在使用中产生疲倦甚至疼痛的感觉，因此目前已经成为较为常用的力反馈设备。

（4）力反馈手套　可以独立反馈每个手指上的力，主要用于完成手的精细操作。

三、虚拟现实技术在康复医学中的应用

康复工程技术运用工程技术的原理和各种工艺技术手段，使功能障碍者得到最大限度的功能改善，使身体的部分或全部功能得到最充分的发挥，以达到最大可能的生活自理、劳动和工作能力。

在目前的康复治疗中，存在的问题是康复器械的运动乏味、枯燥；康复治疗中病人的积极性不高，在每次治疗前，患者处于被动地位，训练过程中的动作反复、单调枯燥，很容易使患者产生厌烦情绪，在一定程度上延缓治疗的进行，不利于治疗的继续和深入。其

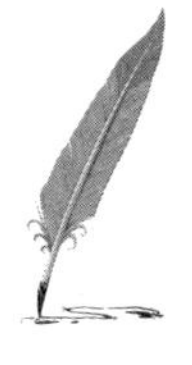

次，康复治疗因人而异，目前的康复治疗设备个人定制化程度不高，同时，治疗中不能及时的给予评估和反馈，不便于方案的及时调整，患者也不能实时了解自己每一次的康复训练的成效。

虚拟现实技术可以为使用者创建和体验虚拟世界，这个环境可以是患者熟悉的生活环境，也可以是患者喜爱的旅游娱乐的场景、游戏的场景、运动的场景，患者在这个环境中进行自己喜爱的活动，这个活动也是为患者定制的康复训练。这种训练提高训练的趣味性，充分调动了患者积极性。

要达到康复效果，康复器械需要四种运动方式：被动运动，主动－辅助运动，主动运动，抵抗运动。在康复器械的使用中，运动量是否合适，运动是否安全平稳，运动方式是否符合生活习惯，功能训练是否主动参与也是必须考虑的，虚拟现实很大部分在于软件的开发，满足这些个性化的定制要求比较容易实现。

1. 在骨科康复中的应用 虚拟现实系统在骨科康复领域应用广泛，如韧带修复及韧带损伤术前筛查、骨折、关节置换等术后效果评估、下肢骨折术后功能性训练、关节置换、骨关节炎病人的肌肉协调性和肌力增强、萎缩肌肉的控制能力训练、脊髓损伤患者 ADL 训练及轮椅控制训练、假肢试装和动态调整等，都可通过虚拟现实系统的训练快速提升康复水平。以截肢为例，截肢患者可以进行模拟环境的训练（图 7－7），增强控制假肢的能力。医生可以在虚拟现实系统直观地看到患者装上假肢后的步态较正常步态的区别，并可根据实时数据反馈调整假肢，对截肢病人进行肌肉协调性和肌力增强的训练。

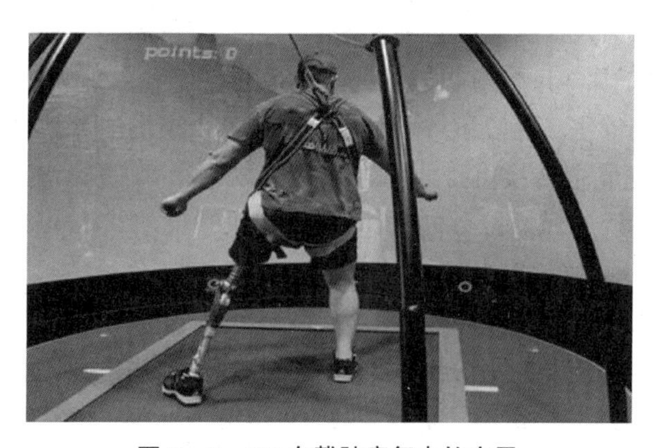

图 7－7 VR 在截肢康复中的应用

2. 在神经康复中的应用（图 7－8） 虚拟现实技术和增强现实（Augmented Reality，AR）技术结合的混合现实技术（MR）可以让中风患者滚着轮椅驶过丛林、帕金森患者踢足球这些看似不可能的活动变成现实。各种脑损伤及中风患者通过特定的场景和互动，更高频率的训练四肢，刺激大脑形成新的神经通路，患者肢体动作被增强，变得更加容易操纵。相对传统康复训练过程枯燥、低效、易疲劳而言，添加了 VR 技术的训练使患者对康复的信心大大增强，康复效果也会大幅提升。以脑卒中患者易跌倒风险为例，系统结合全球唯一六自由度运动平台技术，让患者在安全有保护的条件下在各种“危险”环境中训练，如可模拟生活中各种摔倒高发的场景：地面湿滑、水平面晃动、牵绊、地面障碍等。医师可以为患者设置个性化康复训练，逐步帮助其建立安全的踏步策略，这其中包括对患者特定姿势的控制训练、本体感觉、视觉及 ADL 能力的训练等，从各方面有效改善患者的平衡和姿势控制能力。

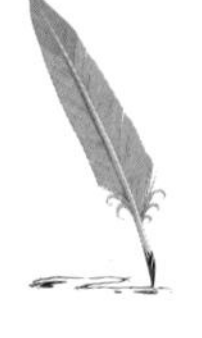

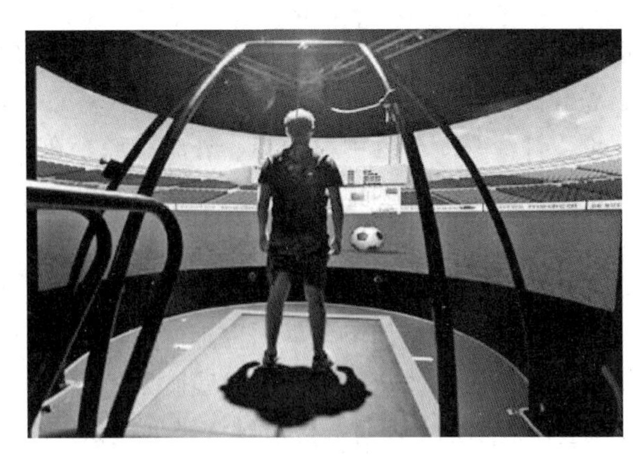

图 7－8　在神经康复中的应用

3. 在肢体康复中的应用　传统的肢体康复训练枯燥无聊且不易被监督和评估，虚拟现实系统不仅可模拟球场、登山及各种运动场景吸引患者的训练兴趣，而且可根据患者实际行走速度自动进行调整，完全还原患者在地面行走的感觉。

同时，HBM 人体模型三维实时运动反馈，能实时地捕捉、运算和分析人体运动控制障碍和缺陷的各种参数，对人体肌肉、骨骼等任何运动功能进行精确定位、评估和反馈，及时纠正由运动损伤导致的运动员肌力失衡，也使得治疗师可对患者进行同步评测，不断优化治疗方案，及时添加各种特殊任务及突发情形，训练患者反应及处理能力。

波士顿的 VRPhysio 公司可以提供浸入式、互动虚拟环境，帮助病患进行理疗。例如，病患需要手持一把虚拟的剑击中目标，这要求他们先进行肩膀运动的测试。还有，患者可以在一个游戏中通过头部运动，控制手中的虚拟水枪，以此达到锻炼颈部的目的。

另外一家公司 MindMaze，则致力于用 VR 技术帮助患者克服中风。对于中风后左手不能运动，但仍能使用右手的患者，MindMaze 可以提供一个虚拟左手，虽然这只手是由病患的右手控制的，但这能有助于大脑恢复对于瘫痪肢体的感知。

4. 在心理康复中的应用　虚拟现实最大特点是环境再现，这和 ICF 强调的环境因素在康复过程中的重要性一致。因此，该技术被越来越多的整合用于心理疾病康复治疗。海湾战争后，美国军方曾利用 MR 技术，对战场上退役老兵进行心理干预。

目前各种焦虑症、记忆障碍、恐惧症、自闭症、恐高症、精神分裂症等，都可通过基于 VR 的康复设备来虚拟特定的人或环境特效，增强当事人的自我效能感再现来达到康复治疗的目的。以自闭症为例，自闭症患者除或有不正常步态外，还可能对自己亲人及对环境缺乏兴趣或反应迟钝，但或许对电视广告、气象报告及旋转门锁等有强烈兴趣，对此，利用虚拟现实系统为其进行定制训练，能增强患者对环境的感知，同时对其步态进行矫正，促进正常发育，更好地融入社会。实验表明，在虚拟现实系统中完成特定训练后，自闭症患者大脑相关区域的活力明显提高。

扫码“学一学”

第四节　脑机接口技术

现代运动康复学认为，神经系统具有可塑性，通过可塑的神经系统的恢复，进而可以实现运动功能的恢复。在康复治疗机器人中，带有病人意愿主动性的运动康复治疗是比被动的运动更有效。在智能假肢中，基于生理信号控制策略比力学控制策略的假肢使患者使

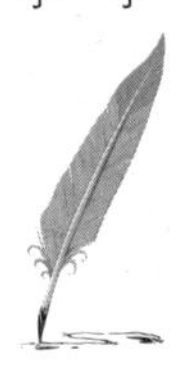

用起来更自然。神经接口的应用使康复机器人的康复训练更智能、更自然，因此，神经接口技术是康复工程中非常重要的新技术。

根据神经生物学理论，神经系统分为中枢神经、外周神经。在康复器械领域使用比较多的信号有肌电信号、外周神经信号、脑电信号。肌电信号是大脑运动神经信号的表现。当大脑有运动意愿时，意愿通过脊髓传到肢体的运动神经元，这种兴奋使运动神经元产生动作电位，并传导至肌肉，使之产生肌电信号。肌电信号含有运动意图的神经信息，运动状态及疲劳程度等丰富的生理信息，是使用较早，也是使用比较广泛的生物电信号。在假肢领域利用残肢的肌电信号控制假肢的运动。但如果残肢太短，肌电信号所能提供的信息就会比较少，特征提取就会难度增加，而且导致后续分类处理识别度下降。如果脊髓受损，神经信号的通路被中断，反映运动意愿的神经信号无法传输，肌电信号是无法提取的。直接提取大脑皮层信号，解码出运动意图，然后控制相应的康复设备或假肢，这种技术就是脑机接口技术（Brain Computer Interface，BCI）。

一、脑机接口技术的概念

最初人们对脑机接口的理解是不依赖于损伤的脊髓或外周神经系统，在大脑和外部设备或环境直接建立交流通道的系统。随着对脑机接口的认识，给出了更严谨的定义，脑机接口是一个可以改变中枢神经系统与大脑内外环境之间交互作用的系统，它通过检测中枢神经系统（Central Nervous System，CNS）活动并将其转化为人工输出来替代、修复、增强、补充或改善 CNS 的正常输出。

脑机接口系统一般包括神经信号的采集、神经信号的解码、命令的执行及反馈四部分。其过程主要是通过提取大脑的神经活动信息，转化为驱动外部设备的命令。采集记录的脑电，经翻译转化后输出，支配外部设备或作用于肢体肌肉。通过这样的重复训练，反复强化了大脑至肌群的正常的兴奋传导通路，诱发产生正常的运动模式，有效促进神经功能及运动功能康复。有时当检测到正确的脑电信号时，还会在肌群辅助功能性电刺激技术，康复效果会更好。

二、脑机接口技术的关键技术

1. 脑电信号的采集 神经信号的采集主要是电极，脑电信号分为非植入式脑电和植入式脑电。非植入式脑电技术即是采集的大脑头皮的 EEG 信号，成本低，无创，生态性好，但是信息源有限。一般会采用电极帽。

植入式脑电是把电极深入颅骨，植入大脑皮层，采集神经元的电位，包括神经元动作电位（spike）和场电位 LFP（Local Field Potential），信息源相对较大，有很好的空间特性，所以在脑－机接口应用较多。植入式电极分为金属丝电极和硅衬底电极。

金属丝电极一般由 8～64 根电极，或者更多电极组成，手工制作，比较灵活，一般用于老鼠等动物的 BCI。半导体衬底电极一般使用硅衬底通过照相腐蚀的方法制作的电极阵列。可以大批量生产，损伤也比较小，所以用于人体。

除了这两种电极，目前还出现了新型的植入式电极，就是集成了 AD 转换和无线通信单元的电极，克服了先前的植入式电极与外部的电线连接。但是目前电极的不足就是使用时间的问题，植入时间 1 个月至 1.5 年，超过时间，由于被包裹了排异性物质就不能再记录数据。

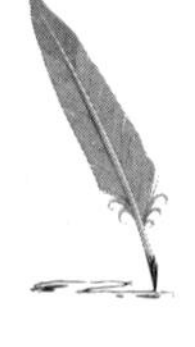

2. 可用的脑电信号　对于非植入式脑电，我们一般用非植入式电极做成的电极帽测量，头皮脑电分为诱发脑电和自发脑电，比较常用的 P300、视觉稳态诱发电位、事件相关去同步电位是诱发脑电，诱发脑电信号比较大，所以 P300、事件相关去同步等信号使用比较多。Iturrate 等使用 P300 视觉刺激信号控制轮椅。清华大学研制出使用 P300 信号拨号的脑控拨号设备。运动想象脑电属于自发脑电，当我们进行运动想象时，会发现自发脑电 mu 节律信号有变化，一般认为和 mu 节律信号有关，在康复领域 mu 节律信号也是近年热门的头皮脑电。自发脑电信号比诱发脑电的信号弱小。为进一步增加运动想象脑－机接口的性能，一般把 EEG 信号与其他信号相融合，如眼电（Electrooculography，EOG）信号。Witkowski 等在脑控外骨骼手臂康复系统中，增加了 EOG 辅助控制系统，通过识别使用者向左或向右看的眼部动作，获知其希望紧急打开或关闭外骨骼装置。

运动想象信号可以采用植入式电极放置在大脑皮层运动区。神经元信号也由发放次数到发放时间转移。

3. 神经解码技术　神经解码就是把神经元信息翻译为行为或运动参数。具体就是采集神经元放电电位 spike 和场电位并进行特征提取，然后识别为运动参数。根据解码思想的不同可以分为两大类，一类是把神经信号作为输入，运动参数作为输出，可以称为黑盒模型，属于系统识别的一类解码方法。比较有代表性的是支持向量机，维纳滤波器和人工神经网络。但是这种方法缺乏神经学基础。后来霍普金斯医学院的学者发现神经元放电有方向的偏向性，把偏向性作为矢量，大量神经元偏向性矢量和就是运动的方向，因此集群矢量算法被提出，此种算法被成功用于猴子的进食神经解码中。除了集群矢量算法，在此基础上，还有卡尔曼滤波和粒子滤波。这种基于神经学基础的方法称为灰盒模型。

4. 人工感觉反馈　为了实现利用解码信息对外部设备更精确的控制，必须由反馈构成闭环系统。生物体与外界环境的交互一般是通过视、听、触觉系统。由于视觉一般比较直观简单，早期的脑机接口主要是通过视觉反馈实现控制的校正的。触觉也是一种很重要的反馈，比如物体的温度、软硬有时会是更自然的反馈。近期科学家发现刺激大脑感觉皮层，可以产生触觉。但是电刺激容易产生伪迹，电刺激的同时不能记录。可以采用光遗传学技术，不仅可以准确定位，而且可以刺激的同时进行记录。

三、脑机接口技术的临床应用

受试者通过运动想象（motion image），相关的大脑皮层会产生脑电信号。这一信号被采集、分析、解码转换为控制信号，支配外部设备或肌体进行运动。

2006 年 Donoghue 团队利用 BCI 信号实现瘫痪患者运用自己的皮层脑电信号操作鼠标完成收发邮件和浏览网页的任务；2012 年 Donoghue 团队实现截瘫患者利用自己的皮层脑电操作机械臂完成自主喝咖啡的功能。

2016 年 Bouton 将电极植入运动皮层，通过运动想象，控制颈部脊髓受损者完成物体的抓取。Burkhart 是一位脊髓损伤者，Bouton 研究团队通过手术将一个很小很小的电脑芯片植入了他大脑的运动皮层。在这里，芯片能捕捉来自大脑运动皮层负责控制手部运动区域的电信号。大脑的活动被电脑捕捉后，转化成电脉冲，绕开受伤的脊髓，直接连接到 Burkhart 前臂佩戴的袖套上。在电子套袖上，130 根电极将脉冲传到皮肤下的肌肉组织中，控制手腕、甚至是每根手指的运动状况。而信号的模式将根据 Burkhart 脑海中所想的进行调整以产生相应的运动。

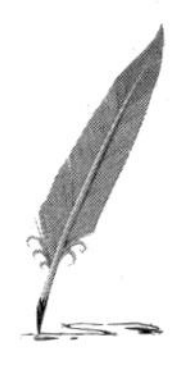

Ramos－Murguialday 等基于 BCI 控制理论，开展了 MI－BCI 控制机械矫正设备对于中风康复训练有效性的研究。他们跟踪对比研究了 16 名上肢重度偏瘫的患者及 16 名健康者在该套系统下的训练康复过程。利用静息态功能磁共振成像结合 Fugl－Meyer 医学评定量表监测了康复训练效果。神经功能激活特性及运动功能恢复结果表明，MI－BCI 控制机械矫正设备的中风康复训练方式是有效的，同时也为神经可塑性观察及评价提供了方法学基础。

Pichiorri 等利用 BCI 融合控制虚拟上肢运动的方式开展了该 MI－BCI 系统的中风康复训练有效性研究。对比研究了 28 名上肢中风患者在不同训练模式下（14 名接受 MI－BCI 控制虚拟上肢运动模式训练，14 名仅接受单纯的 MI 训练）的康复效果。经过一个月的临床跟踪研究，高密度脑电的不同节律响应下功能网络连接特性分析及 Fugl－Meyer 医学评定量表结果表明 BCI 技术的引入可强化中风康复训练效果，进一步验证了 BCI 训练对于运动神经功能恢复的有效性。

扫码“学一学”

第五节　步态分析系统

步行是人类的基本功能。神经肌骨系统疾患均有可能导致步行功能障碍。步态分析（gait analysis）是用力学的概念、技术手段和已经掌握的人体解剖生理学知识对人体行走的时空参数和功能状态进行对比分析的一种技术方法。通过步态分析，确定步态异常的性质和程度，对步行功能障碍进行康复评定，比较不同康复治疗方法和辅具对步行功能的影响及效果。传统的步态分析主要通过目视观察步态来进行。随着科学技术的发展，由先进的传感器、高速摄像机、微型计算机等组成的综合步态分析系统，可以更全面、更精确地进行步态分析。

一、步态分析方法和系统

1. 步态分析方法　步态分析与评估的方法大致可分为目测观察法、简易测量法、二维步态分析方法和三维步态分析方法四类。

目测观察法主要通过目测观察患者步态并进行步态分析，是最简单易行的方法。简易测量法在目测观察的基础上，使用卷尺、秒表、量角器等简单测量工具以及能留下足印的相应物品来测量简单的步行时空参数，如步长、步宽、步速等。二维和三维步态分析方法则需要传感器、摄像机、专用软件等。目测观察法主要对步态进行定性分析，其他方法可以对步行参数进行定量分析。

2. 二维步态分析系统　二维步态分析系统主要由摄像机、专用跑步机、反射荧光球、计算机及相应专业步态分析软件组成。患者在跑步机上行走，摄像机从背面（或前面）和侧面拍摄患者在跑步机上行走的视频资料，将其传送到计算机。计算机上的专用步态分析软件提供各种视频和图像分析工具和界面，供分析者对记录的步态进行分析。

一般的二维视频步态分析系统均提供视频的定性处理、分析功能和定量处理分析功能。定性处理包括视频的导入、导出，视频的变速播放，视频的放大、平移和旋转和视频的混频、叠加。视频定量处理功能是根据步态分析的需要做一些特殊的工具便于分析、量化人体行走中的各种数据。

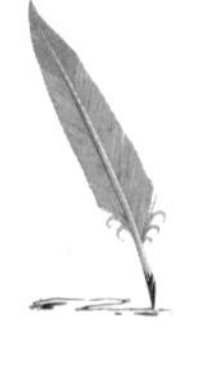

（1）定性处理技术　包括混频、分频、闪频、变速、放大、平移、旋转等多种技术方法。

①视频的混频：将两个视频进行重叠。通过混叠可以在一个视频中同时直观观察比较患者不同面的运动状态。例如，同时观察患侧和健侧行走状态。开始时将患侧腿和健侧腿的起始位重叠在一起，在后期运动中，如果患侧腿有异常状态，那么健侧腿的重叠会慢慢消失，出现差异。

②视频的分频：摄像机对患者不同的侧面拍摄若干个视频。视频的分频处理功能是将这些单独的视频合成在一个视频中。这样就可以在一个视频中同时观察到患者正面、侧面、健肢侧和患侧腿的运动状态。

③视频的闪频：所谓的闪频就是设定一定数值的视频帧数，在此帧数范围内将每一帧视频图像进行叠加，这样便于观察身体的相应运动环节详细的运动状态。

④视频的变速、放大、平移、旋转：该功能主要针对单一视频。在视频慢速、放大播放的前提下，能够观察患侧腿运动的细节。

⑤视频标志线：在视频中划出一条或者数条水平线或垂直线作为标志线。通过观察人体运动中身体或患侧腿与标志线的关系，比较人体不同环节的运动状态。例如，为了对比人体两侧下肢摆动期足跟抬离地面的高度，可以在身体的两侧视频中采用相同的一条水平标志线进行判断。

（2）定量处理技术　包括角度测量、尺寸测量、标志点跟踪等技术方法。

①角度测量：由操作者根据粘贴在人体关节部位的荧光球确定三个点形成一个角度进行测量。例如，通过标志髋关节点、膝关节点和踝关节点可以测量膝关节实时运动角度。

②尺寸测量：测量人体步行的步宽、步幅以及人体某个环节运动的幅度需要使用尺寸测量工具。在进行尺寸测量之前需要对视频进行尺寸标定。方法是在捕捉的视频中使用皮尺测量 50cm 或者 100cm 的一段长度采用荧光球显示出来。视频捕捉完成后软件提示视频标定，将视频中的 50cm 固定宽度标出，软件会识别视频中固定的尺寸与视频像素的关系，采用比例尺控制就得出视频中任意两点的实际尺寸。

③标志点跟踪：通过在患者健侧或者患侧相应关节点上粘贴的荧光球，软件可以手动确定任意一个荧光点，随着视频的播放自动捕捉该荧光球的运动轨迹。通过不同肢体侧相对应的荧光球的运动轨迹曲线可以定性分析他们的运动差异性。当然，处理功能较强的视频软件可以同时捕捉多个荧光球的运动轨迹并保存为数据文件，便于使用其他科学处理软件进行数据处理和统计分析。

3. 三维步态分析系统　三维步态分析系统通常由三维运动分析系统、三维测力系统和动态肌电图三个子系统构成。三个子系统既可以独立完成各自的测量与分析任务，又可以在同一个平台上同时工作，完成包括运动学、动力学和肌电图三个方面内容的全面的步态分析。平台的建立、时间的触发和同步由专用的步态分析软件来实现。

三维运动分析系统由高速红外摄影仪和相应的运动捕捉及分析软件组成。测量时，将小的红外反光器粘贴在人体表面，用 200Hz 频率以上的高速红外摄影机实时记录步行时反光器在三维空间中的运动轨迹，再用专用的分析软件进行计算，便可以实时地得到人体的运动规律。该系统能够纪录任意点任意时刻在空间中的坐标位置，精度为 1mm。由此计算出关节点或任意特定点相对地面的位移、速度和加速度；任意点之间的相对位移、速度和加速度；任意两个身体阶段之间相对转动的角位移、角速度和角加速度；各关节的运动角度、角速度和角加速度。

三维测力系统由三维测力平台和相应的软件构成。正方形的三维测力平台的四个角各

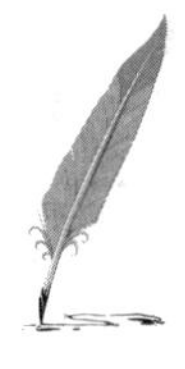

有三个力传感器，分别对 x、y、z 轴三个方向上力敏感。因此，每个角都可以测量三维力，四个角的三维力进行合成计算，可以得到总的三维合力的大小、方向和作用点的位置（图 7-9）。作用点也常称作为压力中心。同时还可以计算出绕各轴的转矩。

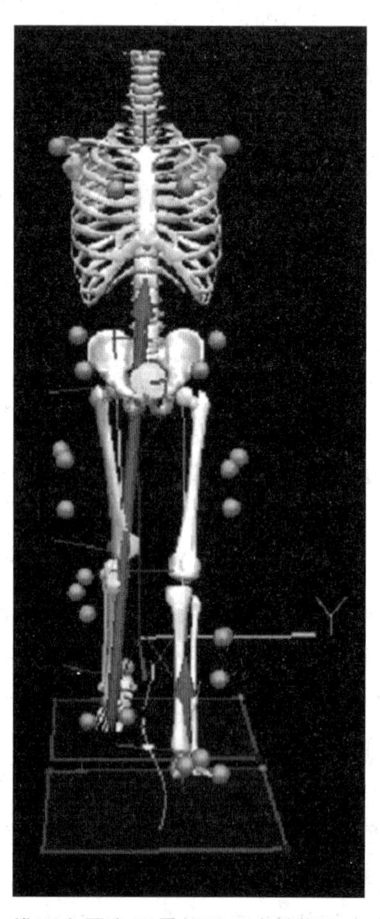

图 7-9 三维测力平台测量的双足支撑期压力中心示意图
来自压力板的箭头表示压力的大小和方向。灰色小圆点为红外反光标志点。
骨骼图是根据反光标志点建立的模型。
位于骨盆部位的大圆点表示通过建模计算出的人体质心位置。

三维测力平台的核心部分是力传感器。由于力传感器种类较多，性能差异较大。其中采用石英晶体压电力传感器的三维测力平台，具有较高的性能指标。这是因为力传感器本身具有强度高，不变形，稳定性高的特点。同时，使用石英晶体压电力传感器的三维测力平台，还可保证各方向之间无干扰，加上本身固有频率高，非常适合于动态力测定。

步态分析中的肌电图多采用表面肌电。测量时将表面电极粘贴在被测试肌肉特定位置的皮肤上，提取肌电信号（图 7-10）。肌电信号经放大后传输给计算机使用相应软件进行处理，得到肌肉活动图。表面肌电测量分有线和无线两种方法。有线测量就是将电极通过电缆直接与信号处理设备相连，以传输肌电信号。在同时测量较多肌肉活动时，由于电极数量较多，电缆也较多，影响受试者的步行。因此，测量点的数量往往受到电缆数的限制。其改良方案是在患者身上固定一个小的存储盒，将电缆直接连到存储盒，用存储卡将测试数据记录下来，测量结束后将存储卡上的数据交与处理单元。然而，这样便失去了“实时”的特性。无线测量系统则通过无线传输数据，不用电缆，消除了过多电缆影响步行的因素，又具有实时性。

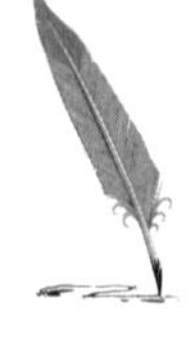

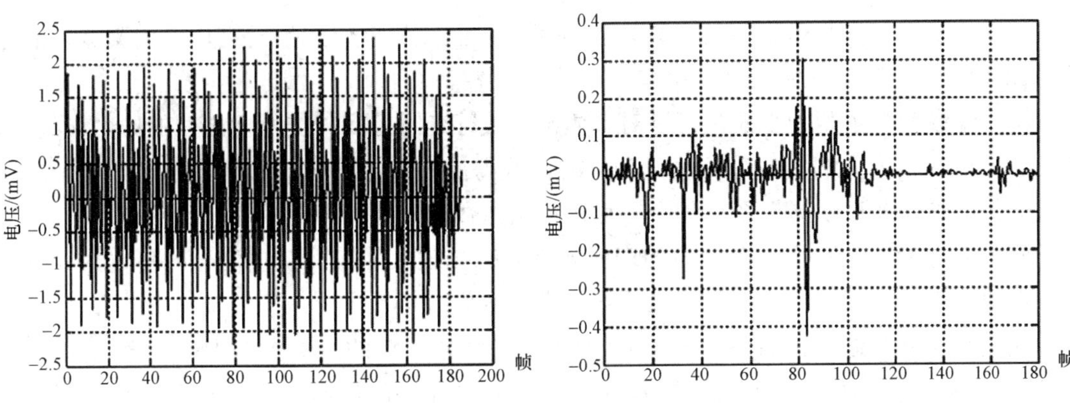

图 7-10 某小儿麻痹后遗症患者（男性，18 岁，体重 60kg，身高 1.69m）
行走过程中左右腿腓肠肌肌电图对比

将三维运动系统和三维测力系统结合起来，在测量上便实现了人体步行时位移随时间变化和受力随时间变化的统一。这样，便可以实时记录步行中压力中心的轨迹，计算出任意时刻地面支撑力对人体任意部位（含关节）的力和力矩作用。实现了步态分析中的运动学和动力学的统一，再辅以肌电图，就可以对步行的动态平衡有更清晰更科学的定量认识，做到全面、完整、科学、定量的步态分析和评价。

4. 几种步态分析方法比较 三维步态分析系统是一套完整的人体步态分析系统。能够获得精确的人体运动轨迹。结合测力平台可以综合评价人体肢体运动规律和地面反力对人体关节的效应。是一种全量化设备，但设备操作过于复杂，对操作人员素质要求较高，分析结果多以曲线表示，直观性和可视性较差。

二维视频步态分析系统采用摄像机捕捉患者的步态视频。通过对患者的视频进行一些优化预处理，例如视频的叠加、分频、闪频、轨迹跟踪或者将视频分割成图片的模式进行健侧和患侧的步态差异性分析。

二维视频步态分析系统测量数据精度远低于三维步态分析系统，但是其可视性强。通过肉眼观察视频基本可以获得患者步态差异。这对经过专业培训的治疗师非常有效。它也可以通过扩充接驳测力平台或者足底压力板，针对患者的动力学进行一定的测量。

比较而言，目测观察方法简单适用，但缺乏量化和标准，依赖于经验。简易测量法测量的数据数量和精度质量均比较有限。二维视频步态分析较为直观有效，但得到的数据精度远达不到三维步态分析的水平。三维步态分析不仅可以高精度地全面测量步态时空参数，还可统合人体受到的动态力学参数和表达肌肉活动的动态肌电图参数。

二、步态分析系统的原理

步态分析的主要内容有：①时空参数，如步长、步幅、步频；②运动学参数，如步行中髋、膝、踝等关节的运动规律（角度、位移、速度、加速度等）、骨盆倾斜和旋转、身体重心位置的变化规律等；③动力学参数，指引起运动的力学参数，包括地板反力、功与功率等；④肌电活动参数，指步行过程中下肢主要肌肉的电生理活动指标。⑤能量代谢参数，指人体运动过程中的能量代谢情况。

对于时空参数、运动学参数采用运动捕捉系统来实现。运动捕捉系统是一种用于准确测量运动物体在三维空间运动状况的高技术设备。它基于计算机图形学原理，通过排布在空间中的数个视频捕捉设备将运动物体（跟踪器）的运动状况以图像的形式记录下来，然

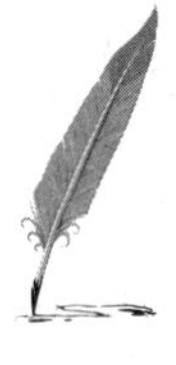

后使用计算机对该图像数据进行处理，得到不同时间计量单位上不同物体（跟踪器）的空间坐标（X，Y，Z）。

动力学参数采用测力平板，可以对人体站立或行走时足底与支撑面之间的压力（垂直、左右、前后三个方向的力）进行测量和分析，获得反映人体下肢的机构、功能乃至全身的协调性的信息，和运动捕捉系统结合，可以得出人体运动时的各种动力学参数。

肌电活动参数是利用贴在体表的表面电极实时接收人体表面肌电信号的变化，经过放大、滤波及模/数（A/D）转换，形成量化的肌电波形。

能量代谢参数通过测量耗氧量得到。气体代谢分析仪的主要原理是利用氧气和二氧化碳传感器测量人体呼出和吸入的氧气和二氧化碳含量，进而分析人体运动时的能量代谢状况。

步态分析系统包括运动捕捉采集，测力平板，动态体表肌电采集，气体代谢采集和微型计算机及步态分析软件。通过捕捉和分析运动学、动力学和肌电图等各项指标，来评定患者肢体的受限程度，假肢矫形器的装配效果以及康复治疗的效果等。

三、步态分析系统的临床应用

步态分析方法得以在康复医学研究中越来越深入的开展，该系统可不受外界干扰，同时提供行走时人体的重心的空间位移、速度、加速度、地面支反力、肌肉及关节活动情况、关节内力及力距的变化等多种人体运动的信息，一个人的步态将会像体温、血压那样，从一个侧面反映出人体的健康状况和病态特征。

大多数三维步态分析系统，通过视频采集技术捕捉患者的步行信息，并通过三维重建技术将二维视频记录实时转化为三维空间数据，对患者进行精准的步态记录和分析，帮助治疗师更全面、方便、快捷地找出患者运动中存在的问题，评价患者康复治疗效果。

当前先进的步态分析系统，能在定量的水平上客观地反映受试者行走的功能状态，并用左右肢和治疗前后对比方法，对诊断、治疗方案的选定、疗效评价及残疾程度的鉴定等提供测试分析手段。

1. 步态分析系统在康复科的应用 步态分析在脑瘫、儿麻后遗症诊断与治疗中已得到广泛关注。同时，在确定治疗方案（包括康复训练、神经肌肉阻滞、外科手术等）等方面，定量步态分析依然有着不可替代的作用，其主要作用有：①评定肢体残存的功能水平。②辅助诊疗、协助制定康复治疗方案。③评价康复治疗效果。

在患者康复治疗前后进行步态分析，并比较其结果，可以比较定量客观的评价康复治疗效果。如有学者对脑瘫、偏瘫患者佩戴踝足矫形器前后进行步态分析，结果显示正确使用踝足矫形器可以显著提高步速、矫正肢体畸形、稳定踝关节、防止膝过伸，从而改善步态。

2. 步态分析系统在假肢和矫形器等康复器械中的应用 步态分析系统在假肢和矫形器在研发和装配训练中均有不可替代的应用。通过步态分析系统评价假肢的装配效果。下肢假肢装配后进行步态分析，从假肢和人体解剖学角度分析产生的原因，从而更好的改进假肢性能和指导患者的步行训练。

对于下肢假肢和矫形器研发来说，定量的步态分析所提供的各项参数无疑可以提高研发的效率。定量的步态分析为假肢的仿生设计提供了有效的工具，是假肢设计目标参数获取的重要途径。

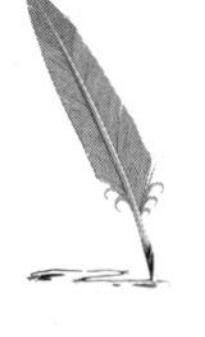

3. 步态分析系统在运动训练中的应用　在进行运动训练中，步态分析系统能够采用更科学的方法，从人体生物力学角度对其进行运动指导，从而提高运动成绩、预防损伤。当出现运动损伤时，使用步态分析系统判断损伤程度，制定康复方案，并提出预防损伤的方法。

4. 步态分析系统在临床中的应用　患者步态参数与正常值的偏差程度提示了病情的严重程度，可以作为术前、术后评定骨科患者疾患程度、治疗效果的定量指标。另外，骨关节手术或关节置换术的效果，也可以通过患者术前、术后步态分析的结果比较得出结论。有研究对人工髋关节置换术患者手术前后进行步态分析，结果发现患者术后步长、步速、步频、支撑相时间等参数术后均有明显改善，术后 3 个月改善达到最高水平。

第六节　智能假肢

扫码“学一学”

一、肌电假肢

用肌电信号来控制假肢动作的假肢。肌电控制主要用于上肢假肢。下肢假肢中也开始开发此类产品。

肌电信号，来源于运动神经元，在中枢神经控制下，运动神经元产生脉冲序列，经轴突传导到肌纤维，引起肌肉收缩。肌肉活动的动作电位经软组织传到体表，形成表面肌电信号。表面肌电信号被假肢电极（传感器）采集，经放大器放大，送入微控制器。微控制器把控制信号传给马达控制假肢的开合抓握等运动。

肌电信号来源于运动神经元。当截肢患者对残肢进行“动作想象”时，残肢肌肉收缩产生肌电信号。假肢把肌电信号进行解码，识别出患者运动意图，从而自然而直接地完成穿戴者想要做的肢体动作。

高位截肢者的残肢肌肉较少，能采集肌电信号的信息源有限。某些患者残肢甚至采集不到表面肌电信号。采用肢体运动神经分布重建技术是重新获取用以控制假肢的肌电信号的最有效的方法之一。该技术将残留的神经移植到人体肌肉（称之为靶点肌肉）或吻合到替代神经来实现缺失运动信息的重建。一个成功的研究案例是，将一名上臂截肢患者的臂丛神经移植到胸部肌肉。臂丛神经与胸部肌肉长在一起，实现了臂丛神经重建。当患者进行残肢“动作想象”时，臂丛神经冲动传导至胸部肌肉，胸部肌肉收缩，产生肌电信号。假肢电极采集胸部肌肉的表面肌电信号，识别出运动意图，控制假手活动。

肌电假肢利用电极检测传导到体表的肌肉收缩产生的生物电信号，在对其进行放大滤波等处理后，用其来控制假肢运动。肌电假肢动作自然、仿生性能好、安装了滑动觉传感器，肌电假肢在抓取物体时，假手能自动调节抓握动作，稳定抓握系统自动增加握力，直至牢固握住物体。滑觉和触觉传感器虽然使假手貌似有了“感觉和触觉”，但是，它毕竟还只是假手自身的反馈控制，没能反馈给大脑，不能形成真正意义上的滑触觉。

二、神经控制假肢

为了让神经直接控制假肢而不是通过肌肉活动来控制假肢，以克服肌电控制的不足，人们基于周围神经接口技术开始了神经控制假肢的研究。它利用神经埋藏电极引导出神经信号，经模式分类后建立起神经信号与肢体运动的映射关系，从而控制假肢运动。神经埋藏电极成为假肢的一部分。由于必须利用显微外科手术将电极和神经联系起来，因此神经控制假肢对使用者有一定的创伤性。

三、脑电控制假肢

为了实现人脑直接控制假肢活动，人们开始研究脑电控制假肢，即将脑电信号作为信息源来控制假肢。脑电假肢的信号源主要有自发脑电、诱发脑电和植入式脑电。自发脑电和诱发脑电是直接从头皮采集的脑电信号，植入式脑电是将电极植入颅腔内。

对于脊髓损伤的四肢瘫痪病人，患者的大脑和四肢神经是完好的。可以采用植入式脑电信号控制机械臂实现患者的生活自理。

Cathy 在 2005 年 10 月植入了犹他阵列电极。这个病人的植入时间长达 1000 多天。通过翻译 Cathy 的脑电信号，确定她想要做的三维空间运动方向，从而实现意念控制一个机械手运动。瘫痪多年的 Cathy 通过脑–机接口技术成功将桌上一杯咖啡握住并移动到嘴边，最后放回到桌上。

2012 年 12 月，匹兹堡的 Andy Schwartz 团队让一个 52 岁瘫痪志愿者 Jan 实现上肢的三维平移、三维旋转以及一个抓握手势运动共七维空间运动，并且实时控制外接机械手。两年后，在相同的病人身上又实现了十维的运动控制，即一种抓握手势被扩展到了四种抓握手势。2016 年 Bouton 将电极植入运动皮层，通过运动想象，控制颈部脊髓受损者完成物体的抓取。

四、多自由度假手和智能仿生腿

1. 多自由度假手 多自由度假手是上肢假肢的另外一个发展方向。当前广泛使用的是 1 个自由度的假手，仅能完成手的开合动作。而最新的多自由度仿生假手的 5 个手指可达到 16 个自由度，活动更接近于人手。

2. 智能仿生腿 亦称智能下肢假肢，是当前下肢假肢发展的最新成果，由智能膝关节和踝关节组成。假肢能自动识别有限路况，判断运动意图，实现仿生步态。主动型假肢还能用电池的能量提供膝、踝关节的主动活动。

智能膝关节是智能下肢假肢的核心部件。智能膝关节的控制部分主要由传感器、控制芯片（微处理器）、气压或液压系统组成。其核心工作原理是：传感器获取人体运动的动力学参数；控制芯片在进行数据处理后控制机械、气压或液压系统，从而控制膝关节的活动，以达到最佳的仿生步态。

第七节　功能性电刺激技术

扫码“学一学”

一、功能性电刺激概述

1. 定义 功能性电刺激（functional electrical stimulation，FES）属于神经肌肉电刺激的范畴，是利用一定强度的低频脉冲电流，通过预先设定的程序来刺激一组或多组肌肉，诱发肌肉运动或模拟正常的自主运动，以达到改善或恢复被刺激肌肉或肌群功能的目的。

2. 原理　功能性电刺激原理是肌肉的电刺激收缩效应，对于脊髓损伤者，中枢神经不能再产生电脉冲兴奋，通过外部电刺激产生的电脉冲使肌肉收缩。

（1）电极　功能性电刺激的电极分为表面电极、肌肉内电极和神经电极三种，目前临床上多采用表面电极。表面电极有单极法和双极法两种，主张使用双极法。

对于面积比较小的区域，可以使用单极性电极。单极性法中刺激电极一般使用阴极，如果同样的面积，阳极使肌肉收缩比较大，就使用阳极作刺激电极。

电极片面积与电流密度有关，同样的目标面积，电极片面积越大，能使疼痛最轻的情况下，产生的肌肉收缩最大。双极法阴极放于远端。两电极片的距离越远，产生的电流深度越浅。脂肪、骨骼组织含水较少，不易导电，因此电极不要放在脂肪堆积或骨骼处。刺激电流还受肌肉的走向的影响，沿肌肉走向放置电极，电流会大些。

（2）电流波形　电流波形一般有单向波、双向波、单脉冲波和脉冲波四种。单向波只有一种相位，是一种能量不平衡波，容易使肌肉产生生化反应。双向波是有正负两种极性的平衡波。为了避免电荷不平衡产生的电化学反应对肌肉的灼烧，一般临床上多使用有正负电荷平衡的双向波。对于大肌肉使用对称的双极性波，对于小肌肉使用不对称的双极性波效果更好。

（3）电流强度　体表刺激，电流强度最大为100mA，体内刺激，电流强度不超过20mA。一般10～20mA肌肉即有反应，先有痛之感觉，大到一定程度才会引起肌肉收缩，可以根据刺激运动神经目的选择合适的电流，必须在患者能承受范围之内。

（4）频率和波宽　波宽一般在200～400μs，波宽窄，需要比较大的电流强度才能引起肌肉收缩，波宽宽，较小的电流强度即可引起肌肉收缩。频率理论上的范围在10～100Hz之间，但是过低频率（＜20Hz），电刺激产生的效应比较小，过大（＞50Hz），肌肉易产生强直伸缩，容易疲劳，一般在取频率在15～50Hz。

二、功能性电刺激的应用

功能性电刺激最初用于足部的电刺激纠正足下垂。现在多应用于脑卒中、脊髓损伤等导致的偏瘫、四肢瘫痪等功能障碍者活动功能的恢复，呼吸功能、排尿功能恢复以及脊柱侧凸的矫正。

1. 在上肢康复中的应用　应用4～8通道的FES系统刺激手和前臂肌肉，可使患者完成各种抓握动作。20世纪第一代的自由手，通过7个电极刺激指浅屈肌、指深屈肌、拇长屈肌、拇收肌、拇短展肌、拇长伸肌、指伸肌，来完成手的前伸～后退，上升～下降。最新一代的神经假肢，通过刺激腕伸肌、腕屈肌和鱼际部肌群完成手部动作。对C5、C6脊髓损伤者，通过一周的训练，手功能有明显的提高，即可完成独立进食和提物等动作。

2. 在下肢康复中的应用　功能性电刺激还可以用于下肢站立、步行训练和恢复。功能性电刺激进行足下垂的治疗获得了大量的临床应用。早在1961年，美国Liberson医生就开始研究用电刺激的方法治疗足下垂。采用足踏控制式开关，间断地刺激腓总神经，使患者产生踝背屈，治疗足下垂。该方案巧妙地设计电刺激的周期与自然行走协调一致，当患者处于摆动位时，开启电刺激开关，刺激腓总神经，使脚背曲；处于站立位时，关闭电刺激开关，停止刺激。

美国的ODFS（the Odstock Dropped Foot Stimulator）用一个单通道刺激电极和足踏开关来治疗足下垂。艾伯塔大学研制的Walkaid是佩戴在膝关节下方，通过测量行走时小腿摆动

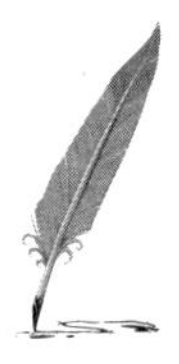

的角度来控制刺激的开关，该装置已获得 FDA 认证。

除了进行步行训练，FES 还可以助行，部分恢复截瘫患者步行功能。通过顺序的刺激臀部肌群、股四头肌和腓总神经，可以部分的恢复截瘫患者的步行功能。其中美国的 Parastep 就是这样的一个系统，已获得 FDA 认证。由一个双轮助行器、两侧下肢矫形器和功能电刺激器组成。

3. 在呼吸治疗中的应用 对于膈神经完整，能传导电脉冲，脊髓损伤 4～6 个月，膈肌功能无自主恢复迹象，能久坐者，在双侧颈部或胸部的膈神经上放置电极，与接收器相连，接受体外发射器的刺激控制命令，接收器把刺激命令转化为低频的刺激脉冲，刺激膈神经。当启动刺激时，膈肌收缩时，胸腔体积增大，是负压，吸入空气，当关闭刺激器时，膈肌舒张时，胸腔体积缩小，是正压，呼出空气。每分钟 8～12 次，刺激电流强度为 1～2mA，从清醒时每小时 10～15 分钟开始，逐渐增加刺激的时间，直到 24 小时刺激，患者无疲劳感。此时，就可以撤掉呼吸机了。长期使用时，要定期根据血气分析，调整呼吸参数。

4. 在矫正脊柱侧凸中的应用 传统的脊柱侧弯矫形器，需要使用者佩戴时间长（23 小时），限制使用者的活动，影响患者的形象，所以患者往往不愿意佩戴，影响治疗的效果。20 世纪 70 年代开始研究功能电刺激的方法矫正脊柱侧凸。对角度在 20°～40° 之间的脊柱侧凸，适合功能电刺激的方法进行矫正。方法为：用双通道仪器，电极置于侧弯的两个曲线最高的顶锥旁，电流频率 25Hz，脉宽 2ms，强度 60～80Ma，以引起肌肉强收缩而又不引起疲劳为限，每天睡后治疗，8～10 小时。连续治疗 6～42 个月或直到患者的骨骼成熟为止。

三、功能性电刺激的发展趋势

1. 多通道电刺激 传统的单通道或双通道功能性电刺激只能刺激一块或两块肌肉群，一般的关节的活动，需要多个肌肉群，所以功能性电刺激目前向多通道发展。

2. 带有肌电反馈的功能刺激 将 FES 系统与生物反馈（肌肉电信号）的结合，也就是将电刺激产生的运动和自主运动结合起来，随着康复进程，自主运动的成分逐渐加大，是进行神经—肌肉康复的重要途径。

3. 与 BCI 技术配合 与肌电或脑电技术配合，通过脑电或肌电信号的采集，当检测到运动意图时刺激相应的肌肉，完成相应的动作。

本章小结

本章对康复工程中的新技术进行了介绍，随着进入老龄化社会，康复的需要越来越多在康复治疗中，康复机器人这种自动化的设备不仅可以缓解康复治疗师繁重、重复的劳动，随着神经接口、VR 技术、FES 技术在康复设备的应用使康复机器人的康复智能化、康复质量和效果也越来越好。为了满足康复患者的需求，近期出现了可穿戴的康复机器人，使患者不受时间和地点限制，可以随时进行康复训练。本章首先介绍了康复机器人技术，介绍康复机器人的概述、原理、关键技术及应用。在原理部分（关键技术）讲述了康复机器人要提供的被动、半主动、主动、阻抗四种工作模式，所需采集生理电信号和力位信息。在临床应用部分分为康复治疗机器人和康复辅助机器人两类进行介绍，在每一类中都举出了

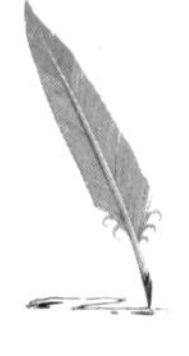

比较经典的康复机器人类型，比如 MIT－MANUS，LOKOMAT 等。接着介绍了外骨骼机器人，外骨骼是可穿戴的康复机器人，这一部分重点介绍了外骨骼的控制原理，对其中的肌电信号和控制策略进行了讲解，对 Rewalk，eLEGS 等典型的外骨骼进行了详细阐述。在 VR 部分阐述了 VR 的定义，VR 的组成，软件和硬件的开发方法，最后阐述了 VR 在临床康复、心理治疗等方面的应用。神经接口重点阐述了脑－机接口的定义，脑电信号的采集，脑电信号的解码和脑机接口的反馈部分，对脑机接口的应用也进行了简单的阐述。步态分析系统主要介绍三维步态分析系统，步态分析的内容，及每一部分参数是如何实现的。智能假肢介绍了肌电假肢、神经假肢和脑电假肢，重点介绍了脑电假肢。最后介绍了功能电刺激的刺激电流、临床应用和发展趋势。本章中康复机器人是基础，外骨骼、脑机接口技术、VR 是应用广泛发展前景好的新技术，应重点关注，步态分析，功能电刺激、智能假肢是我们要熟悉和了解的内容，本章是本书重点部分之一。

（高凤梅　赖　卿　方　新）

习　题

1. 查阅有关康复机器人、外骨骼、虚拟现实技术、脑机接口技术、步态分析系统在康复领域应用的文献或案例介绍，了解其应用现状及发展。

2. 参观有康复机器人、外骨骼、虚拟现实技术、脑机接口技术、步态分析系统等设备器械的机构，了解它们的结构及功能。

扫码“练一练”

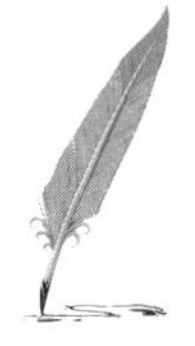

第八章

实训指导

实训项目 1 制定下肢矫形器处方

【实训说明】本实训项目为开放性综合实训。可以邀请一定数量的偏瘫患者或小儿麻痹后遗症患者到实训室完成实训任务，也可以到康复机构完成实训任务。实训教学前，教师应了解参与教学的患者，与他们进行充分沟通，请他们积极配合。所选定参与教学的患者，应具有适用下肢矫形器的典型特征。

【实训任务】

1. 对患者身体、心理、环境、活动和障碍、社会参与状况进行评估。重点评估下肢运动功能。

2. 基于评估为患者制定下肢矫形器处方。

3. 撰写实训报告。

【知识目标】

1. 理解矫形器装配中患者评估的内涵。

2. 加深和巩固对下肢矫形器的类型、生物力学功能、材料的认识。

4. 加深和巩固对下肢矫形器膝关节和踝关节的类型的认识。

3. 学会制定下肢矫形器处方。

【技能目标】

1. 掌握患者评估的基本内容和方法，重点掌握肌力、关节活动范围、感觉、步态评估方法。

2. 学会制定下肢矫形器处方。

【实训时间】

2 学时。

【场地与设备准备】

功能训练室、平行杠、治疗桌、治疗椅、角度尺、直尺、步态分析设备。

【人员准备】

学生、教师、偏瘫患者或小儿麻痹后遗症患者。教师课前对患者进行了解、沟通，依据患者的数量对学生进行分组。

【资料准备】

每组学生根据实训内容和方法在课前设计一份评估表。经带教老师审核同意后，带到实训教学现场。

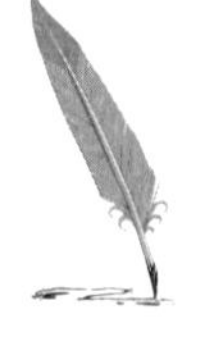

【实训方式】

1. 教师复习矫形器患者评估的内容要点，演示评估全过程。

2. 学生分组练习，记录检查和评估结果。教师巡回查看，随时指导练习、纠正错误。

3. 教师抽查1～2个小组学生进行操作，要求边操作边描述。

4. 其他学生对操作者进行评议。

5. 教师总结。

【实训内容与步骤方法】

一、患者评估

1. 询问了解并记录患者的医学诊断、病史。

2. 评估患者身体状况。

（1）评估精神状况。

（2）评估双侧下肢髋、膝、踝关节的屈、伸、收、展肌力。

（3）评估肌张力。

（4）评估双侧下肢髋、膝、踝关节的屈、伸、收、展活动范围和稳定性，畸形及畸形程度。

（5）评估双侧下肢感觉。

（6）评估双侧下肢的体积变化与末端血液循环。

（7）评估患者步态。

3. 询问了解患者的社会背景、职业及职业活动要求。

4. 评估患者使用矫形器的动机。

5. 评估患者对矫形器费用的承担能力。

6. 评估患者穿戴下肢矫形器后要面临的环境。本实训重点关注与移动相关的物理环境。

二、制定下肢矫形器处方

1. 根据评估结果，确定矫形器的使用目的。

选项：①辅助站立；②辅助步行；③改善步态；④被动训练；⑤其他。

2. 分析矫形器对髋关节的作用。

选项：①制动；②助动；③阻动；④限制活动范围；⑤矫正；⑥免荷；⑦无作用；⑧其他。

3. 分析矫形器对膝关节的作用。

选项：①制动；②助动；③阻动；④限制活动范围；⑤矫正；⑥免荷；⑦无作用；⑧其他。

4. 分析矫形器对踝关节的作用。

选项：①制动；②助动；③阻动；④限制活动范围；⑤矫正；⑥免荷；⑦无作用；⑧其他。

5. 分析矫形器对足的作用。

选项：①制动；②矫正；③免荷；④平衡下肢长度；⑤无作用；⑥其他。

6. 选择下肢矫形器的类型 综合矫形器对下肢各关节的作用选择矫形器类型。

选项：①FO；②AFO；③KAFO；④KO；⑥HO；⑥HKAFO；⑦其他。

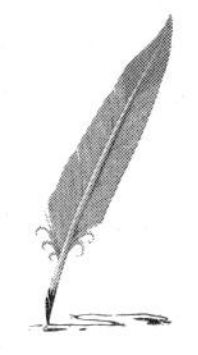

7. 选择主要部件。

（1）选择踝关节类型。

选项：①单轴自由活动膝关节；②单轴带锁膝关节；③锁定角度可调的膝关节；④活动范围可调的膝关节；⑤承重锁定式膝关节；⑥支撑控制膝关节。

（2）选择踝关节类型。

选项：①自由活动踝关节；②背屈止动踝关节；③跖屈止动踝关节；④弹簧踝关节（单向跖屈弹簧踝关节、单向背屈弹簧踝关节、双向弹簧踝关节）；⑤液压踝关节；⑥无关节的踝结构。

8. 确定主要材料及结构形式

选项：①金属；②塑料；③碳纤；④金属＋塑料；⑤金属＋皮革；⑥其他。

9. 其他要求

【注意事项及说明】

1. 熟悉实训内容，做好实训前的准备工作。
2. 积极与患者沟通。
3. 注意患者安全。
4. 熟悉操作步骤，严格遵守实训秩序，按程序操作。
5. 积极参与小组讨论。

实训项目 2　制作低温热塑板材上肢矫形器

【实训任务】

1. 用低温热塑板材制作静态腕手矫形器。
2. 撰写实训报告。

【知识目标】

1. 掌握用低温热塑板材制作静态腕手矫形器的操作流程和技术要点。
2. 理解低温热塑板材静态腕手矫形器的功能。

【技能目标】

1. 能为制作低温热塑板材腕手矫形器测量尺寸。
2. 能依据前臂和手的形态对低温热塑板材进行下料。
3. 能加热低温热塑板材。
4. 能将软化的低温板材并在人体上塑形。
5. 能对低温热塑板材腕手矫形器进行检验和修整。

【实训时间】

2 学时。实训时间依赖于设备条件和实训人员数量。

【材料及设备】

材料：低温热塑板材、尼龙搭扣、前臂纱套、粘胶带、白纸。

工具：强力剪、记号笔、铅笔、剪刀、热风枪、宽头镊子、皮尺、工具刀、毛巾。

场地设施：操作台、恒温水箱、桌椅。

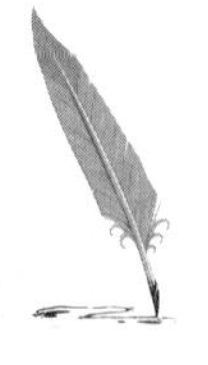

【实训方式】

1. 示范 教师示范操作“测量、画图、取样、下料、加热、塑形、修整”全过程，指出操作要点和操作技巧。

2. 学生分组练习 每两名学生为一组，按教师的示范和要求，互为模特，互相操作。教师巡回查看，随时纠正学生操作中的各种错误。

3. 检查 教师抽查3～4名学生进行画图和取样。其他学生评议其操作方法是否正确。

4. 作品展示 全体学生展示作品，集体评议。

5. 教师点评和总结。

【操作步骤与方法】测量、画图、取样、下料、加热、塑形、修整

准备好材料、工具和设备。将恒温水箱注水，加热至75℃。

1. 测量 用皮尺测量前臂远端的围长、前臂腕关节处围长、手掌厚度。记录尺寸。

2. 画图 让模特舒适坐好，将前臂平放于铺有白纸的桌面上。中指与前臂中线呈直线。操作者将铅笔垂直于桌面，沿肢体边缘画出其轮廓图。

3. 取样

（1）根据所测尺寸对轮廓图进行调整。前臂部分，在轮廓的两侧各放宽该肢体围长的3/4。手掌部分，放宽其厚度的1/2。得到纸样设计图。

（2）按纸样设计图用剪刀剪下纸样，在肢体上比试，观察其形态和尺寸与肢体是否合适。对不当之处进行修改，直到满意为止。

4. 下料 将纸样置于热塑板材上，用记号笔在板材上画出其样式，然后用强力剪沿着线条裁剪板材完成下料。

5. 加热 将裁剪好的板材放入已加热至设定温度的温箱水箱中，加热。

6. 塑形 待板材软化后用宽头镊子取出，平整地放于铺着干毛巾的桌面上，将水擦干。在板材上抹少量滑石粉，将板材敷在模特手臂上进行塑形。待板材冷却定型后取下，将其边缘修整光滑。于是得到低温热塑板材静态腕手矫形器。

7. 修整 让模特穿戴矫形器，用尼龙搭扣固定住。观察矫形器有无偏斜和旋转，关节角度是否达到要求，是否保持关节正常对线和其他治疗需要。如果矫形器符合设计要求，穿戴合适，则可将其制作成成品。如果局部存在偏差，可用热风枪等工具对局部加热，调整形态。如果整体不符合要求，可返回第5步重新加热、塑形。

【注意事项及说明】

1. 测量技术要点

（1）测量位置准确。

（2）对同一尺寸测量多次，取平均值。

2. 画图技术要点

（1）铅笔垂直纸面。

（2）纸样的尺寸准确、图形正确。

（3）对照人体对纸样进行修改，以符合人体。

3. 塑形技术要点

（1）板材充分软化。

（2）防止烫伤或温度过高造成患者不适。

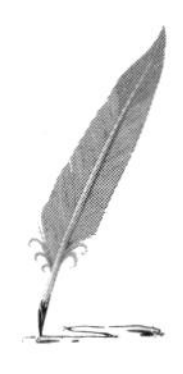

（3）将板材准确放置到手臂上的正确位置。

（4）边缘修整光滑。

实训项目 3　小腿假肢检查与评估

【实训任务】

1. 检查小腿假肢接受腔的适配性。
2. 检查患者穿着小腿假肢的静态对线。
3. 评估患者穿着小腿假肢的步态。
4. 撰写小腿假肢检验与评估报告。

【知识目标】

理解小腿假肢接受腔适配检查、静态对线检查和步态分析与评估的内涵。

【技能目标】

1. 掌握检查小腿假肢接受适配性和静态对线的方法。
2. 掌握小腿假肢步态分析方法。
3. 了解小腿假肢的常见异常步态。

【实训时间】

2 学时。

【场地与设备准备】

假肢功能训练室、平行杠、对线仪、测力平台、治疗桌、治疗椅、直尺。

【人员准备】

学生、教师、穿戴小腿假肢的截肢者。教师课前对学生和截肢者进行分组。

【资料准备】

每组学生根据实训内容和方法在课前制作一份小腿假肢检查与评估表。经带教老师审核同意后，带到实训教学现场。

【实训方式】

1. 教师复习小腿假肢检查与评估的内容要点，演示检查与评估的全过程。
2. 学生分组练习，记录检查和评估结果。教师巡回查看，随时指导练习、纠正错误。
3. 教师抽查 1～2 个小组学生进行操作，要求边操作边描述。
4. 其他学生对操作者进行评议。
5. 教师总结。

【实训内容与步骤方法】

一、坐位检查

1. 准备　截肢者穿着小腿假肢坐在硬质治疗椅上。椅子座面应水平。座面高度应让截肢者舒适地屈膝屈髋 90° 坐下。

2. 检查

（1）检查假肢后壁高度　让患者穿着假肢屈膝 90°。检查者观察残肢有无被顶出，或询问患者腘窝是否有压痛。若有，表明后侧缘太高，或该假肢不适合屈膝 90°。

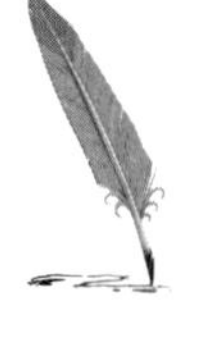

（2）检查假肢内外侧壁的高度　让患者穿着假肢屈膝 90°。观察假肢内外侧壁是否明显高出患者膝部，或是否将裤子支起。若有，表明内外侧壁太高。

（3）检查双下肢的对称性　双脚平放地面，观察双侧下肢（假肢与健肢）是否对称。记录不对称的情况。

二、站位检查

1. 准备　患者穿着小腿假肢双腿站立。要求患者双脚穿用同样跟高的鞋，身体站直，双眼平视前方，双足分开约 10cm，双下肢均匀承重，双上肢自然地垂于身体两侧。

2. 检查

（1）检查悬吊性　让患者穿着假肢承重，然后提起假肢。可重复原地踏步动作。观察残肢与接受腔之间是否有松动。无明显松动说明达到悬吊要求。

（2）检查压痛　让患者穿着假肢承重，询问患者是否有压痛和不适，以及在何处。

（3）检查接受腔边缘　让患者穿着假肢承重，观察或用手指触摸接受腔边缘，检查软组织是否被包容其中，边缘是否受到压迫。

（4）检查高度　小腿假肢长度要求与健肢应等长。判定原则是骨盆水平。判断骨盆水平有三种方法：①双侧髂嵴水平等高；②双侧髂前上棘水平等高；③双侧髂后上棘水平等高。检查高度时，检查者双眼平视截肢者骨盆，双手触知上述骨性标志，观察他们是否水平。若不水平，应在短侧脚底添加垫板，直至骨盆水平。最后以垫板厚度确定为高度差。

（5）检查矢状面内假肢对线　①假脚前后是否均承重；②接受腔屈曲角度是否符合要求。

（6）检查额状面内假肢对线　①假脚内外侧是否承重；②假脚内收外展角度是否合适，双侧脚是否对称性。

（7）检查假肢侧单腿站立　让患者穿着假肢单腿站立，观察并询问患者膝部有无被推向外、向内、向前、向后的现象和感觉。这些现象和感觉都与对线不当有关。

（8）用测力平台检查假脚承重　让患者自然站立。假脚站在测力平台上，健肢站在与测力平台等高的支撑面上。记录测力平台承受力量的大小及位置数据。此数据揭示假肢侧承重大小及对线状况。

三、步态评估

1. 让患者穿着假肢、尽量少穿衣服充分自由行走。分别前、后、侧面观察。

2. 注意观察以下特征并做好记录。

（1）身体运动的对称性、协调性、平稳性和节奏性。

（2）步幅、步长、步宽。

（3）躯干是否前倾或后倾，是否向左右倾斜，倾斜的幅度是否对称。

（4）腰椎是否过度前凸。

（5）两肩的下降、抬高、前伸、后缩以及自由旋转情况。

（6）上肢摆动幅度是否正常，是否对称。

（7）骨盆的抬高、下降、前倾。

（8）髋关节的屈伸、内收外展、旋转运动。

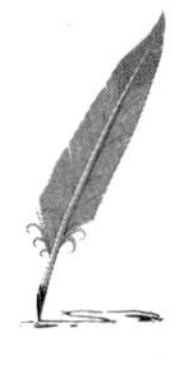

（9）膝关节的伸、屈运动的幅度及其稳定性。

（10）踝足的背屈、跖屈、内外翻活动；蹬地动作是否充分。

（11）足与地面的接触方式及移动姿态。

（12）疼痛特征及疼痛出现的时间。

（13）其他特征。

四、脱下假肢后检查

让患者穿着假肢行走15～30分钟后脱下假肢。检查者通过观察患者残肢皮肤颜色变化和压痕，来评估：①皮肤受压情况；②全接触情况；③血液循环情况。

【注意事项及说明】

1. 熟悉实训内容，做好实训前的准备工作。
2. 积极与患者沟通。
3. 注意患者安全。
4. 熟悉操作步骤，严格遵守实训秩序，按程序操作。

（方　新　赖　卿）

实训项目4　制定轮椅处方

【实训原理】

合理的轮椅宽度、深度能预防患者局部受压过多引起的压疮，合适的轮椅靠背高度能帮助患者更好的维持正确的体位，减少体力耗损，保障患者驱动轮椅的灵活性和安全性；对于不同疾病的患者轮椅的特性不同，例如，偏瘫患者需要单侧驱动系统维持患者的辅助移动；高位脊髓损伤患者需要高靠背轮椅维持患者正确的坐姿；自主活动能力较差的患者需要充气坐垫随时改善臀部压力，预防压疮等等。根据患者的身体参数计算出合理的轮椅参数并根据临床评估和康复评估得出合理的轮椅处方，能帮助患者最大限度的改善生活质量。

【仪器设备】

卷尺、计算器、黑色签字笔、实验纸等。

【实训内容】

操作程序	操作步骤	要点说明及注意事项
治疗前评估	1. 临床评估：了解病情，查阅患者的一般情况，根据患者的病史、体检、辅助检查等了解患者的临床情况 2. 康复评估：评估患者的运动功能，言语功能、认知状态等等	在实验开始前老师进行分组。每组有一名代表选择一个特定病例，根据病例演绎。该小组其他成员负责测量及记录等其他操作
计划 1. 治疗师准备 2. 使用物品准备 3. 环境准备	1. 着装整洁，剪指甲，洗手，戴好口罩；熟悉好测量项目，在实验开始前准确掌握参数的测量方式 2. 检查皮尺、计算器、实验纸、黑色签字比等需要使用的物品是否齐全 3. 测量患环境安静、整洁、安全、光线充足、室温适宜；治疗床干净整洁 4. 必要时用屏风或拉窗帘遮挡，注意保护患者的隐私	治疗师在操作前准确熟悉测量项目及测量方法

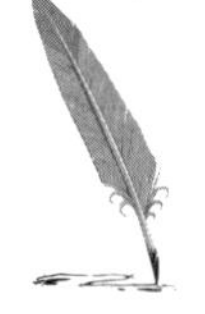

续表

操作程序	操作步骤	要点说明及注意事项
实施 1. 核对、解释 2. 测量及记录 3. 计算参数 4. 与病人及家属协商特殊需求 5. 确定处方	1. 核对患者的一般情况、主诉和诊断等，跟患者解释接下来需要做哪些操作及测量目的 2. 测量相关参数并做好严格记录 3. 计算出相关的轮椅参数 4. 根据患者的临床诊断及康复评估以及患者的医院选择相关附件的类型、尺寸及材质 5. 确定轮椅处方，填写好表格（表 5－3）	注意同一体位下的测量依次解决，避免患者多次变换体位 在测量过程中注意与患者交流，做好安全保护措施 测量数据时多次测量取平均值，减少误差
处方实施及检验	处方实施及后续跟踪检验	最后一步可根据学校的具体情况实施，注意记录回访内容，真实记录效果及患者的满意度

实训项目 5　训练轮椅技巧

【实训原理】

常规的轮椅使用方法能帮助患者解决部分日常活动，但大部分患者在遇到障碍物、阶梯、坡道甚至跌到等特殊情况时无法解决问题，因此，学习轮椅技巧并教会患者游刃有余地使用轮椅是每一位优秀的康复治疗师必备技能也是展现治疗师自我价值的重要时刻。为了让患者能学会正确的轮椅技巧，最大限度地改善患者的生活质量，保障患者的安全及减少患者独自操作轮椅外出时有可能出现的风险，因此开展本节实训课不可或缺。

【说明】本次实训课根据需要选择常见病偏瘫及截瘫，学习并操作相关轮椅训练技巧。

【仪器设备】

侧挡板可拆卸轮椅、移动辅助滑板、带吊环的治疗床、训练垫若干、障碍板等。

【实训内容】

操作程序	操作步骤	要点说明及注意事项
治疗前评估	1. 临床评估：了解病情，查阅患者的一般情况，根据患者的病史、体检、辅助检查等了解患者的临床情况 2. 康复评估：评估患者的运动功能，言语功能、认知状态等等	实训操作前熟悉偏瘫患者和截瘫患者的转移技巧 熟悉患者上下坡注意事项 熟悉患者转弯注意事项 熟悉截瘫患者跌到爬起，从前方及从后方回到轮椅的方法 熟悉截瘫患者上阶梯、跨越障碍物、侧方“跳跃”、大轮平衡等操作步骤及注意事项
计划 1. 治疗师准备 2. 使用物品准备 3. 环境准备	1. 穿适合轮椅操作的运动服、运动鞋；女生注意盘发，男生避免遮眼长刘海 2. 检查好所需物品是否齐全以及物品是否完好 3. 保持操作环境干净宽敞 4. 整洁、室温适宜，有相应的保护措施	在训练前老师最好能做到口头回答检测，学生在操作训练前能将理论内容回答无误，尤其操作注意事项，减少安全隐患，提高训练效率
实施 1. 确定训练顺序 2. 回顾训练操作顺序 3. 操作尝试 4. 重复熟练	1.确定好病种顺序及训练内容顺序 2. 选择所需物品 3. 场地摆放 4. 训练前回顾理论操作顺序 5. 操作尝试 6. 重复练习及老师指导	在操作训练时注意顺序排列，提高效率 注意安全措施的实施，保障各位学生的安全
组间互评	实训结束后选择优秀的学生进行经验分享；小组之间评论；分享技巧及经验	根据训练情况进行经验分享和示范，提高学习效率

（沈爱明　卫　燕）

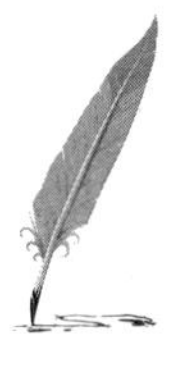

参考答案

第一章

1. C，2. E，3. D

第二章

一、1. A，2. C，3. D，4. E，5. B，6. A，7. B，8. B，9. A，10. C，11. E，12. D，13. A，14. C，15. C

二、1. B，2. C

第三章

1. A，2. C，3. B，4. D，5. E，6. A，7. B，8. B，9. A，10. D，11. C，12. D，13. B，14. D，15. C

第四章

一、1. D，2. B， 3. B， 4. D，5. C，6. E，7. C，8. E，9. C，10. E，11. D，12. C，13. B，14. B，15. B，16. E

二、1. ABDE，2. ABCDE，3. ABDE，4. ABCD

第五章

一、1. D，2. D，3. C，4. B，5. A，6. C，7. B，8. D，9. C，10. A，11. D，12. A，13. D，14. E，15. C，16. D，17. B，18. A，19. C，20. E

第六章

1. C，2. A，3. A，4. B，5. D

参考文献

［1］JeMe Cioppa－Mosca 等著，陆芸等译. 骨科术后康复指南［M］. 天津：天津科技翻译出版公司.2009.

［2］方新. 康复工程技术［M］. 河南：河南科学技术出版社. 2015.

［3］方新. 下肢矫形器原理与装配技术［M］. 北京：中国社会出版社. 2014.

［4］方新. 大腿假肢装配［M］. 北京：中国社会出版社. 2013.

［5］徐静. 脊柱矫形器原理与技术［M］. 北京：中国社会出版社. 2014.

［6］国际标准化组织. ISO 9999：2011. 功能障碍者辅助产品——分类和术语.

［7］舒彬. 临床康复工程［M］. 北京：人民卫生出版社. 2013.

［8］中国国家标准化管理委员会. 康复辅助器具－分类和术语（GB/T 16432—2016）. 2016.

［9］中国国家标准化管理委员会. 假肢部件的分类和描述　第一部分：假肢部件的分类（GB/T 17255.1－2009/ISO 13405－1：1996）. 2009.

［10］葛坚，赵家良，黎晓新. 眼科学［M］. 北京：人民卫生出版社. 2010.

［11］王思慧，谢培英. 低视力学［M］. 北京：北京大学医学出版社. 2003.

［12］向武，冯涓涓，陈咏冲.不同助视器在低视力学生阅读康复中的应用［J］. 中华眼视光学与视觉科学杂志，2013，15（8）： 463—466.

［13］陈长香.老年护理学［M］. 北京：人民卫生出版社. 2011.

［14］陈强. 辅助沟通系统及实用技术［M］. 北京：科学出版社. 2011.

［15］胡旭君. 助听器学［M］. 杭州：浙江大学出版社，2010.

［16］世界卫生组织. 世界残疾报告摘要［R］. 日内瓦：WHO，2011.

［17］孙葆忱. 低视力学［M］. 北京：人民卫生出版社，2010.

［18］中国就业培训技术指导中心. 助听器验配师（基础知识）［M］. 北京：中国劳动社会保障出版社. 2010.

［19］中国就业培训技术指导中心. 助听器验配师（国家职业资格四级）［M］. 北京：中国劳动社会保障出版社. 2010.

［20］朱图陵. 残疾人辅助器具基础与应用［M］. 北京：求真出版社. 2010.

［21］王珏，金德闻. 中国康复工程发展道路之思考［J］. 中国康复理论与实践. 2005，vol.11（3）.

［22］励建安.康复治疗技术新进展［M］. 北京：人民军医出版社，2015.

［23］肖晓鸿.康复工程技术［M］. 北京：人民卫生出版社，2014.

［24］侯增广，赵新刚，程龙，王启宁，王卫群.康复机器人与智能辅助系统的研究进展［J］. 自动化学报，2016（12）.

［25］倪自强，王田苗，刘达. 医疗机器人发展综述［J］. 机械工程学报，2015，51（13）.

［26］张小栋，陈江城，尹贵. 下肢康复机器人肌电感知与人机交互控制方法［J］. 振动测

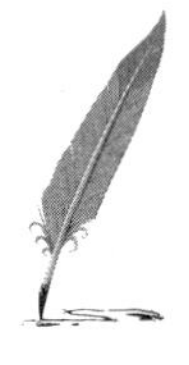

试与诊断，2018（4）.

［27］还在聊 VR AR？让卡伦带你走进“MR”的康复世界. http://www.jkb.com.cn/healthnews/2016/0727/392518.html

［28］【仪器仪表学报内容精选】人体信息检测与智能人机交互综述. https://www. sohu.com/a/164475300_800164.

［29］孟殿怀，励建安. 临床三维步态分析系统的原理、组成及其临床应用. https://wenku.baidu.com/view/f98c9b5f360cba1aa911da8d.html？from=search.

［30］D.H. Metz. Mobility of older people and their quality of life［J］. Transport Policy， 7（2000）：149–152.

［31］World Health Organization. International classification of functioning, disability and health (ICF)［S］，Geneva：WHO，2001.

［32］Zahra Safaeepour, Arezoo Eshaghi and MarkGeil. The effect of damping in prosthetic ankle and knee joints on the biomechnical outcomes:a literature review［J］. Prosthetics and Orthotics International. 2017，Vol 41（4）：336－344.

［33］Masoud Rafiaei, Mahmood Bahramizadeln,Mokhtar Arazpour, Mohammmad Samadian. The gait and energy efficiency of stance control knee-ankle-foot orthoses：A literature review［J］. Prosthetics and orthotics international，2016，Vol.40（2）：202－214.